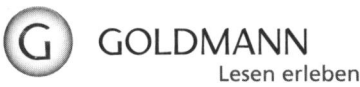

Buch

Bluthochdruck schadet der Gesundheit und verkürzt das Leben, wenn er nicht behandelt wird. Aber auch ohne die tägliche Einnahme von Medikamenten kann jeder viel dazu beitragen, die eigenen Werte zu verbessern. In diesem Buch werden der beste Schutz und die beste Behandlung ohne Medikamente beschrieben – mit einem auf Bewegung und gesunder Ernährung basierenden Erfolgsprogramm, das Ihren Blutdruck dauerhaft senkt.

Autoren

Prof. Dr. med. Martin Middeke ist Leiter des Hypertoniezentrums München und seit über 30 Jahren in der Hypertonieforschung tätig. Er ist Autor und Herausgeber zahlreicher Lehrbücher und Patientenratgeber.

Prof. Dr. Klaus Völker ist Professor für Sportmedizin und Direktor des Instituts für Sportmedizin des Universitätsklinikums Münster.

Dr. oec. troph. Claudia Laupert-Deick ist Ernährungstherapeutin und betreut seit 18 Jahren Patienten in interdisziplinären Teams mit Ärzten, Psychologen und Sporttherapeuten.

Prof. Dr. med. Martin Middeke
Prof. Dr. Klaus Völker
Dr. Claudia Laupert-Deick

Bluthochdruck senken ohne Medikamente

– Risikofaktoren erkennen und ausschalten
– Ihr individuelles Erfolgsprogramm

GOLDMANN

Alle Ratschläge in diesem Buch wurden von den Autoren und vom Verlag sorgfältig erwogen und geprüft. Eine Garantie kann dennoch nicht übernommen werden. Eine Haftung des Autors beziehungsweise des Verlags und seiner Beauftragten für Personen-, Sach- und Vermögensschäden ist daher ausgeschlossen.

Der Verlag weist ausdrücklich darauf hin, dass im Text enthaltene externe Links vom Verlag nur bis zum Zeitpunkt der Buchveröffentlichung eingesehen werden konnten. Auf spätere Veränderungen hat der Verlag keinerlei Einfluss. Eine Haftung des Verlags für externe Links ist daher ausgeschlossen.

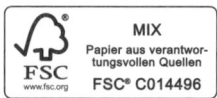

Verlagsgruppe Random House FSC® N001967

1. Auflage
Vollständige Taschenbuchausgabe September 2016
Wilhelm Goldmann Verlag, München,
in der Verlagsgruppe Random House GmbH,
Neumarkter Str. 28, 81673 München
© 1998, 2011 TRIAS Verlag in MVS Medizinverlage Stuttgart GmbH & Co. KG,
Oswald-Hesse-Str. 50, 70469 Stuttgart
Umschlag: Uno Werbeagentur, München
Umschlagmotiv: FinePic®, München
Satz: Buch-Werkstatt GmbH, Bad Aibling
Druck und Bindung: GGP Media GmbH, Pößneck
JT · Herstellung: IH
Printed in Germany
ISBN 978-3-442-17588-8
www.goldmann-verlag.de

Besuchen Sie den Goldmann Verlag im Netz

INHALT

Liebe Leserin, lieber Leser 10

Ursachen und Folgen von Bluthochdruck 13

Risikofaktor Bluthochdruck 14
Bluthockdruck bleibt oft unerkannt 16
Weitere Risiken für Herz und Kreislauf 18
Wenn der Blutdruck zum Bluthochdruck wird 20
Blutdruckregulation im Tagesverlauf 26
Was den Blutdruck beeinflusst 30

Ursachen des Bluthochdrucks 35
Primäre oder essenzielle Hypertonie 35
Risikofaktor Übergewicht 37
Zu viel Salz ist schädlich! 41
Genussmittel – nur in Maßen! 43
Vitamine und Blutdruck 47
Psychosoziale Faktoren und Stress 48
Gibt es eine Hochdruck-Persönlichkeit? 55
Soziales Umfeld und Hypertonie 57
Umwelt und Hypertonie 59
Sekundäre Hypertonie 60
Medikamente 61

Folgen und Begleiterkrankungen des hohen Blutdrucks .. 68
Folgekrankheiten.. 69
Begleiterkrankungen... 76
Was hat Schnarchen mit hohem Blutdruck zu tun?........... 79
Schwangerschaft und Sexualität 80
Welche Bedeutung hat ein niedriger Blutdruck?............. 81

Blutdruckmessung... 83
Messung beim Arzt und in der Apotheke 84
Den Blutdruck selbst messen 86
Blutdruckspitzen: hypertensive Krise oder Notfall?........... 91

Handeln 97

Individuelle Therapieentscheidung........................... 98
Medikamentöse oder nicht medikamentöse Therapie 98
So beginnen Sie selbst, Ihren Blutdruck zu senken 101

Medikamentöse Behandlung................................... 106
Blutdrucksenkende Medikamente............................. 107
Pflanzliche Alternativen... 115

Die richtige Ernährung.. 117
So sorgen Sie für eine gesunde Ernährung.................... 117
Grundlagen einer blutdrucksenkenden Ernährung........... 118
Vorsicht mit radikalen Abnehm-Diäten!....................... 124
Kochsalz 125
Mineralstoffe und Spurenelemente 132

Stressbewältigung........ 134
Wie können wir besser mit Stress umgehen?........ 134
Entspannung kann man lernen........ 139
Biofeedback........ 144
Kleine Hilfen für den Alltag........ 146
Wie kommt man vom Rauchen los?........ 146

Bewegung........ 151

Ihr Erfolgsprogramm: Bewegung und Sport........ 152
Bewegung: ein wirksames Medikament........ 153
Wie Bewegung den Bluthochdruck beeinflusst........ 156
Wirkmechanismen von Sport und Bewegung........ 160
Welche Aktivitäten und Sportarten sind geeignet?........ 167

Das richtige Mass finden........ 176
Das eigene Richtmaß bestimmen........ 176
Was geschieht bei körperlicher Aktivität?........ 183
Ausdauerbeanspruchung ist ideal........ 189
Keine Angst vorm Fitnessstudio........ 204
Spielt beim Spiel der Blutdruck eine Rolle?........ 205
Kann man durch Bewegung und Sport Stress abbauen?........ 212
Klettert in den Bergen auch der Blutdruck in die Höhe?........ 213
Wie stark reizt das Reizklima am Meer?........ 215
Wie kalt darf das Wasser beim Schwimmen sein?........ 216
Sauna und hoher Blutdruck........ 217
Alpiner Skilauf und Bluthochdruck........ 221
Welcher Sport für unsportliche Hypertoniker?........ 222
Wie viel ist genug? – Hilfsmittel beim Training........ 224

Ernährung 229

Ernährungstherapie bei Bluthochdruck 230
Die Grundlagen der »DASH-Ernährung« 230
Was jeder Hypertoniker über das Essen wissen sollte 231
Ernährungsgrundsätze für Hypertoniker 233
Was kommt auf den Tisch? 253

Ernährungstipps für Hypertoniker mit Übergewicht 258
Ohne Crash-Diäten zum Wohlfühlgewicht 259
10 Schritte auf dem Weg zum Wunschgewicht 264

Ernährungstipps für Hypertoniker mit metabolischem Syndrom 294
Wann liegt ein metabolisches Syndrom vor? 294
Die Rolle der Kohlenhydrate 298
Der glykämische Index 303
Diabetes mellitus 306
Fettstoffwechselstörungen 308

Rezepte 315

Anhang 339

Goldene Regeln zur richtigen Ernährung bei Bluthochdruck 340

Richtig einkaufen 341
Register 380

spezial

Bestimmen Sie Ihr Hypertonie-Risiko! 62
Ihre Herz-Kreislauf-Checkliste 72
So messe ich meinen
Blutdruck selbst 92
Wie kann ich mein Essverhalten selbst
überprüfen? 126
Entspannen Sie sich mit progressiver
Muskelrelaxation 140
Tipps und Anregungen zum Fitnesstraining 200
Nutzen Sie die Vielfalt frischer Kräuter
und Gewürze 236
Menüvorschlag für einen Tag 254
Fressfallen am Abend vermeiden 274

LIEBE LESERIN, LIEBER LESER

Eine Senkung erhöhter Blutdruckwerte auch ohne Einnahme von Medikamenten ist auf vielfältige Weise möglich. Daher haben die nicht medikamentösen Maßnahmen einen gesicherten Platz in der Behandlung des hohen Blutdrucks. Eine sofortige medikamentöse Behandlung ist nur bei wenigen Hypertonikern erforderlich. Das bedeutet, dass in den meisten Fällen zu Beginn der Behandlung die nicht medikamentöse Therapie steht. Diese muss der Patient jedoch selbst aktiv betreiben. Das Buch hat die Aufgabe, praktische Hilfe zu geben bei der täglichen Verwirklichung der Bluthochdruck-Therapie. Aus der Vielzahl der aufgezeigten Möglichkeiten sollte sich der Leser die für ihn geeigneten und wichtigen Maßnahmen auswählen – sei es Gewichtsabnahme bei Übergewicht, Einschränkung der Kochsalzzufuhr und Ernährungsumstellung, Beschränkung übermäßigen Alkoholkonsums, Sport und körperliche Aktivität, Stressbewältigung und Entspannungsverfahren. Wird zusätzlich der Blutdruck durch Selbstmessung kontrolliert, so sind die besten Voraussetzungen für eine erfolgreiche und dauerhafte Blutdrucksenkung gegeben.

Kann der erhöhte Blutdruck durch die nicht medikamentösen Maßnahmen nicht normalisiert werden, ist eine medikamentöse Therapie erforderlich. Aber auch dann sollte die nicht medikamentöse Therapie stets die Medikamenteneinnahme begleiten, um die erforderliche Dosis möglichst gering zu halten und damit auch eventuelle Nebenwirkungen zu verringern.

Nicht medikamentöse Behandlung und medikamentöse Therapie schließen sich nicht gegenseitig aus, sondern ergänzen sich ideal. Die Kenntnis über die Ursachen und Zusammenhänge der Hochdruckkrankheit ist Voraussetzung dafür, die Therapie der Hypertonie aktiv mitzugestalten und an den persönlichen Gegebenheiten auszurichten.

Entsprechend den häufigsten Ursachen der Hypertonie liegen die therapeutischen Schwerpunkte des Buches auf der Stressbewältigung, dem Abbau von Übergewicht, der Ernährungsumstellung und körperlicher Aktivität.

Prof. Dr. Martin Middeke, München, Juni 2010

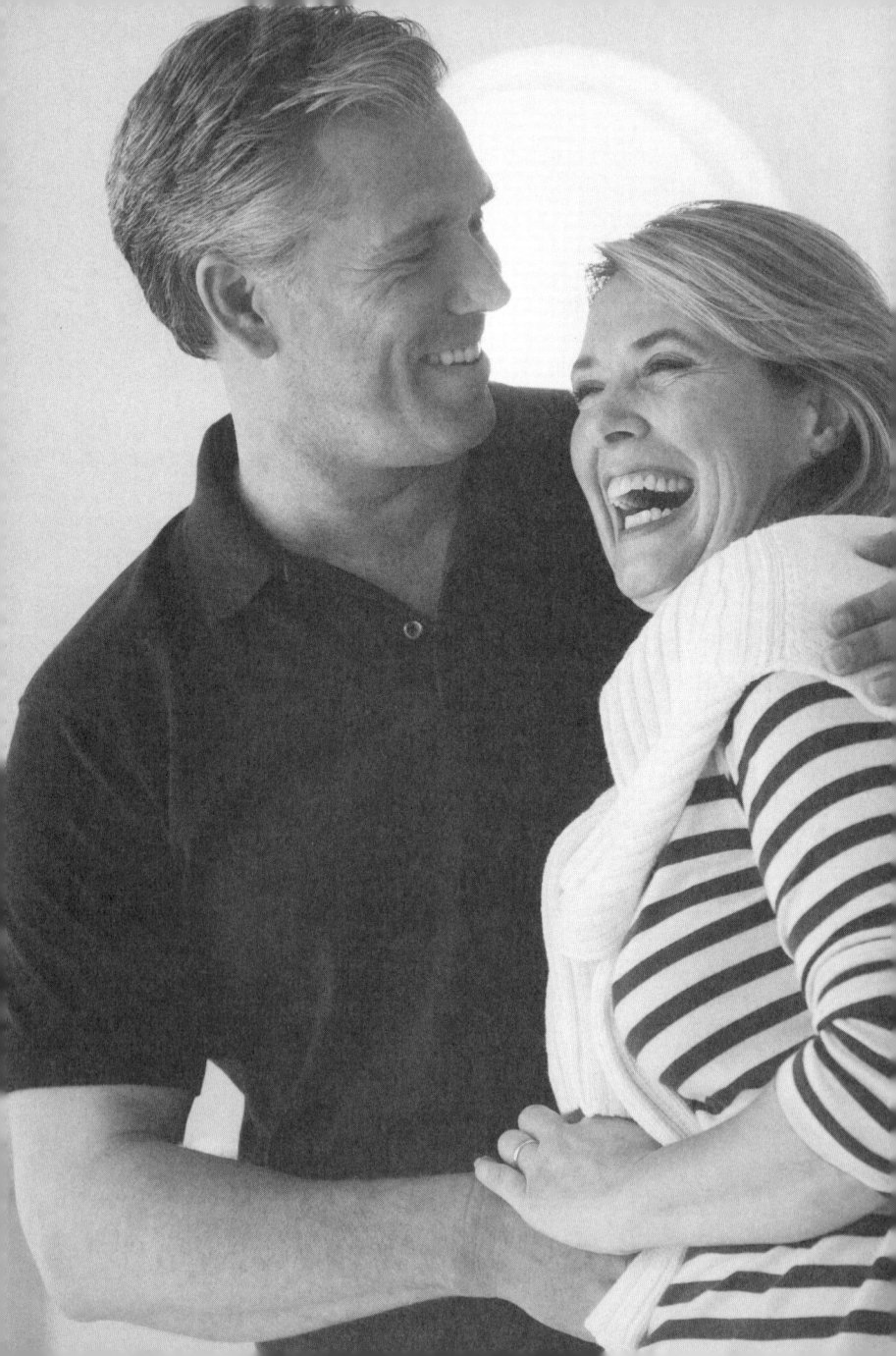

Ursachen und Folgen von Bluthochdruck

Bluthochdruck hat viele verschiedene Ursachen. Die Folgen und Risiken für Sie sind jedoch immer dieselben: Ein zu hoher Blutdruck führt zu Schlaganfall und Herz-Kreislauf-Erkrankungen und schädigt die Gefäße.

RISIKOFAKTOR BLUTHOCHDRUCK

Hoher Blutdruck kommt bei vielen Menschen vor. In Deutschland hat jeder fünfte Erwachsene eine Hypertonie. Bluthochdruck allein tut nicht weh – erst die Folgeerkrankungen bereiten uns Beschwerden und zum Teil erhebliche Einschränkungen unserer Lebensqualität.

Bluthochdruck ist eine der häufigsten Ursachen für Invalidität und Tod: 40 % aller Todesfälle bei Personen unter 65 Jahren sind auf die Folgen von Bluthochdruck zurückzuführen. Weiter zeigt sich: Je höher das Alter der Menschen in der Gruppe, die man betrachtet, umso größer die Zahl derjenigen, die einen Bluthochdruck aufweisen.

Weltweit steht hoher Blutdruck nach Rauchen und einer Mangel- bzw. Fehlernährung an dritter Stelle der gesundheitsschädigenden Faktoren, die für Krankheit und Tod verantwortlich sind. Hoher Blutdruck ist der häufigste und bedeutendste Risikofaktor für den Schlaganfall und die Herzmuskelschwäche (Herzinsuffizienz). Weitere Risiken der Hypertonie sind Herzinfarkt, Nierenversagen und schwere Gefäßschäden im gesamten Kreislauf.

Wird hoher Blutdruck nicht behandelt, so verkürzt er das Leben erheblich: Wenn zum Beispiel ein 35-jähriger Mann mit einem dauerhaften Blutdruck von 150/100 mmHg unbehandelt bleibt, so

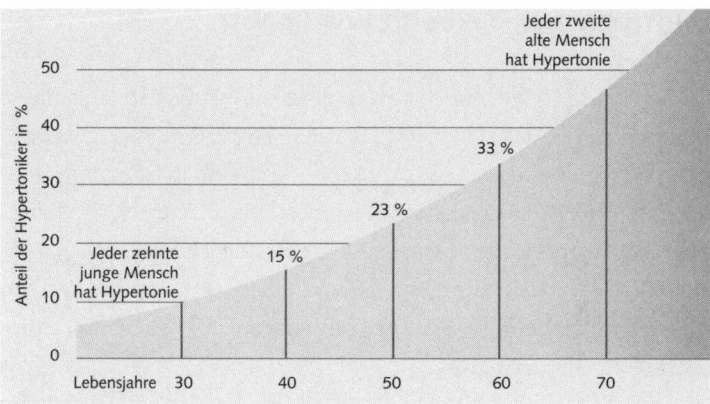

Häufigkeit der Hypertonie in Abhängigkeit vom Alter.

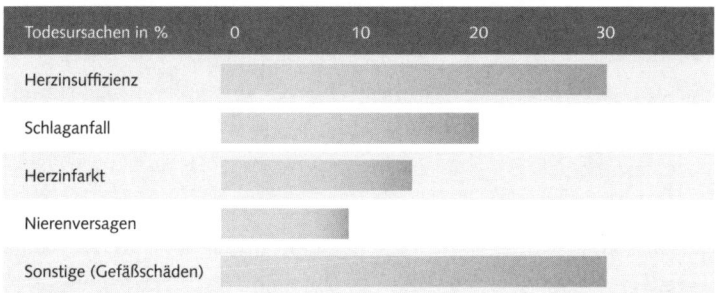

Ein hoher Blutdruck schädigt die inneren Organe und kann infolgedessen zum Tod führen.

nimmt seine Lebenserwartung von durchschnittlich 76,5 Jahren um 16,5 auf 60 Jahre ab. Durch eine Blutdrucksenkung kann die Lebenserwartung wieder ansteigen bzw. normalisiert werden.

Bluthockdruck bleibt oft unerkannt

Leider werden aber immer noch viel zu wenige Hypertoniker ausreichend behandelt. Nur rund 25 % der Hypertoniker, die behandelt werden, haben einen normalen Blutdruck. Noch schlimmer ist, dass etwa 30 % der Patienten mit hohem Blutdruck gar nichts von ihrer Hypertonie wissen, weil ihr Blutdruck noch nie gemessen wurde. Das sind in Deutschland allein rund fünf Millionen Menschen, insbesondere junge Erwachsene und solche im mittleren Erwachsenenalter.

Der Hauptgrund dafür, dass ein Bluthochdruck so häufig nicht erkannt wird, ist, dass er keine Beschwerden verursacht. Die allerwenigsten Menschen mit Hypertonie haben Kopfschmerzen, Schwindel, Nasenbluten oder Herzschmerzen. Die Mehrheit der Hypertoniker hat keine körperlichen Beschwerden. Für viele Hypertoniker ist der hohe Blutdruck eher ein »Stimulans«. Allerdings reicht er nur für kurzfristige Hochleistungen: Hypertoniker ermüden häufig rasch.

Richtig unangenehme Beschwerden treten meist erst im fortgeschrittenen Stadium der Hochdruckkrankheit auf, wenn bereits organische Folgeschäden (zum Beispiel an Herz und Nieren) eingetreten sind, oder gelegentlich zu Beginn einer medikamentösen Therapie der Hypertonie, wenn die Medikamente nicht richtig ausgesucht oder zu hoch dosiert sind.

Hoher Blutdruck allein tut nicht weh. Gerade deshalb ist es für den Hypertoniker so schwirig zu erkennen, was seinen Blutdruck steigert. Die »Schmerzlosigkeit« ist ein Hauptproblem bei der Hypertonie-Diagnose und -therapie. Da wir kein Empfinden für hohen Blutdruck haben, ist es wichtig, den Blutdruck bei jedem gelegentlich zu messen. Nur so können die sonst meist unentdeckt bleibenden Hypertoniker erkannt werden.

Man nennt die Hypertonie auch den »stillen Killer«, weil sie leider häufig lange Zeit unbemerkt und unerkannt bleibt, aber plötzlich zu schweren gesundheitlichen Folgeschäden (Schlaganfall, Herzinfarkt) führen kann.

Therapie
Nur eine rechtzeitige und richtige Behandlung schützt vor den Folgen des Bluthochdrucks. Durch eine konsequente Blutdrucksenkung kann das Risiko eines Schlaganfalls, einer Herzinsuffizienz oder eines Nierenversagens drastisch gesenkt werden. Dies gilt unabhängig vom Lebensalter. Die Erfolge der blutdrucksenkenden Therapie sind sogar am größten im höheren Lebensalter. Ziel jeder Hypertoniebehandlung, ob mit oder ohne Medikamente, ist daher die Normalisierung des Blutdrucks als Voraussetzung dafür, weitreichende Gesundheitsrisiken zu reduzieren und die Lebenserwartung wieder zu erhöhen. Die blutdrucksenkende Therapie ist eine der erfolgreichsten präventiven und therapeutischen Maßnahmen in der modernen Medizin. Ihr Nutzen überragt beispielsweise bei Weitem denjenigen, der durch eine cholesterinsenkende Therapie erreicht werden kann.

Weitere Risiken für Herz und Kreislauf

Herz-Kreislauf-Erkrankungen stehen als Ursache in über 50 % aller Todesfälle immer noch weit an der Spitze der Sterblichkeitsstatistik. Neben der Hypertonie gibt es eine Reihe weiterer Risikofaktoren für Herz-Kreislauf-Erkrankungen, zum Beispiel sind Männer insgesamt mehr gefährdet als Frauen. Neben dem Geschlecht ist auch die »Familiengeschichte« von Bedeutung: In manchen Familien kommen Herzinfarkt und Schlaganfall gehäuft vor.

In den Industrieländern haben 15–20 % der erwachsenen Bevölkerung einen erhöhten Blutdruck; Männer weitaus häufiger als Frauen. Dieses Verhältnis kehrt sich allerdings um, wenn die Frauen die Wechseljahre erreicht haben: Danach ist bei ihnen ein hoher Blutdruck sogar häufiger als bei Männern. Wahrscheinlich bilden die weiblichen Geschlechtshormone einen gewissen Schutz vor Hypertonie und Herz-Kreislauf-Erkrankungen.

Risikofaktoren für Herz-Kreislauf-Erkrankungen

Risikofaktor	Erkrankung	Besonderer Hinweis
Geschlecht	Herz-Kreislauf	Männer sind bis ca. 55 Jahre gefährdeter als Frauen
Familie/Erbanlage	Herz-Kreislauf	Erkrankungen der Eltern (z. B. Herzinfarkt, Schlaganfall, Hypertonie, Diabetes)
Hypertonie	Schlaganfall, Herzmuskelschwäche, Herzinfarkt, Nierenversagen	Frauen haben bis zu den Wechseljahren seltener, danach häufiger Hypertonie

Risikofaktor	Erkrankung	Besonderer Hinweis
Rauchen	Herzinfarkt, Schlaganfall, Arteriosklerose (z. B. Raucherbein)	Rauchen ist besonders gefährlich, wenn gleichzeitig andere Risikofaktoren bestehen
Fettstoffwechselstörungen (besonders erhöhtes Cholesterin)	Herzinfarkt, Schlaganfall, Arteriosklerose	meistens durch Übergewicht und Bewegungsmangel verursacht, aber auch erblich bedingt
Blutzuckerkrankheit (Diabetes)	Herzinfarkt Augen-, Nierenerkrankungen (dritthäufigste Ursache für Erblindung), Arteriosklerose	meistens durch Übergewicht und falsche Ernährung bedingt (Typ 2), aber auch erblicher Faktor
Übergewicht/ Adipositas	Hypertonie, Diabetes, Fettstoffwechselstörungen	Definition von Übergewicht siehe S. 38
Ovulationshemmer (»Antibabypille«)	Gefäßverschlüsse (Embolien, Thrombosen)	Frauen ab 30 Jahren, insbesondere Raucherinnen, sind gefährdet; die »Pille« kann zur Hypertonie führen
Stressfaktoren	hoher Blutdruck, Herzerkrankungen	Stress lässt sich nicht einfach messen (siehe S. 50)
Bewegungsmangel	Diabetes, Übergewicht, Hypertonie	Sport ist ein Schutzfaktor

Wenn der Blutdruck zum Bluthochdruck wird

Der Blutdruck ist der Druck, den das Blut auf die Wände der Blutgefäße ausübt. Er hängt ganz wesentlich von zwei Faktoren ab, die von Mensch zu Mensch unterschiedlich ausgeprägt sind. Von dem Druck, mit dem unser Herz das Blut in den Kreislauf pumpt, und von der Elastizität und dem Durchmesser der Gefäße.

Bei der Blutdruckmessung werden zwei Werte ermittelt: erstens der maximale Druck während der Kontraktion bzw. Pumpphase des Herzens (= Systole) und zweitens der niedrigere Druck während der Füllungsphase des Herzens (= Diastole). Der Blutdruck selbst wird in Millimeter Quecksilbersäule (= mmHg) angegeben. Dabei steht Hg als chemische Abkürzung für Quecksilber. Ein Messergebnis von 120/80 mmHg bedeutet zum Beispiel, dass der obere (systolische) Wert dem Druck einer Quecksilbersäule von 120 mm Höhe, der untere (diastolische) Wert einer Quecksilbersäule von 80 mm Höhe entspricht.

Die schwierige Bestimmung von Normalwerten

Noch immer ist die Meinung weit verbreitet, dass der »Normalwert« für den systolischen Blutdruck, der den oberen Blutdruckwert bestimmt und mit zunehmendem Alter ansteigt, nach der Faustregel »100 plus Lebensalter« errechnet werden kann. Diese Regel hat heute keine Gültigkeit mehr – sie ist schlichtweg falsch.

Auch die lange Zeit akzeptierte Grenze zwischen normalem und erhöhtem Blutdruck von 160/95 mmHg ist inzwischen gefallen. Verschiedene Gesellschaften, darunter die Weltgesundheitsorganisation WHO sowie die deutsche und die amerikanische Hoch-

> **wissen** **Blutdruckgrenze**
>
> Die »Blutdruckgrenze« von 140/90 mmHg Definition gilt ohne Altersbeschränkung (von »18–80«), für junge Erwachsene gleichermaßen wie für Menschen im hohen Lebensalter. Der sogenannte Grenzbereich mit Blutdruckwerten systolisch (oberer Wert) zwischen 140 und 159 mmHg beziehungsweise diastolisch (unterer Wert) zwischen 90 und 94 mmHg wird heute nicht mehr als »Grauzone« angesehen, sondern gilt als eindeutig hyperton. Das bedeutet auch, dass ein Blutdruck ab Werten von 140/90 mmHg behandelt werden sollte!

druckliga, haben die Normwerte in den letzten Jahren weiter nach unten korrigiert.

Heute wird eine »manifeste Hypertonie«, wie die Mediziner den krankhaft erhöhten Blutdruck nennen, folgendermaßen definiert: systolischer Blutdruck von 140 mmHg und höher sowie diastolischer Blutdruck von 90 mmHg und darüber oder eines von beiden – vorausgesetzt, es wurde mehrmalig an verschiedenen Tagen unter Standardbedingungen, das heißt insbesondere in physischer und psychischer Ruhe, gemessen.

Es gibt übrigens alle Kombinationen von systolischer und/oder diastolischer Hypertonie. Eine isolierte systolische Hypertonie kommt häufiger im höheren Alter vor, da der systolische Blutdruck in der Regel mit zunehmendem Alter kontinuierlich ansteigt. So ist zum Beispiel ein Blutdruck von 170/80 typischerweise im höheren Alter zu finden. Bei jungen Hypertonikern kann es zunächst zu isolierter Erhöhung des diastolischen Blutdrucks kommen, so etwa bei einem 38-jährigen Hypertoniker 135/105 mmHg.

Selbstverständlich ist auch die Kombination von systolischer und diastolischer Hypertonie, beispielsweise 165/105 mmHg, möglich und auch häufig.

Wie kommt es überhaupt zu diesen Empfehlungen, und warum ist es nicht so einfach möglich, eindeutig zwischen normalen und erhöhten Blutdruckwerten zu trennen?

Zwischen dem Blutdruck (systolisch und diastolisch) und dem Risiko für Komplikationen, die sich langfristig aus einem erhöhten Blutdruck ergeben, besteht eine sogenannte »positive« Beziehung. So sagt der Wissenschaftler und meint damit: Je höher der Blutdruck, desto größer das Risiko für Komplikationen – umso dringlicher, aber auch erfolgreicher ist die Therapie.

Diese »positive« Beziehung verläuft zudem »linear« und »kontinuierlich«, das heißt, es existiert zwischen normalen und erhöhten Blutdruckwerten keine von der Natur vorgegebene fixe Grenze, ab welcher das Risiko für Komplikationen beginnt. Tatsächlich ist dieser Übergang fließend und jede Definition der Hypertonie in Wahrheit willkürlich.

Trotzdem lassen sich aufgrund der aus großen Studien und Untersuchungen gewonnenen Erkenntnisse relativ sichere Aussagen über »Normwerte« und »Zielblutdruckwerte« machen. Dabei war der Erkenntnisgewinn aus Studien der letzten Jahre besonders groß, und ihre Ergebnisse machen eine Anpassung der Grenzwerte erforderlich.

Durch neuere Untersuchungen wurde zweifelsfrei nachgewiesen, dass die Senkung eines erhöhten Blutdrucks für Patienten je-

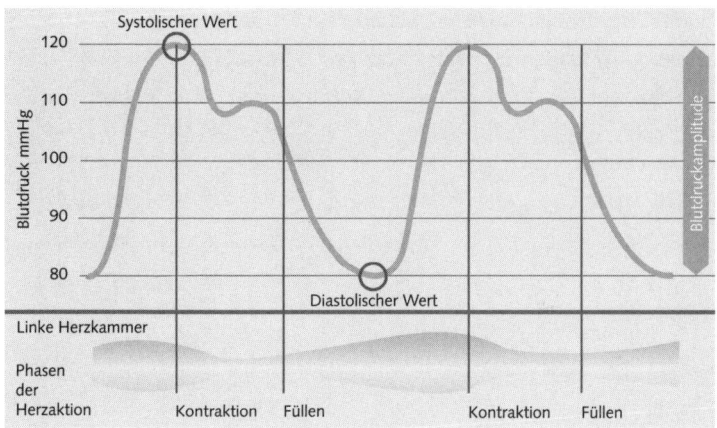

Systolischer und diastolischer Blutdruck in Beziehung zu der Herztätigkeit

den Alters, also auch im höheren Lebensalter, eine sehr erfolgreiche Maßnahme darstellt.

Bekanntlich ist die Behandlung eines erhöhten Blutdrucks eine der erfolgreichsten Therapien in der modernen Medizin überhaupt. Dies gilt sowohl hinsichtlich der Verhütung von Hochdruck-Komplikationen als auch hinsichtlich der Behandlung bereits eingetretener Hochdruckschäden wie beispielsweise Schlaganfall, Herzinfarkt, Herzmuskelschwäche oder Niereninsuffizienz.

Grenzwerte für normalen Blutdruck

Die von der Deutschen Hochdruckliga empfohlenen Grenzwerte für einen normalen Blutdruck sind in der nachfolgenden Tabelle genannt. Ein Blutdruck über diesen Grenzwerten gilt als Bluthochdruck. Allerdings sollten die Werte für den Blutdruck stets durch

Grenzwerte für normalen Blutdruck

	Blutdruckgrenzwerte systolisch	diastolisch
Messung beim Arzt		
Kinder und Jugendliche 2–5 Jahre	120 mmHg	70 mmHg
Kinder und Jugendliche 6–11 Jahre	130 mmHg	80 mmHg
Kinder und Jugendliche über 12 Jahre	140 mmHg	90 mmHg
Erwachsene bis ins hohe Alter	140 mmHg	90 mmHg
Selbstmessung zu Hause	135 mmHg	85 mmHg
24-Stunden-Messung		
24-h-Mittelwert	130 mmHg	80 mmHg
Tagesmittelwert	135 mmHg	85 mmHg
Nachtmittelwert	120 mmHg	75 mmHg

Blutdruck bei erstmaliger Messung: Kontrolle oder Therapie?

systolisch (in mmHg)	diastolisch (in mmHg)	
unter 130	unter 85	K nach 2 Jahren
130–139	85–89	K nach 1 Jahr
140–159	90–99	K und T innerhalb von 2 Monaten
160–179	100–109	K und T innerhalb von 1 Monat
180–209	110–119	K und T innerhalb von 1 Woche
210 oder höher	120 oder höher	sofortige Therapie

K = Kontrolle; T = Therapieentscheidung

wiederholte Messungen (je drei Messungen an zwei verschiedenen Tagen) bestätigt werden. Bei exzessiv erhöhtem Blutdruck muss jedoch sofort eine Behandlung einsetzen (siehe Tabelle).

Grenzwerte im Alter. Mit zunehmendem Alter steigt bei den meisten Menschen auch der Blutdruck an. Dies betrifft insbesondere den oberen (systolischen) Blutdruckwert. Der untere (diastolische) Blutdruck sinkt dagegen durchschnittlich nach dem 55. Lebensjahr wieder ab. Somit nimmt die Differenz zwischen systolischem und diastolischem Blutdruck (= Pulsdruck) im höheren Alter stetig zu. Ursächlich hierfür ist die (natürliche) Alterung der Arterien (Gefäßsklerose). Auch der hohe Blutdruck im Alter muss behandelt werden, denn er ist mit einem erhöhten Risiko verbunden. Dies trifft insbesondere auch für die (isolierte) systolische Hypertonie mit normalem oder niedrigem diastolischen Blutdruck zu. Das Behandlungsziel ist die Senkung des systolischen Blutdrucks unter 150 mmHg bei Patienten über 80 Jahren. Dies hat die HYVET-Studie (Hypertension in very elderly trial) sehr eindrucksvoll belegt. Der diastolische Blutdruck sollte auf 80 mmHg gesenkt werden.

Wann muss kontrolliert, wann behandelt werden?

Als optimaler Blutdruck gelten heute – und zwar unabhängig vom Lebensalter! – Werte, die niedriger als 120/80 mmHg liegen. Normal ist nach dem heutigen wissenschaftlichen Kenntnisstand ein Blutdruck unter 130/85 mmHg. Der Tabelle oben können Sie entnehmen, ab welchen Werten Ihr Blutdruck kontrolliert bzw. behandelt werden muss.

Werte im Bereich 130–139/85–89 mmHg bezeichnet man heute auch als »hoch-normale« Werte. Mit dieser Ausdrucksweise soll der fließende Übergang von normalen zu noch normalen bzw. »hoch-normalen« und erhöhten Blutdruckwerten verdeutlicht werden. Bei hoch-normalen Blutdruckwerten sollte nach spätestens einem Jahr eine erneute Blutdruckkontrolle erfolgen.

Blutdruckeinstellung. Bei Patienten mit Zuckerkrankheit (Diabetes mellitus) oder solchen, die bereits Folgeerkrankungen des Bluthochdrucks wie beispielsweise Schlaganfall, Nierenversagen oder Herzschwäche entwickelt haben, ist der Blutdruck besonders gut, das heißt tatsächlich auf Normwerte einzustellen. Im Einzelfall sollten solche Patienten bereits ab Blutdruckwerten von 130/85 mmHg behandelt werden. Empfohlen wird dies zum Beispiel bei einem Diabetiker, der bisher immer optimale Werte unter 120/80 mmHg hatte, die dann aber irgendwann im Krankheitsverlauf angestiegen sind.

Bei allen vorgenannten Empfehlungen beziehen sich die Blutdruckwerte stets auf die Blutdruckmessung beim Arzt in der Sprechstunde, also die sogenannte »Gelegenheitsblutdruckmessung«.

Blutdruckregulation im Tagesverlauf

Die Höhe des Blutdrucks folgt im Rhythmus von 24 Stunden einem ganz charakteristischen Profil, wie wir aus wissenschaftlichen Untersuchungen wissen:

- Nach dem Aufwachen steigt der Blutdruck stark an und geht im Verlauf des Morgens weiter hoch; kurz nach Mittag fällt der Blutdruck für etwa eine Stunde ab, um dann kontinuierlich bis zum Abend wieder anzusteigen.
- Nachts fällt der Blutdruck im Vergleich zum Tage deutlich ab und erreicht während des Schlafes gegen zwei bis drei Uhr die niedrigsten Werte.
- Bei Hypertonikern besteht also in der Regel das gleiche Blutdruckprofil wie bei Menschen mit normalem Blutdruck, jedoch eben insgesamt mit höheren Werten.

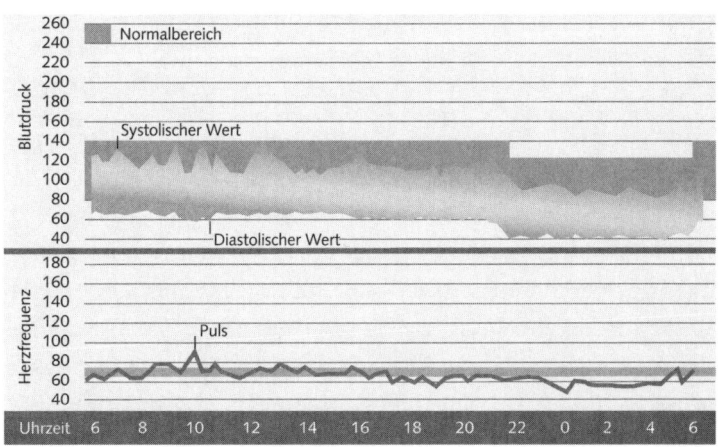

Normales Tag-/Nacht-Profil des Blutdrucks und der Herzfrequenz bei einer Person mit normalem Blutdruck. Die Blutdruck- und Pulsschwankungen während dieser Langzeitmessung sind normal (jeweils in Abhängigkeit von Aktivitäts- bzw. Ruhephasen). Die Messung erfolgte über 24 Stunden mit einem kleinen, tragbaren Rekorder.

Ursachen und Folgen von Bluthochdruck

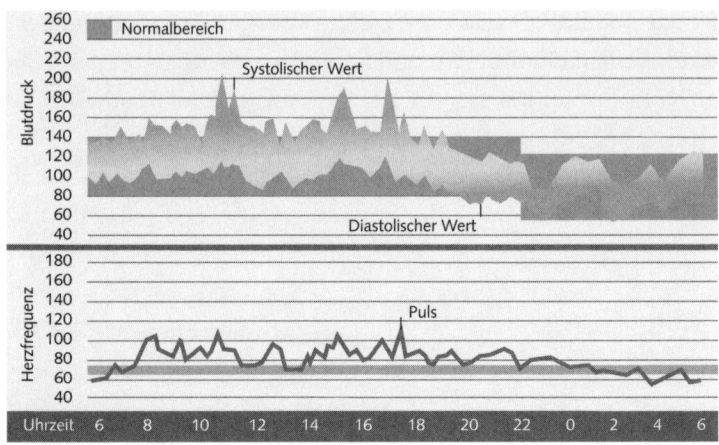

Systolische und diastolische Hypertonie insbesondere am Tag mit einigen Blutdruckspitzen. Der Tag-Nacht-Rhythmus ist erhalten; während der Nacht kommt es zu einer Blutdrucksenkung. Bemerkenswert an diesem Messergebnis ist der frühmorgendliche steile Anstieg des Blutdrucks (ab ca. 6 Uhr). Der Puls ist auch tagsüber insgesamt erhöht.

Es gibt allerdings auch bemerkenswerte Ausnahmen. So kann es durchaus vorkommen, dass der Blutdruckrhythmus mit höheren Werten in der Nacht als am Tage sozusagen »auf den Kopf gestellt« ist. Diese abnorme Rhythmik tritt auf, ohne vom Patienten bemerkt zu werden. Nur die Langzeitmessung über 24 Stunden kann hier Aufschluss geben. Dieser gestörte Tag-Nacht-Rhythmus des Blutdrucks wird häufiger im höheren Lebensalter beobachtet und bei Patienten mit eingeschränkter Nierenfunktion, bei Diabetikern und im Fall von sekundären Hochdruckformen (siehe S. 60).

Da hoher Blutdruck während der Nacht mit einem besonderen

Risiko einhergeht, muss die jeweilige Therapie entsprechend dem individuellen Blutdruckrhythmus angepasst werden.

Normale Blutdruckschwankungen im Alltag

Der Blutdruck schwankt in Abhängigkeit von körperlichen Tätigkeiten, aber auch von psychischen und emotionalen Faktoren und von Ruhephasen, erheblich; dies ist normal. Diese Blutdruckveränderungen finden sehr schnell statt und sind Voraussetzung dafür, dass wir die Anforderungen des täglichen Lebens überhaupt bewältigen können. Blutdruckschwankungen sind also bis zu einem »gewissen« Ausmaß normal.

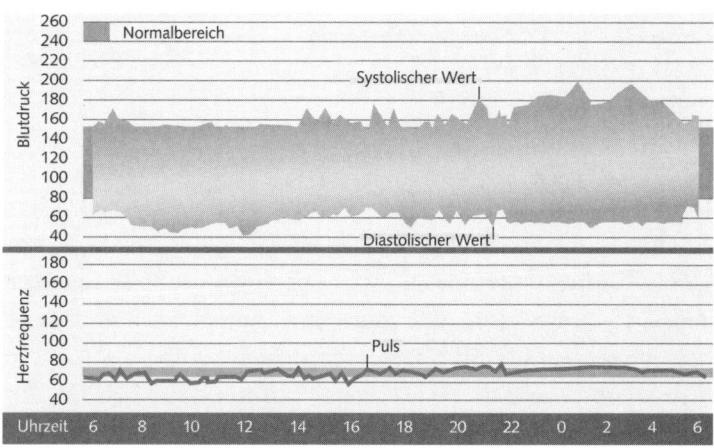

Die isolierte systolische Hypertonie (siehe S. 21) ist typisch im höheren Lebensalter. Der Blutdruckrhythmus ist in diesem Fall invers, das heißt, die Blutdruckwerte sind in der Nacht höher als am Tag.

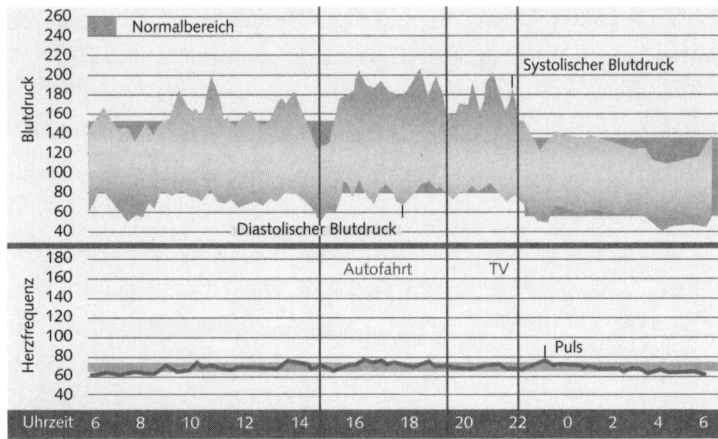

Systolische Hypertonie, zum Teil stressbedingt, während einer langen, anstrengenden Autofahrt und beim Fernsehen.

Was den Blutdruck beeinflusst

Der Blutdruck unterliegt vielfältigen Einflüssen: Geschlecht und Alter spielen eine wichtige Rolle, ebenso wie der Lebensstil und Umweltfaktoren. Geschlecht und Alter sind zwar unveränderbar, aber ein gesunder Lebensstil kann den Blutdruck im Normbereich halten und die Alterung z. B. der Blutgefäße verzögern.

Unterschiede zwischen Männern und Frauen

Hoher Blutdruck ist bei Männern bis zum 50. Lebensjahr viel häufiger als bei Frauen. Nach dem Klimakterium ist hoher Blutdruck dagegen bei Frauen häufiger als bei Männern. Frauen sind allerdings auch in jüngeren Jahren gefährdet, wenn sie lange Zeit die

Antibabypille nehmen und rauchen. Die »Pille« ist nach wie vor wahrscheinlich die häufigste Ursache für eine Hypertonie bei jungen Frauen. Mit den Wechseljahren und insbesondere danach steigt der Blutdruck bei vielen Frauen deutlich an. Dies geht oft einher mit Gewichtszunahme, Anstieg der Blutfettwerte und des Blutzuckers bis zur Entstehung eines Diabetes. Der Schutzfaktor durch die hohe Konzentration der weiblichen Sexualhormone in jungen Jahren geht verloren, und das Risiko für Herz- und Kreislauferkrankungen steigt bei Frauen im Klimakterium drastisch an. Die Hypertoniehäufigkeit ist nun größer als bei Männern im gleichen Alter. So verwundert es nicht, dass Frauen mit 65 Jahren die Männer bezüglich der Herzinfarkthäufigkeit eingeholt haben.

Die Rolle des Lebensalters
Junge Hypertoniker

Bei jungen Hypertonikern müssen eventuell behebbare Ursachen (sekundäre Hypertonie) durch entsprechende Untersuchungen ausgeschlossen werden, bevor eine langfristige medikamentöse Therapie eingeleitet wird.

Jugendliche mit erhöhtem Blutdruck müssen die Hypertonie nicht immer beibehalten: In etwa der Hälfte der Fälle normalisiert sich der Blutdruck mit dem Erreichen des Erwachsenenalters wieder.

Die medikamentöse Therapie ist nur als letzte Alternative in Betracht zu ziehen und die nicht medikamentösen Maßnahmen in den Vordergrund zu stellen.

> **wissen** **Maßnahmen für Kinder**
>
> Kinder aus »Hypertonikerfamilien« sollten darauf achten,
> - das Normalgewicht zu halten, also Übergewicht als wichtigen Auslöser für eine Hypertonie zu vermeiden;
> - weniger Salz und mehr Kalium mit der Ernährung zu sich zu nehmen.
>
> Besteht die Hypertonie bereits seit dem Kindesalter und ist sie durch eine organische Ursache hervorgerufen (z. B. eine Nierenerkrankung), kann in der Regel auf eine medikamentöse Therapie nicht verzichtet werden.

Hypertoniker mittleren Alters

Die meisten Patienten mit hohem Blutdruck sind mittleren Alters und müssen oft mit einer lebenslangen Therapie rechnen, es sei denn, sie schaffen es, die Ursachen ihrer Hypertonie zu erkennen und zu beseitigen, zum Beispiel durch nicht medikamentöse Maßnahmen. Da bei 85 Prozent nur eine milde Hypertonie besteht, ist eine Blutdrucknormalisierung keineswegs utopisch.

Häufig kommen im mittleren Erwachsenenalter mehrere Faktoren zusammen, die zur Hypertonieentstehung beitragen: Die körperliche Aktivität lässt nach, das Körpergewicht steigt, die Belastungen im Alltag nehmen zu (beruflicher Stress und mögliche familiäre Probleme), zusätzlich stellen sich oftmals finanzielle und existenzielle Sorgen ein.

Hypertonie im Alter

Bei den Menschen der Industrieländer steigt der Blutdruck mit zunehmendem Alter kontinuierlich an. Dies betrifft aber fast ausschließlich den systolischen Blutdruck. Dementsprechend nimmt die Häufigkeit der systolischen Hypertonie mit dem Alter zu. Hoher Blutdruck kann im Alter aber auch Ausdruck einer bereits vorhandenen Gefäßverkalkung (Arteriosklerose) sein, insbesondere bei hohem systolischem Blutdruck und normalem oder sogar niedrigem diastolischem Blutdruck. Eine Hypertonie ist aber auch im Alter nicht normal und sollte dementsprechend bei älteren Menschen, das heißt bei solchen über 65 Jahren, behandelt werden. Tatsächlich haben zahlreiche Studien in den 1990er-Jahren gezeigt, dass die Hypertonietherapie im Alter besonders erfolgreich ist, und zwar hinsichtlich einer Senkung der Herzinfarkthäufigkeit und der Verhinderung von Herzmuskelschwäche. Heute werden daher auch 80-jährige und ältere Hypertoniker behandelt. Da der ältere Organismus oft sehr empfindlich auf Medikamente reagiert, sind die nicht medikamentösen Maßnahmen gerade auch für Patienten dieser Altersklasse empfehlenswert.

Der Einfluss von Wetter und Klima

Mit zunehmendem »Zivilisationsgrad« nimmt die »Wetterfühligkeit« in unserer Bevölkerung zu: Je weniger abgehärtet und fit man ist, umso anfälliger wird man für Wetterwechsel. Dabei werden die Einflüsse des Wetters auf bestimmte Körperfunktionen und -regulationen allerdings häufig weit überschätzt.

Der Blutdruck reagiert weniger auf »Wetter« als auf Temperaturunterschiede. Entgegen einer weit verbreiteten Meinung ist der Blutdruck im Winter höher als im Sommer: im Januar/Februar um durchschnittlich zirka 5 mmHg im Vergleich zu den Sommermonaten. Die Ursache liegt im Einfluss der Temperatur auf die Gefäßweite: Kälte führt zur Gefäßverengung und damit zum Blutdruckanstieg. Dieser ist besonders ausgeprägt bei plötzlicher starker Kälteeinwirkung, zum Beispiel bei einem Sprung ins Tauchbecken nach dem Saunagang.

Der Einfluss des Klimas, sei es Seeklima, Mittelgebirgs- oder Hochgebirgsklima, wird ebenfalls häufig überschätzt. Es gibt für Hypertoniker kein Klima, das besonders geeignet oder ungeeignet ist. Hoher Blutdruck ist an der Küste genauso häufig wie im Mittel- oder Hochgebirge. Bei Orts- bzw. Klimawechsel ist die Eingewöhnungsphase wichtig: Ob an der See oder in den Bergen, man sollte sich anfangs einige Tage Ruhe und Zeit gönnen, um sich zu akklimatisieren, und erst dann die körperliche Aktivität steigern.

URSACHEN DES BLUTHOCHDRUCKS

Der Blutdruck wird unter anderem durch eine Vielzahl von Hormonen im Zusammenspiel mit dem vegetativen Nervensystem reguliert. Bei der Hypertonie besteht eine Störung im fein abgestimmten Regelkreis zwischen Hormon-, Nerven- und Gefäßsystem und dem Blutdruck. Für eine Störung dieses Regelkreises gibt es vielfältige Ursachen.

Die Faktoren und Mechanismen, die zu hohem Blutdruck führen, sind heute weitgehend geklärt.
- Primäre oder essenzielle Ursachen
  - erbliche Anlage und äußere Faktoren: 90 %
  - davon Übergewicht, Stressfaktoren usw.: 60 %
- Sekundäre Ursachen
  - Nierenerkrankungen, innersekretorische, hormonelle Störungen und Medikamente: 5 %

Primäre oder essenzielle Hypertonie

In rund 90 Prozent der Fälle mit hohem Blutdruck liegt eine sogenannte essenzielle oder primäre Hypertonie vor. Mehrere sehr unterschiedliche Faktoren können hier zur Entstehung des erhöhten Blutdrucks beitragen.

In erster Linie sind dies Erbfaktoren sowie Faktoren, die aus subjektivem Verhalten, etwa ungesunde Ernährung und Übergewicht, Reaktionen auf psychosoziale Faktoren und Stress, resultieren oder aus objektiven Gegebenheiten wie Lärm, Hitze und Umweltbelastungen.

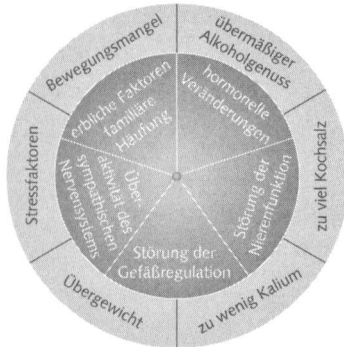

Erbliche Faktoren und eine ungesunde Lebensweise tragen gemeinsam zur Entstehung von Bluthochdruck bei.

Hoher Blutdruck ist erblich

Hoher Blutdruck kommt in bestimmten Familien gehäuft vor. Oft haben ein oder sogar beide Elternteile hohen Blutdruck. Man nimmt heute an, dass bei ca. 50 Prozent der Hypertoniker eine erbliche Anlage vorliegt.

Schon im Kindesalter besteht eine sehr feine Regulationsstörung, die sich noch nicht am erhöhten Blutdruck zeigen muss. Im Laufe der Jahre entwickelt sich die Störung langsam unter dem Einfluss anderer Faktoren (Übergewicht, Bewegungsmangel, zu viel

Kochsalz, Stressfaktoren usw.) zu einer Erkrankung mit dauerhafter Hypertonie. Meistens geschieht die Ausprägung (Manifestation) der Hypertonie ab dem mittleren Erwachsenenalter. Welche Regulationsstörung vererbt wird, ist bis heute nicht im Detail bekannt. Es spricht aber viel dafür, dass die Störung in der Regulation des Salzhaushaltes liegt.

> **wichtig** **Auch Kinder sollten vorbeugen**
>
> Eine Blutdruckkontrolle bei Kindern von Hypertonikern ist sehr sinnvoll, um die Entstehung von Bluthochdruck rechtzeitig erfassen zu können. Hier gibt es auch eine echte Chance zur Vorbeugung. Kinder von Eltern mit Bluthochdruck sollten
> - auf ihr Gewicht achten
> - wenig Kochsalz konsumieren
> - ihren Blutdruck kontrollieren lassen.

Risikofaktor Übergewicht

Übergewicht ist der wohl wichtigste und häufigste Auslöser für eine Hypertonie, aber auch für den Diabetes und für Fettstoffwechselstörungen. Übergewicht kommt selten allein, das heißt ohne die anderen Risikofaktoren oder Begleiterkrankungen, vor. Ca. 60 % aller Hypertoniker sind auch übergewichtig. Bei ihnen ist das Übergewicht als bedeutendste Ursache der Hypertonie zu betrachten. Genaueren Aufschluss über das individuelle Risiko gibt hier jedoch weniger das Gewicht, sondern vielmehr der sogenannte Körper-Masse-Index oder Body-Mass-Index (BMI).

Der BMI errechnet sich aus Körpergewicht in kg, geteilt durch die Körpergröße in Meter zum Quadrat – oder als Formel dargestellt:

$$\text{Körper-Masse-Index} = \frac{\text{Körpergewicht in Kilogramm}}{(\text{Körpergröße in Metern})^2}$$

Der Body-Mass-Index

Anhand der Abbildung können Sie Ihren BMI auch ohne kompliziertes Rechnen bestimmen. Der BMI erlaubt eine individuellere Beurteilung als Gewicht und Größe allein. Die früheren Vorstellungen von Ideal- und Normalgewicht gelten inzwischen als überholt. Auch das heute vielfach propagierte »Wohlfühlgewicht« kann aus medizinischen Gründen nicht akzeptiert werden. Denn es gibt selbstverständlich auch Dicke, die sich mit ihrem Gewicht wohl fühlen, aber trotzdem krank sind, weil sie einen hohen Blutdruck oder Diabetes haben. Sie sollten abnehmen!

Nachdem Sie Ihren BMI ermittelt haben, können Sie ihn nun auswerten, und zwar im Hinblick auf die Frage, in welchem Bereich – Normal-, Unter- oder Übergewicht – er angesiedelt ist. Mit zunehmendem Alter erfolgt eine großzügigere Bewertung des BMI; anhand der Tabelle auf S. 40 können Sie eine genaue Auswertung unter Berücksichtigung Ihres persönlichen Alters vornehmen.

Von krankhaftem Übergewicht oder Adipositas sprechen wir bei einem BMI über 30. Daher ist ab einem BMI von 30 eine Gewichtsabnahme aus medizinischen Gründen dringend angeraten.

Ursachen des Bluthochdrucks

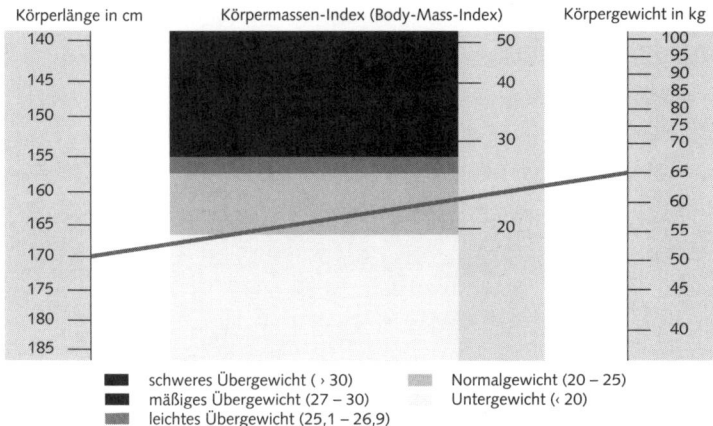

■ schweres Übergewicht (› 30)   ▒ Normalgewicht (20 – 25)
■ mäßiges Übergewicht (27 – 30)   Untergewicht (‹ 20)
■ leichtes Übergewicht (25,1 – 26,9)

Um Ihren Body-Mass-Index zu ermitteln, verbinden Sie Ihre Körperlänge (linke Skala) und ihr Körpergewicht (rechte Skala) mit einem Lineal. Dann können Sie auf der mittleren Skala ablesen, ob Sie zu leicht, zu schwer oder normalgewichtig sind.

Die Form der Körperfettverteilung:

Man spricht von einem weiblichen Fettverteilungsmuster bei Betonung der Hüften und weniger Bauch. Dieses Verteilungsmuster, auch Birnenform genannt, ist mit einem geringeren Herzinfarktrisiko verbunden als die typische männliche Fettverteilung, die sogenannte Apfelform (kommt zu 85 Prozent bei Männern und nur bei 15 Prozent der Frauen vor), mit Betonung des Bauchfetts. Mit dem Maßband gelingt es, einfach zwischen günstiger und ungünstiger Fettverteilung zu unterscheiden: Man misst den Umfang der Taille unterhalb der Rippenbögen, etwas oberhalb des Bauchnabels, und den Hüftumfang in Höhe der vorderen Beckenknochen. Die gemessenen Zentimeter werden zueinander in Beziehung gesetzt

(Taillenumfang geteilt durch Hüftumfang): Die Normalwerte für den Taille-Hüft-Quotienten (cm/cm) liegen bei Frauen unter 0,8 und bei Männern unter 1,0.

Der Körper-Masse-Index (BMI) im Verhältnis zum Alter

Alter	Untergewicht unter	Normalgewicht zwischen	Übergewicht über
19–24 Jahre	19	19 und 24	24
25–34 Jahre	20	20 und 25	25
35–44 Jahre	21	21 und 26	26
45–54 Jahre	22	22 und 27	27
55–64 Jahre	23	23 und 28	28
über 65 Jahre	24	24 und 29	29

Körperfettanteil (%)

	mager	normal	fettleibig
Männer	weniger als 10 %	10–25 %	25 % und mehr
Frauen	weniger als 20 %	20–34 %	35 % und mehr

▶ *Eine Zunahme des Bauchfetts geht bei Männern und Frauen mit einer Blutdrucksteigerung einher.*

Bei Frauen besteht somit ein erhöhtes Risiko, wenn der Quotient den Wert 0,8 überschreitet, bei Männern über 1,0. Die Gefahr der Überschreitung steigt natürlich mit zunehmendem Alter. In jüngeren Jahren ist es normal, dass Frauen mehr Hüftspeck haben als Männer. Im Klimakterium kommt es bei Frauen häufig zu einer Umverteilung von der Hüfte zur Taille und zum Bauch. Diese Veränderung hat schwerwiegende Konsequenzen für den Stoffwechsel. Es sind besonders die Fettdepots im Bauchbereich, die sowohl bei Frauen als auch bei Männern zu einer Störung des Stoffwechsels mit hohem Blutfettspiegel führen. Eine Zunahme des Bauchfetts ist darüber hinaus sowohl bei Männern als auch bei Frauen mit dem Risiko einer Blutdrucksteigerung, der Entwicklung von Diabetes und koronarer Herzerkrankung verbunden.

Zu viel Salz ist schädlich!

Schon zu Zeiten der Ming-Dynastie (1368–1644) in China war bekannt, dass Salz die Gefäße hart macht. Zu viel Kochsalz (Natriumchlorid) fördert die Zunahme der Blutmenge (Kochsalz bindet Wasser im Körper) und die Bereitschaft der Blutgefäße zur Verengung.

Diese beiden Faktoren wiederum können den Blutdruck steigern, und somit ist zu viel Kochsalz häufig die Ursache für die Entwicklung einer Hypertonie. Die blutdrucksteigernde Wirkung wird durch den Natrium- und den Chloridanteil des Kochsalzes hervorgerufen. Aus praktischen Erwägungen sollte man sich jedoch am Natriumgehalt der Lebensmittel und Getränke orientieren. Wichtige praktische Hinweise hierzu erhalten Sie in den ernährungsbezogenen Kapiteln (ab S. 117 und ab S. 230).

Ein Gramm (1 000 mg) Kochsalz enthält 400 mg Natrium. Von

Natur aus gibt es kein einziges Lebensmittel, welches selbst in einer Menge von 100 g so viel Natrium enthält wie ein Gramm Kochsalz.

Wir alle essen täglich 3- bis 5-mal so viel Salz, wie unser Körper zur Aufrechterhaltung der lebenswichtigen Funktionen braucht. Normalerweise wird das überschüssige Salz über die Nieren mit dem Urin ausgeschieden. Salzempfindliche (salzsensitive) Menschen haben einen – wahrscheinlich angeborenen – Defekt in der Salzausscheidung, der zur Hypertonie führt. Die praktische Schlussfolgerung hieraus ist, dass Hypertoniker möglichst wenig Salz zuführen sollten. Dies gilt bereits für Kinder hypertensiver Eltern, um einen wesentlichen Faktor, der zur Ausprägung einer Hypertonie führt, vorbeugend auszuschalten. Es ist bis heute leider nicht möglich, mit einfachen Laboruntersuchungen salzempfindliche Menschen zu identifizieren. Salzempfindlich sind besonders Hypertoniker, bei denen bereits die Eltern eine Hypertonie hatten.

Es lohnt sich auch für alle medikamentös behandelten Hypertoniker, Salz zu reduzieren, weil fast alle blutdrucksenkenden Medikamente besser wirken, wenn weniger Salz konsumiert wird. Der Salzkonsum beeinflusst nämlich den Wirkungsgrad der Medikamente. Zu viel Salz kann die Wirkung der blutdrucksenkenden Medikamente deutlich abschwächen oder sogar völlig aufheben.

Wir alle haben uns im Laufe der Zeit an kochsalzreiche Ernährung so gewöhnt, dass unsere Geschmacksnerven abgestumpft sind. Ob z. B. industriell hergestellte Lebensmittel zu viel Kochsalz enthalten, schmecken wir meist gar nicht mehr.

Genussmittel – nur in Maßen!

Genussmittel sind auch für Hypertoniker nicht verboten. Wie bei vielen angenehmen Genüssen ist aber das richtige Maß entscheidend, und es gilt auch hier ein alter Lehrsatz der Medizin: Die Dosis macht die Wirkung! Auf Nikotinkonsum sollte man aber am besten ganz verzichten.

Kaffee, Alkohol, Cola und Nikotin

Kaffee führt entgegen einer weit verbreiteten Meinung nicht zu hohem Blutdruck. Es kommt nach Kaffeegenuss allenfalls zu einem geringgradigen Blutdruckanstieg, der aber nur sehr kurz anhält und unbedenklich ist. Bei regelmäßigem Kaffeekonsum treten keine relevanten Blutdrucksteigerungen auf, wenn eine gewisse Menge nicht überschritten wird.

Bei drei Tassen pro Tag liegt die Grenze! Größere Mengen Kaffee, insbesondere in Kombination mit Stress und Zigaretten, können sehr wohl blutdrucksteigernd wirken.

Alkohol hingegen ist für den Blutdruck von größerer Bedeutung. Chronisch hoher Alkoholkonsum kann die Ursache für eine schwere Hypertonie sein. Bei diesen Patienten hat sich gezeigt, dass ihr Blutdruck nach Reduzierung der Alkoholzufuhr bzw. bei völliger Abstinenz zum Teil sogar bis auf Normalwerte absinkt. Eine totale Alkoholabstinenz ist allerdings nur bei Alkoholabhängigkeit erforderlich. Wichtig ist die Einschränkung der Alkoholzufuhr auf ein niedriges und vernünftiges Quantum. Die individuelle Alkoholverträglichkeit ist sehr unterschiedlich. Ähnlich wie beim Salz gibt es wahrscheinlich auch alkoholsensitive Menschen, deren Organismus weniger Alkohol verträgt und eher mit krankhaften Reaktionen antwortet. Frauen vertragen durchschnittlich nur ca. ⅓ der Alkoholmenge, die Männer gewöhnlich vertragen, bevor sich körperliche Schäden manifestieren. Die Alkoholschäden betreffen nicht nur das Herz-Kreislauf-System, sondern auch das Nervensystem, die Leber, den Stoffwechsel, die Sexualfunktionen und viele andere Organsysteme.

Alkohol hat viele Kalorien (1 g hat 7 kcal) und kann daher auch indirekt über die Gewichtszunahme zur Hypertonie führen. Immerhin stammen 20 bis 30 % der überschüssigen Kalorienmenge, die von über der Hälfte der Hypertoniker aufgenommen wird, aus dem Alkohol! Darüber hinaus gibt es aber auch einen direkten Einfluss von Alkohol auf das sympathische Nervensystem, der zum Bluthochdruck führt.

Maximale Alkoholzufuhr pro Tag
Frauen: 20 g
Männer: 30 g

20–25 g Alkohol entsprechen etwa
- ¼ Liter Wein oder
- ½ Liter Bier oder
- 2–3 Schnäpsen

Übergewichtige Hypertoniker und Patienten mit schwer einstellbarer Hypertonie sollten ganz auf Alkohol verzichten. Ansonsten ist Alkohol in vernünftigem Maß für Hypertoniker nicht »verboten«.

Bin ich ein Alkoholiker?

Ein Alkoholiker ist abhängig vom Alkohol. Typisch ist, dass diese Abhängigkeit lange Zeit gar nicht empfunden wird. Es gibt aber sehr aufschlussreiche Hinweise auf eine Alkoholabhängigkeit. Nach einer amerikanischen Untersuchung von A. Ewing kann die Abhängigkeit durch die Beantwortung folgender Fragen diagnostiziert werden:

- Haben Sie jemals den Gedanken gehabt, Sie sollten mit dem Trinken aufhören?
- Haben Sie sich schon mal über Leute aufgeregt, die Ihr Trinkverhalten kritisiert haben?
- Haben Sie sich schon mal schuldig oder schlecht gefühlt, weil Sie trinken?
- Haben Sie schon mal morgens als Erstes einen Drink zu sich genommen, um »fit« zu werden? (Hierzu zählt auch ein »Sektfrühstück«).

Falls Sie zwei Fragen mit ja beantworten, gehören Sie zu dem Kreis der Alkoholgefährdeten und sollten mit Ihrem Arzt darüber sprechen. Zur kritischen Selbstbefragung kann Ihnen auch das »Alkoholprotokoll« auf Seite 250 dieses Buches helfen.

▶ *Andauernder starker Alkoholkonsum kann eine Ursache für Bluthochdruck sein.*

Wird Ihnen bereits morgens beim Zähneputzen übel, so ist dies ein weiterer starker Hinweis auf einen zu hohen und chronischen Alkoholkonsum. Guten Rat erteilen in dieser Situation auch zum Beispiel die Anonymen Alkoholiker oder das Blaue Kreuz (die Telefonnummer ist jeweils über die örtliche Auskunft zu erfahren).

Cola: Seit vielen Jahren läuft in den USA eine groß angelegte Studie mit vielen Tausend Krankenschwestern, die insbesondere hinsichtlich ihres Ernährungsverhaltens und des Auftretens von Herz-Kreislauf-Erkrankungen untersucht werden. Dabei zeigte sich, dass normaler Kaffeegenuss nicht mit Hypertonie einhergeht, dass Colakonsum jedoch sehr wohl eng mit Bluthochdruck verbunden ist, und dies schon ab einer Flasche pro Tag (gilt sowohl für normales als auch für Diät-Cola).

Nikotin: Gift für die Gefäße

Rauchen führt nicht zu hohem Blutdruck, ist aber selbst das stärkste Gift für die Gefäße und ein eigenständiger Risikofaktor für Herzinfarkt, Arterienverkalkung (besonders der Beine) und Schlaganfall.

> **wichtig**
>
> Haben Raucher einen hohen Blutdruck, so ist das Risiko, einen Herzinfarkt zu erleiden, nicht nur verdoppelt, sondern vervierfacht! Der konsequente Verzicht aufs Rauchen ist daher eine der wichtigsten Begleitmaßnahmen überhaupt bei der Behandlung des hohen Blutdrucks.

Raucher sind meist schlanker als Nichtraucher, da das Nikotin den Stoffwechsel aktiviert und zu einer gesteigerten Bildung von Stresshormonen (Katecholaminen) führt. Die Gewichtszunahme nach der Nikotinentwöhnung wird daher auch immer wieder als Ausrede angeführt, wenn es um (gescheiterte) Versuche geht, sich das Rauchen abzugewöhnen.

Vitamine und Blutdruck

Vitamin D spielt eine wesentliche Rolle bei der Regulierung des Kalzium-Stoffwechsels und hat damit auch Einfluss auf die Blutdruckregulation. Neuere Untersuchungen zeigen, dass ein Mangel an Vitamin D bei Hypertonikern häufiger gefunden wird, und dass die Einnahme von Vitamin D blutdrucksenkend wirken kann.

Vitamin D wird im Körper mithilfe von ultraviolettem Licht in der Haut gebildet. Ein Mangel tritt daher insbesondere bei geringer Sonnenexposition und im Winter auf. In der Nahrung kommt Vitamin D im Wesentlichen in Fettfischen und Milchprodukten vor. Ein Vitaminmangel verursacht keine akuten Beschwerden, kann aber dauerhaft verschiedenste Organ- und Zellstörungen hervorrufen. Man kann den Vitamin-D-Spiegel im Blut messen. Bei entsprechend nachgewiesenem Vitamin-D-Mangel sollte die Ernährung umgestellt werden und eventuell auch eine Vitamin-D-Einnahme in Tablettenform über einen gewissen Zeitraum erfolgen. Diese Behandlung muss natürlich ärztlich verordnet und überwacht werden.

Andere Vitamine haben keine wesentliche Bedeutung für die Blutdruckregulation.

Psychosoziale Faktoren und Stress

Der gebürtige Österreicher Hans Selye (1907–1982) gilt als Vater der modernen Stressforschung und auch der Endokrinologie (der Lehre von den Hormonen). In den 1930er-Jahren wirkte er an der Universität von Montreal, Kanada – nach Stationen in Prag, Paris und Rom. Hans Selye beschrieb die hormonelle Achse zwischen Gehirn und Nebennieren mit der Ausschüttung von Stresshormonen.

Bluthochdruck und Stress

Zwischen Bluthochdruck und Stress bestehen vielfältige Beziehungen und Interaktionen. Der Blutdruck reagiert sofort in jeder akuten Stressreaktion mit einem Anstieg. Nach Beendigung der Stresseinwirkung fällt der Blutdruck mehr oder weniger rasch wieder ab. Dies gilt für körperlichen, mentalen und psychischen Stress gleichermaßen. Die Stressreaktion ist tief verankert in unserem autonomen Nervensystem. Das Ausmaß der Stressreaktion ist abhängig von genetischen, konstitutionellen, körperlichen und kognitiven Faktoren.

Chronischer Stress ist ein wichtiger Faktor für die Manifestation einer dauerhaften Hypertonie. Besondere persönliche Charakteristika und Verhaltensweisen können das Hypertonie-Risiko erhöhen. Daher haben Verfahren zur Stressreduktion (Stressbewältigung, Entspannung, körperliches Training, kognitive Umstrukturierung, Biofeedback und weitere) einen wichtigen Stellenwert im Katalog der nicht medikamentösen Maßnahmen zur Blutdrucksenkung bei Hypertonikern.

Es gibt heute keinen Zweifel mehr, dass psychische Faktoren bei der Hypertonieentstehung eine große Rolle spielen. Insbesondere Ärger und Angst können mit der Zeit zu einer Blutdruckerhöhung führen. Es gibt Hinweise dafür, dass bei Frauen der Faktor Angst und bei Männern der Faktor Ärger eine größere Rolle spielt. Letztlich können beide Faktoren neben vielen anderen unter dem Oberbegriff Stress zusammengefasst werden. Wegen der überragenden Bedeutung der Stressfaktoren für die Entwicklung einer Hypertonie und der Stressbewältigung zur Senkung des erhöhten Blutdrucks wird diesem Thema im Folgenden breiter Raum gewidmet.

Was ist Stress?

So wie unser Herz tagein, tagaus im Wechsel von Anspannung (Systole) und Entspannung (Diastole) arbeitet, unterliegt unser ganzes Leben einem rhythmischen Wechsel von Tag und Nacht, Anspannung und Entspannung, Aktivität und Ruhe. Ist dieser Rhythmus im Gleichgewicht und gut ausbalanciert, so sind wir gesund. Stress bedeutet eine überwiegende Anspannung durch zu viel Arbeit, zu viele Probleme, Überforderung, Überanstrengung usw. Geschieht dies über einen längeren Zeitraum (chronischer Stress), kann es zu ernsthaften gesundheitlichen Störungen kommen. Ein Grundproblem liegt darin begründet, dass Stress vom Betroffenen über lange Zeit gar nicht wahrgenommen wird und vom Arzt nicht einfach wie beispielsweise Blutdruck, Cholesterin oder Blutzucker gemessen werden kann.

Will man die Auswirkungen von Stress auf den Organismus und die Möglichkeiten des Stressabbaus verstehen, so ist es hilfreich, zunächst eine Begriffsbestimmung vorzunehmen. Man muss zwischen Stressfaktoren (Stressoren) und Stressreaktionen unterscheiden.

Die Stressfaktoren der heutigen Zeit sind vor allem Zeitdruck, Hektik, familiäre, berufliche und finanzielle Probleme sowie Überforderung (siehe Tabelle). Es handelt sich also um Faktoren, die größtenteils unabhängig von unserem Willen auf uns zukommen und einströmen. Darüber hinaus gibt es selbstverständlich auch Stressfaktoren, die man sich selbst schafft, für die man also selbst verantwortlich ist, wie beispielsweise schlechte Zeitplanung, Selbstüberforderung oder Selbstüberschätzung. Vor allem den Einfluss solcher Stressfaktoren auf Gesundheit und Wohlbefinden können wir verringern (siehe S. 134).

Stressfaktoren und Stressreaktionen

Stressfaktoren (Stressoren)	Mögliche Stressreaktionen und -folgen
Ärger	Schwindel
Angst	Ohrgeräusche
Zeitdruck	Blutdruckanstieg
Eheprobleme	Depression
familiäre Probleme	Schlafstörungen
Arbeitslosigkeit	Magengeschwür
existenzielle Ängste	Magenbeschwerden
finanzielle Sorgen	Kopfschmerzen
Schichtarbeit	Migräne
berufliche Überlastung	Herzklopfen
Leistungsdruck	Pulsbeschleunigung
Hektik	Hypertonie

Ursachen des Bluthochdrucks

Stressfaktoren (Stressoren)	Mögliche Stressreaktionen und -folgen
Tod des Partners, Einsamkeit	Muskelverspannungen
schwere Erkrankungen in der Familie	Herzbeschwerden/Herzinfarkt
Schmerzen/Krankheiten	Nervosität

Stressreaktion

Die Stressreaktion ist die Art und Weise, wie unser Körper auf Stressfaktoren reagiert. So unterschiedlich wie die individuellen Stressfaktoren sein können, so unterschiedlich kann auch die Stressantwort ausfallen. Warum der eine Mensch durch chronische berufliche oder familiäre Überlastung ein Magengeschwür bekommt, der andere Migräne und der dritte hohen Blutdruck, ist letztlich nicht geklärt. Sehr wahrscheinlich sind aber unterschiedliche genetische Prädispositionen (Veranlagungen, Erbfaktoren) für die verschiedenen Stressantworten entscheidend. Es reagieren jeweils die individuell schwächsten Organsysteme, sei es bei einem der Magen, beim anderen der »Kopf« oder beim dritten der Kreislauf, am empfindlichsten auf chronischen Stress. So kann man sich die unterschiedlichen Muster der Stressreaktion bei gleichem Stressfaktor erklären. Der »Vorteil« von Kopfschmerzen, Magenschmerzen oder Herzschmerzen in oder nach einer Stresssituation ist, dass der Körper ein spürbares Signal aussendet, nämlich Schmerzen; das ermöglicht dem Betroffenen, den Ursachen seiner Beschwerden leichter auf den Grund zu gehen.

▶ *Auf Hektik und Stress reagieren viele Menschen mit Bluthochdruck.*

Schlechter dran sind Patienten, die mit hohem Blutdruck reagieren, deren Gefäße sich verengen, deren Blutzucker ansteigt oder deren Blutgerinnung sich verändert, da alle diese Stressfolgen nicht unmittelbar wahrgenommen werden können: Sie rufen keine Beschwerden hervor. Es sind aber gerade diese nicht wahrnehmbaren Veränderungen, die zu schwerwiegenden Störungen bis hin zum Herzinfarkt führen können. Es gibt heute keinen Zweifel mehr, dass chronischer Stress eine ganz wesentliche Ursache für die Hypertonie darstellt. Die Tatsache aber, dass Stress unter Alltagsbedingungen relativ schwer messbar ist, ist dafür verantwortlich, dass der Faktor Stress in der Medizin ganz allgemein nach wie vor vernachlässigt wird.

Brauchen wir Stress?

Nun hört man natürlich auch häufig, dass Stress notwendig sei und zum Leben dazugehöre. Das ist in gewissem Sinne auch vollkommen richtig, denn ohne »gesunde« Stressreaktionen hätte die Menschheit nicht überlebt. Unsere Vorfahren waren viele Millionen Jahre auf schnelle Reaktionen von Blutkreislauf, Stoffwechsel und Blutgerinnung angewiesen, um in der Steppe und im Urwald überleben zu können: Angriff und Flucht sind nur möglich, wenn »blitzschnell« Kräfte mobilisiert werden können. Hierzu muss ausreichend Energie, das heißt Zucker und Fette sowie Sauerstoff, bereitgestellt werden. Blutdruck und Puls müssen reflexartig erhöht werden, um die Muskulatur ausreichend mit Nährstof-

> **wissen** **Verhalten bei Stress**
>
> **Typ-A-Verhalten**
> Konkurrenzverhalten, Zeitdruck, Ehrgeiz, Ungeduld, rivalisierende Haltung, versteckte oder unterdrückte Aggressivität oder Feindseligkeit, Bemühen um Anerkennung und Belohnung durch die Umwelt.
> In der medizinischen Diskussion war die Bedeutung des Typ-A-Verhaltens für Herz-Kreislauf-Erkrankungen in den letzten zehn Jahren sehr umstritten. Es scheint nun so, dass das Typ-A-Verhalten bei Hypertonikern und Herzkranken zwar häufiger vorkommt als bei herzgesunden und blutdrucknormalen Menschen, aber dass dieses Verhalten kein eigenständiger Risikofaktor ist.
>
> **Typ-B-Verhalten**
> Als Typ-B-Verhalten würde man die gegenteilige Verhaltensweise charakterisieren: Ruhe, Gelassenheit, Entspanntheit.

fen und Sauerstoff zu versorgen. Auch die Blutgerinnung muss im Verletzungsfall sofort funktionieren. Es wird deutlich, dass all diese Stressreaktionen ursprünglich lebenserhaltend wirkten und ein Überleben überhaupt erst möglich machten.

Ausgelöst werden diese Stressreaktionen durch Nervenimpulse und Stresshormone, deren wichtigste Vertreter Adrenalin und Cortison sind. Beides sind Hormone der Nebenniere. Adrenalin wird bei Bedarf (zur Fluchtreaktion oder beim Start zum 100-Meter-Lauf) innerhalb einer Zehntelsekunde in ausreichender Menge bereitgestellt. Ohne Adrenalin und Cortison gäbe es auch für den Menschen des 21. Jahrhunderts kein Überleben. Das vegetative Nervensystem reguliert unter anderem mit diesen Hormonen normalerweise sehr fein abgestimmt den Blutkreislauf, die Herztätigkeit, den Stoffwechsel und auch das Immunsystem.

Während die Stressreaktion in der Steinzeit ein lebenswichtiger Vorgang war, der unseren Vorfahren das Überleben sicherte, können sich die gleichen Reaktionen beim modernen Menschen am Schreibtisch fatal auswirken. Wir reagieren heute nämlich auf unsere modernen Stressfaktoren nach exakt dem gleichen Muster wie unsere Vorfahren. Der entscheidende Unterschied ist, dass wir heute nicht fliehen oder angreifen, sondern gestresst am Schreibtisch sitzen oder zu Hause auf dem Sofa liegen. Würden wir die Flucht ergreifen oder angreifen, wären Blutdruckanstieg und Stoffwechselaktivität sinnvoll und notwendig und würden anschließend rasch und erfolgreich wieder auf das jeweilige Normalmaß zurückgefahren. Unsere modernen Stressfaktoren treffen uns jedoch gewöhnlich im Zustand körperlicher Ruhe, beispielsweise am Arbeitsplatz bei sitzender Tätigkeit, und somit sind die dennoch nach wie vor gleichen stressbedingten Veränderungen im Kreislauf und Stoffwechsel im Grunde sinnlos, da wir hohen Blutdruck und hohen Blutzucker jetzt gar nicht mehr in diesem Ausmaß benötigen.

Folgen von chronischem Stress

Unser vegetatives Nervensystem kann die einzelnen Reizquellen nicht unterscheiden. Es reagiert stets gleichförmig, sei es bei körperlicher Gefahr oder bei psychischem Stress. Das erhöhte Aktivitätsniveau wird nicht auf natürliche Weise, also durch körperliche Betätigung, wieder abgesenkt, sondern hält sehr viel länger an und schädigt, von uns völlig unbemerkt, Herz und Gefäße.

So wird leicht verständlich, wie chronischer Stress zu Hypertonie führen kann, als Risikofaktor für die Arteriosklerose und den Herzinfarkt wirkt und warum akuter Stress auch als Auslöser für einen plötzlichen Herzinfarkt in Betracht kommt.

Gibt es eine Hochdruck-Persönlichkeit?

Es wurde bereits dargelegt, dass für die Entstehung der Hypertonie viele Faktoren eine Rolle spielen. So kann es auch nicht die eine Hypertonie-Persönlichkeit geben. Aber Untersuchungen haben gezeigt, dass neben den als Typ-A-Verhalten bereits erwähnten Auffälligkeiten (siehe oben) gewisse Persönlichkeitsmerkmale bei Hypertonikern immer wieder beobachtet werden können. Hypertoniker erleben sich häufig als unattraktiv, unbeliebt, missachtet, nicht durchsetzungsfähig und in ihrer Arbeit kritisiert. Dies schränkt das Selbstwertgefühl und das Vermögen, eigene Interessen im Leben durchzusetzen, erheblich ein. Hypertoniker sind daher auch sehr abhängig von ihrer Außenwelt und beugen sich deren Gegebenheiten. Dies wiederum führt zur Aggressionsunfähigkeit. Äußerlich sichtbar wird dies in erhöhter Eigenkontrolle, in einer übersteigerten Ordnungsliebe, in Beherrschtheit, Wahrheitsliebe und Unfähigkeit zu impulsivem, spontanem Handeln. Das bedeutet nicht, dass Hypertoniker unbedingt unordentlich und unbeherrscht werden sollten. Das richtige Maß ist gesund!

> **wichtig**
>
> Bezüglich Kontaktverhalten und Aufgeschlossenheit unterscheiden sich Hypertoniker nicht von Menschen mit normalem Blutdruck. Da man bei ihnen jedoch häufiger Depressivität und Ängstlichkeit findet, suchen sie oft eine Beziehung, die Geborgenheit verspricht.

Hypertoniker beschreiben sich selbst aus übersteigerter Selbstkritik heraus eher negativer, als es objektiv gerechtfertigt wäre. Denn das eigene Bild stimmt nicht mit dem Bild überein, das die Mitmenschen von ihnen haben!

Das hier etwas düster gezeichnete psychologische Bild trifft natürlich nicht in jedem Punkt und im gleichen Maße auf alle Hypertoniker zu.

▶ *Unser vegetatives Nervensystem reagiert bei psychischem Stress in gleicher Weise wie bei körperlicher Gefahr. Das erhöhte Aktivitätsniveau wird jedoch nicht durch körperliche Betätigung abgebaut, sondern schädigt Herz und Gefäße.*

Doch so manche Ursache für späteren Bluthochdruck kann weit zurückliegen in der Vergangenheit. Seelische Verletzungen und psychische Traumen in Kindheit, Jugend oder frühem Erwachsenenalter können bei vielen Hypertonikern aufgespürt werden. Lange Zeit wurden diese Ereignisse verdrängt und erfolgreich unterdrückt. Irgendwann lässt jedoch die Fähigkeit zum

Unterdrücken dieser Erinnerungen nach, sei es durch Ermüdung der Abwehrmechanismen oder durch andere emotionale Verletzungen. Es kann dann sogar zu krisenhaftem Blutdruckanstieg kommen. Hier ist eine besonders einfühlsame Therapie erforderlich.

Zeitdruck und Ungeduld sind zwei Faktoren, die langfristig als Risikofaktoren für die Entwicklung einer Hypertonie identifiziert werden konnten. Dies zeigte eine als »Cora-Studie« bezeichnete wissenschaftliche Untersuchung in den USA.

Soziales Umfeld und Hypertonie

Zum sozialen Umfeld zählen hauptsächlich Familie, Beruf und Freundeskreis. Hier können viele Faktoren eine Hypertonie auslösen oder begünstigen: besondere Belastungen im Privat- und Arbeitsleben, Konkurrenzsituationen, gestörte oder zerstörte soziale Ordnung. Ungeklärt ist, ob die Zugehörigkeit zu einer bestimmten sozialen Schicht sich auf den Blutdruck auswirkt oder ob andere Faktoren wichtiger sind. In unserer Gesellschaft neigen besonders Menschen aus »unteren« Gesellschaftsschichten dazu, zu viel zu essen und zu viel Alkohol zu trinken und sich zu wenig zu bewegen. Diese Faktoren wirken sich möglicherweise aber stärker auf den Blutdruck aus als der Sozialstatus an sich. Ein Missverhältnis zwischen dem tatsächlichen Sozialstatus und dem erwünschten oder vielleicht sogar vorgegebenen Sozialstatus kann zur schweren psychischen Dauerbelastung werden und sich blutdrucksteigernd als Stressreaktion auswirken.

Ursachen und Folgen von Bluthochdruck

Bluthochdruck ist wortwörtlich zu nehmen! Bei Hypertonikern zirkuliert das Blut in den Gefäßen tatsächlich unter einem sehr hohen Druck. Dies bedeutet aber letztlich, dass der Mensch selbst einem sehr hohen Druck ausgesetzt ist beziehungsweise unter hohem Druck steht. Könnte der Druck abgelassen oder ausgeglichen werden, käme es nicht zur dauerhaften Blutdrucksteigerung, zur Hypertonie (Überdruck). Der Hypertoniker findet keinen Weg, den aufgebauten Druck abzubauen.

Der Druck entsteht entweder durch die Reaktion auf äußere Stressfaktoren oder durch innere, buchstäblich »verinnerlichte« Probleme, Konflikte usw., also Belastungen, die eben gerade nicht nach außen getragen werden. Die »gesunde Reaktion« wäre ein Abbau des entstandenen Drucks durch Aktivität, das heißt durch Stellungnahme und Auseinandersetzung. Der Hypertoniker flüchtet dagegen in Passivität, auch wenn er äußerlich durchaus einen geschäftigen Eindruck machen kann. Die zum Druckaufbau bereitgestellten Energien können daher nicht richtig abgebaut werden und halten den Druck aufrecht. Das Fatale ist, dass der hohe Blutdruck nicht direkt empfunden wird. So hat der Hypertoniker es schwerer als beispielsweise der Patient mit Kopfschmerzen, seine Körperreaktionen wahrzunehmen und sich der auslösenden Situation zu stellen und somit gesund zu reagieren. Noch besser wäre es, den Druck erst gar nicht entstehen zu lassen. Der äußere Druck darf erst gar nicht »ungefiltert« zum Druckaufbau im Organismus führen. Der »Filter«, der den Druck abfangen soll, muss mit Verstand im Bewusstsein verankert werden. Dass und wie dies möglich ist, erfahren Sie in einem späteren Kapitel dieses Buches (ab S. 135).

Umwelt und Hypertonie

Auch Umweltbelastungen können bei der Entstehung von Bluthochdruck eine Rolle spielen. Dies sind Faktoren, auf die wir in der Regel nur sehr wenig Einfluss haben. Für die Ursachenforschung im Hinblick auf eine Hypertonie ist es jedoch wichtig, auch diese Faktoren in Betracht zu ziehen. In wissenschaftlichen Studien sind die blutdrucksteigernden Wirkungen verschiedener Umweltfaktoren belegt worden.

Besondere Umgebungsbelastungen wie Lärm und Hitze wirken sich ungünstig auf den Blutdruck aus. Untersuchungen zeigen, dass es in Gebieten mit erhöhtem Straßenlärm mehr Hypertoniker gibt als in ruhigeren Gebieten. Dies trifft auch auf Gebiete mit erhöhter Fluglärmbelastung zu. Auch eine zu große Lärmbelästigung oder Hitzebelastung am Arbeitsplatz kann zur Blutdrucksteigerung führen.

▶ *Lärmbelastungen wirken sich negativ auf den Blutdruck aus.*

Insbesondere Kadmium, Blei und Thallium können blutdrucksteigernd wirken. Untersuchungen haben ergeben, dass Alkoholiker eine mehr als doppelt so hohe Bleikonzentration im Blut aufweisen, als in der Normalbevölkerung gemessen wird. Besonderen beruflichen Bleibelastungen sind Maler und Klempner ausgesetzt.

Sekundäre Hypertonie

Als sekundäre Hypertonie bezeichnet man die Blutdruckerhöhung aus einer singulären Ursache, die anhand definierter Diagnoseschritte identifizierbar und evtl. auch ursächlich korrigierbar ist. Wegen der Häufigkeit der primären Hypertonie gibt es aber auch das gleichzeitige Auftreten von primärer und sekundärer Hypertonie, bzw. es kann sich aus einer primären eine sekundäre Form entwickeln: Eine lange bestehende, nicht oder nur unzureichend behandelte primäre Hypertonie kann zu einer arteriosklerotischen Nierenarterienstenose (Einengung einer Nierenarterie) oder einer Funktionsschwäche der Nieren (Niereninsuffizienz) führen.

Sekundäre Hypertonieformen sind vergleichsweise selten, manche sogar eine Rarität. Es wird geschätzt, dass nur 5 bis 10 Prozent aller Hypertonien durch sekundäre Hochdruckformen verursacht sind. Organische Ursachen können durch entsprechende Untersuchungen (Blut- und Urinuntersuchungen, Ultraschall und andere Verfahren) aufgedeckt werden.

Meistens handelt es sich um Nierenerkrankungen mit entzündlicher Ursache oder um Verengungen der Nierenarterien. Nur 1–2 % der Hypertoniker haben eine hormonelle Störung. Hierbei handelt es sich in den meisten Fällen um gutartige Tumoren in Drüsen, die blutdrucksteigernde Hormone in großen Mengen produzieren (z. B. Phäochromozytom, Conn-Syndrom und Hyperparathyreoidismus).

Eine Hypertonie kann sowohl bei einer Schilddrüsenüberfunktion als auch bei einer -unterfunktion auftreten. Die Diagnose einer organischen Ursache ist wichtig, da oft eine behebbare Ursache zugrunde liegt und zum Beispiel eine Operation die lebenslange Medikamenteneinnahme überflüssig machen kann. Bei Kindern gibt es einige spezielle Erkrankungen, die zur Hypertonie führen.

Medikamente

An erster Stelle der Medikamente, die einen hohen Blutdruck verursachen können, sind die empfängnisverhütenden Ovulationshemmer (»Antibabypille«) zu nennen. Sie sind eine relativ häufige Ursache für Hypertonie bei jungen Frauen. Wird bei einer Frau im gebärfähigen Alter ein erhöhter Blutdruck festgestellt, so ist es angebracht, auf eine andere Methode der Empfängnisverhütung auszuweichen. Wenn die »Pille« wirklich die Hypertonieursache war, so normalisiert sich der Blutdruck innerhalb von ca. 2–3 Monaten nach dem Absetzen. Falls der Blutdruck nicht sinkt, kommen andere Ursachen in Betracht.

Weibliche Hormone (Östrogene), die nach den Wechseljahren eingenommen werden, um zum Beispiel einer Mineralsalzminderung der Knochen (Osteoporose) zu begegnen oder klimakterische Beschwerden zu behandeln, führen im Gegensatz zur »Pille« gewöhnlich nicht zur Hypertonie.

Cortison ist ein oft lebensnotwendiges Medikament bei schwerem Asthma, Rheuma oder anderen chronischen Erkrankungen. Es kommt unter einer längerfristigen Cortisontherapie in entsprechender Dosis häufig zu einer Blutdrucksteigerung.

Bestimmen Sie Ihr Hypertonie-Risiko!

Bluthochdruck ist eine gefährliche Erkrankung mit schweren Folgen, die oft zu spät erkannt wird. Beantworten Sie die folgenden Fragen und bestimmen Sie Ihr persönliches Hypertonie-Risiko! Dieser Test ersetzt keinesfalls eine ärztliche Untersuchung und Diagnose. Er liefert Anhaltspunkte, ob Sie eventuell unter Hypertonie leiden. Suchen Sie bei Verdacht auf eine Erkrankung unverzüglich einen Arzt auf!

Sie sind ...
... ein Mann	(0 Punkte)
... eine Frau	(0 Punkte)
... eine Frau, die die »Pille« nimmt	(20 Punkte)

Wie alt sind Sie?
unter 30 Jahre	(0 Punkte)
30–50 Jahre	(10 Punkte)
50–65 Jahre	(20 Punkte)
wenn vorher »Frau ohne Pille«:	(30 Punkte)
über 65 Jahre	(40 Punkte)

Haben Sie Fälle von Hypertonie in der Familie?
nein	(0 Punkte)
ein Elternteil hat Hypertonie	(10 Punkte)
beide Elternteile haben Hypertonie	(30 Punkte)

Wie hoch ist Ihr Salzkonsum?

eher niedrig	(0 Punkte)
eher hoch	(10 Punkte)

Wie hoch ist Ihr BMI?

(BMI-Rechner siehe S. 38)

unter 25	(0 Punkte)
25–27	(10 Punkte)
27–30	(20 Punkte)
30–35	(30 Punkte)
über 35	(40 Punkte)

Wie hoch ist Ihre körperliche Aktivität in Beruf und Freizeit?

jeweils intensiv	(0 Punkte)
jeweils mäßig	(5 Punkte)
sitzender Beruf, intensive sportliche Betätigung	(10 Punkte)
sitzender Beruf, mäßige sportliche Betätigung	(15 Punkte)
sitzender Beruf, wenig sportliche Betätigung	(25 Punkte)
sitzender Beruf, keine sportliche Betätigung	(30 Punkte)

Wie viel Alkohol trinken Sie pro Woche?

bis 7 Drinks*	(0 Punkte)
7–14 Drinks	(5 Punkte)
14–28 Drinks	(15 Punkte)
über 28 Drinks	(30 Punkte)

---

ein Drink entspricht 0,3 Liter Bier oder 0,2 Liter Wein

Bestimmen Sie Ihr Hypertonie-Risiko!

Rauchen Sie?

nein	(0 Punkte)
unter 5 Zigaretten	(10 Punkte)
5–10 Zigaretten	(20 Punkte)
über 10 Zigaretten	(30 Punkte)
Ex-Raucher oder Zigarren-/Pfeifenraucher	(5 Punkte)

Wie viel Cola trinken Sie pro Tag?

gar nicht	(0 Punkte)
bis 0,7 l	(5 Punkte)
mehr als 0,7 l	(10 Punkte)

Haben Sie einen stressigen Beruf?

(Überlastung/Überforderung, abnormer Zeitdruck, Mobbing, Arbeitslosigkeit usw.)

kein Stress	(0 Punkte)
mäßiger Stress	(10 Punkte)
viel Stress	(20 Punkte)

Haben Sie Stress in der Familie?

(zum Beispiel Scheidung, Trennung, Tod, Krankheit)

kein Stress	(0 Punkte)
mäßiger Stress	(10 Punkte)
viel Stress	(20 Punkte)

Leiden Sie unter anderen Stressfaktoren

(zum Beispiel schwere Krankheit, finanzielle oder existenzielle Probleme?)

kein Stress	(0 Punkte)

mäßiger Stress	(10 Punkte)
viel Stress	(20 Punkte)

Ihre Gesamtpunktzahl: _____ **Punkte**

Ergebnis:

unter 50 Punkte: Sie haben ein geringes Hypertonie-Risiko.
Behalten Sie Ihren gesunden Lebensstil bei und kontrollieren Sie den Blutdruck gelegentlich.

50–100 Punkte: Sie haben ein mäßiges Hypertonie-Risiko.
Kontrollieren Sie Ihren Blutdruck häufiger. Versuchen Sie, einen etwas gesünderen Lebensstil zu erreichen, beispielsweise, indem Sie weniger Alkohol trinken, sich gesünder ernähren, sich mehr bewegen oder gegebenenfalls aufhören zu rauchen.

100–200 Punkte: Sie haben ein hohes Hypertonie-Risiko.
Sie sollten Ihren Lebensstil ändern: Hören Sie mit dem Rauchen auf, falls Sie Raucher sind; schränken Sie Ihren Alkoholkonsum ein, ernähren sich gesund und treiben regelmäßig Sport. Außerdem sollten Sie Ihren Salzkonsum niedrig halten und Stress abbauen. Kontrollieren Sie Ihren Blutdruck regelmäßig.

Über 200 Punkte: Sie haben ein sehr hohes Hypertonie-Risiko.
Sie sollten Ihren Lebensstil sofort umfassend ändern. Hören Sie mit dem Rauchen auf; schränken Sie Ihren Alkoholkonsum stark ein, ernähren sich gesund und treiben Sie regelmäßig Sport. Außerdem sollten Sie Ihren Salzkonsum niedrig halten und Stress abbauen. Kontrollieren Sie Ihren Blutdruck regelmäßig.

Phenacetin war früher in vielen Schmerzmitteln enthalten und führt bei dauerhafter Einnahme unter anderem zu Nierenschädigungen und hohem Blutdruck. Wahrscheinlich können aber auch andere Schmerzmittel, insbesondere wenn sie in »Mischpräparaten« eingenommen werden, bei längerfristiger Einnahme zu Nierenschäden führen.

> **wichtig**
>
> Lakritze kann durch die in ihr enthaltene Glyzyrrhetinsäure zur Blutdrucksteigerung führen. Allerdings müssen dazu regelmäßig erhebliche Mengen konsumiert werden. Dies gilt in gleicher Weise für Pastis (Anisschnaps) und Kautabak.

Rheumamittel, etwa Indomethacin und andere, können zur Blutdrucksteigerung führen und die Wirkung von blutdrucksenkenden Medikamenten, insbesondere von Wassertabletten (Diuretika), aufheben oder abschwächen.

Antidepressiva, also Mittel gegen Depressionen (sogenannte MAO-Hemmer), können zum Teil nach Genuss von tyraminhaltigen Nahrungsmitteln (bestimmte Biersorten, Bananen, Hefe, Hähnchenleber, Rotwein und Schokolade) einen starken Blutdruckanstieg auslösen. Hypertoniker, die diese Mittel einnehmen, sollten darüber mit ihrem Arzt sprechen.

Nasentropfen: Die dauerhafte Anwendung von Nasentropfen mit vasokonstriktiven (gefäßverengenden) Substanzen kann zum Blutdruckanstieg und in der Folge zur manifesten Hypertonie, ja sogar zum Schlaganfall führen.

FOLGEN UND BEGLEITERKRANKUNGEN DES HOHEN BLUTDRUCKS

Die Folgekrankheiten des hohen Blutdrucks und die neben der Hypertonie bestehenden Erkrankungen (Begleiterkrankungen) sind bei der Gesamtbeurteilung sorgfältig zu berücksichtigen. Sie bestimmen wesentlich sowohl die medikamentöse als auch die nicht medikamentöse Therapie.

Im Hinblick auf Begleiterkrankungen sind bei einer medikamentösen Bluthochdruck-Therapie sowohl ungünstige wie auch günstige Wirkungen möglich.

Klassifikation und Bewertung von Blutdruckbereichen*

Blutdruck (in der Arztpraxis)	systolisch**	diastolisch**
optimal	<120	<80
normal	<130	<85
noch normal	130–139	85–89
leichte Hypertonie (Schweregrad 1)	140–159	90–99
mittelschwere Hypertonie (Schweregrad 2)	160–179	100–109
schwere Hypertonie (Schweregrad 3)	>180	>110
isolierte systolische Hypertonie	>140	<90

 *In Anlehnung an die Empfehlungen der WHO und ISH und der Deutschen Hochdruckliga.
 ** Wenn systolischer und diastolischer Wert bei einer Person in unterschiedliche Bereiche fallen, ist der höhere Wert wichtiger.

Alle nicht medikamentösen Maßnahmen zur Blutdrucksenkung wirken sich aber auch günstig auf die Begleiterkrankungen aus.

Folgekrankheiten

Die Senkung eines erhöhten Blutdrucks hat als eigentliches Ziel, die negativen Folgen einer dauerhaften Hypertonie auf Herz und Gefäße, auf Gehirn und Nieren zu verhindern. Dies sind die wichtigsten betroffenen Organe.

Herzerkrankungen. Die Ursachen der Hypertonie liegen nicht im Herzen, aber das Herz wird durch die Hypertonie geschädigt. Insbesondere der Herzmuskel leidet unter dem ständig erhöhten Druck. Er verdickt sich, um dem hohen Druck in den Gefäßen standzuhalten. Das hat zur Folge, dass die Herzfunktion nachlässt und der Sauerstoffbedarf des Herzens zunimmt. Dies kann sich beim Patienten, insbesondere bei körperlicher Anstrengung, als Luftnot und Angina pectoris (Brustenge) bemerkbar machen. Man spricht dann von einer hypertensiven Herzerkrankung. Mit zunehmender Hypertoniedauer kommt es zur Herzerweiterung und fortschreitenden Herzmuskelschwäche (Herzinsuffizienz). Dies ist die häufigste Ursache für ein Herzversagen, insbesondere im höheren Alter. Durch eine gute blutdrucksenkende und das Herz entlastende Therapie ist die Entwicklung einer Herzmuskelschwäche vermeidbar.

Die Hypertonie kann aber auch wie das Rauchen die Herzkranzgefäße schädigen und eine koronare Herzerkrankung auslösen. Dabei kommt es aufgrund der verminderten Durchblutung zur weiteren Schädigung des Herzmuskels bis hin zum eventuellen Herzinfarkt.

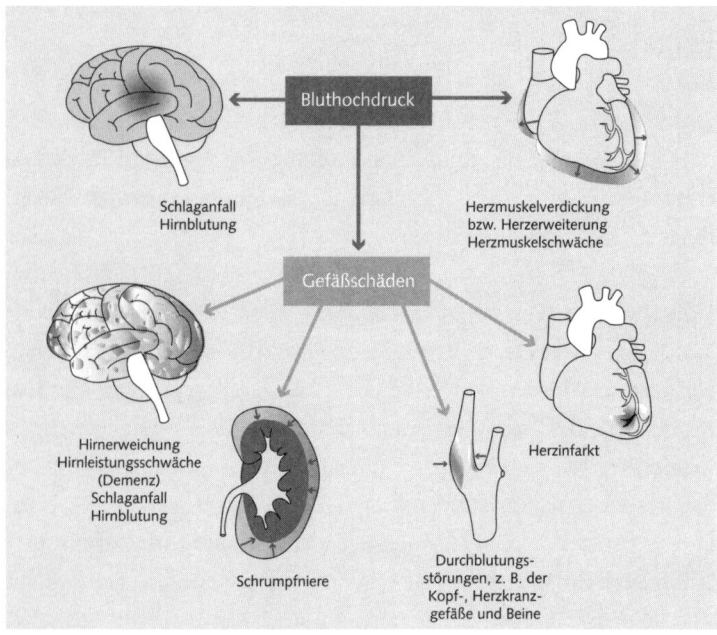

Folgeschäden des Bluthochdrucks an den wichtigsten Organen.

Nierenerkrankungenn. Wenig bekannt ist, dass die Hypertonie die häufigste Ursache für Nierenerkrankungen und Nierenversagen ist. Andererseits sind primäre Nierenerkrankungen unterschiedlichster Ursache (zum Beispiel entzündliche) häufig mit einer Hypertonie verbunden. Insbesondere die Kombination aus Hypertonie und Diabetes ist für die Nieren sehr gefährlich. Hier gilt es, den

Blutdruck besonders aufmerksam zu behandeln und »streng« einzustellen. Als nicht medikamentöse Therapie bei Nierenerkrankungen ist vor allem eine Einschränkung der Kochsalzzufuhr zu nennen. Bei fortgeschrittener Schädigung der Nierenfunktion ist auch eine Beschränkung der Kaliumzufuhr notwendig. Dies ist auch bei der Rezeptwahl (siehe S. 308) zu beachten.

Schlaganfall. Für den Schlaganfall ist die Hypertonie der wichtigste und häufigste Risikofaktor. Unser Gehirn reagiert sehr empfindlich auf erhöhten Blutdruck. Durchblutungsstörungen des Gehirns mit Beeinträchtigung wichtiger Funktionen wie Konzentration, Gedächtnis usw. können verhindert werden, wenn der Blutdruck gut eingestellt ist. Die Hirnfunktion wird durch hohen Blutdruck nicht besser, sondern nimmt ab. Die schlimmsten Folgen der Hypertonie sind aber eine Gehirnblutung oder der Verschluss eines Gehirngefäßes, was zum Schlaganfall und lebenslanger schwerer Behinderung führen kann.

> **wichtig**
>
> Die Schädigung der Blutgefäße in Gehirn, Herz oder Nieren durch den ständig erhöhten Druck führt zu einer verminderten Durchblutung dieser Organe und ist meist die eigentliche Ursache für Schlaganfall, Herzinfarkt und Nierenversagen. Bluthochdruck kann aber auch direkt den Herzmuskel schädigen und so die Pumpfunktion des Herzens beeinträchtigen.

Ihre Herz-Kreislauf-Checkliste

Das Risiko für eine Herz-Kreislauf-Erkrankung (z.B. Schlaganfall oder Herzinfarkt) steigt mit dem Alter, dem Vorhandensein der klassischen Risikofaktoren und der erblichen (genetischen) Belastung. Machen Sie Ihren persönlichen Test. Sind Ihre Werte alle im grünen Bereich oder steht die Ampel überwiegend auf rot?

Blutdruck
- normaler Blutdruck   +
- hoher Blutdruck, behandelt und im Normbereich   0
- hoher Blutdruck, unbehandelt   −

Normwerte für den Blutdruck siehe S. 20
Eine dauerhafte gute Blutdruckeinstellung, das heißt bei der Selbstmessung zu Hause unter 135/85 mmHg, senkt das Risiko zum Beispiel für einen Schlaganfall erheblich.

Fettstoffwechselstörung
- LDL-Cholesterin unter 130 mg/dl   +
- LDL-Cholesterin 130–160 mg/dl   0
- LDL-Cholesterin über 160 mg/dl   −
- Lipoprotein (a) über 100 mg/dl   −

Die Messung des Gesamtcholesterins ist für die Risikobestimmung nicht ausreichend. Dies gilt insbesondere für Frauen, die häufig ein hohes HDL-Cholesterin haben. Dies ist ein Schutzfaktor für die Gefäße.

Ihre Herz-Kreislauf-Checkliste

Behandelt wird nur ein erhöhtes LDL-Cholesterin. Dies ist ein wichtiger Risikofaktor für Arteriosklerose und Herzinfarkt.
Bei Übergewicht ist eine Gewichtsreduktion die wichtigste Maßnahme zur Normalisierung des Fettstoffwechsels. Bei Normalgewicht sind diätetische Maßnahmen (siehe Seite 118) angebracht und eventuell auch eine medikamentöse Therapie zur Senkung der erhöhten Blutfette. Erhöhte Lipoprotein(a)-Werte im Blut sind ein weiterer Risikofaktor. Lp(a) wird insbesondere bestimmt, wenn der Verdacht auf eine genetische Fettstoffwechselstörung bei vorzeitigen Herz-Kreislauf-Erkrankungen in der Familie besteht.

Zuckerstoffwechselstörung

- normaler Blutzucker   +
- Diabetes mellitus   –

Diabetes Typ 2 wird in den meisten Fällen durch Übergewicht und Bewegungsmangel hervorgerufen. Gewichtsreduktion und körperliche Aktivität/Sport können den Zuckerstoffwechsel komplett wieder normalisieren.
Hohe Gefahr besteht für übergewichtige Diabetiker, die den Blutzucker nur mit Insulin im Normbereich halten können. Diese Patienten profitieren ganz besonders von Gewichtsreduktion und körperlicher Aktivität.

Gewicht

- BMI unter 27   +
- BMI 27–30   0
- BMI über   –

Ihre Herz-Kreislauf-Checkliste

Wer übergewichtig, aber sportlich aktiv und fit ist, hat ein deutlich niedrigeres Herz-Kreislauf-Risiko im Vergleich zu inaktiven Dicken.

Sport

- mindestens zweimal pro Woche 30–40 Min.   +
- mindestens einmal pro Woche   0
- keine sportliche Aktivität   –

Sport ist die beste Medizin gegen alle Herz-Kreislauf-Erkrankungen. Es gibt keine Pille, die sämtliche positiven Effekt und Eigenschaften in sich vereint, wie es der Sport tut.
Gewichtsreduktion geht nur mit erhöhter körperlicher Aktivität bzw. Sport. Die Durchblutung aller wichtigen Organe wie Hirn und Herz wird durch Sport deutlich verbessert. Zucker- und Fettstoffwechsel werden normalisiert, der Blutdruck sinkt.

Rauchen

- Nichtraucher   +
- 1–5 Zigaretten pro Tag   0
- mehr als 5 Zigaretten pro Tag   –

Wer es schafft, sich auf gelegentlich eine Zigarette nach dem Essen im Sinne von Genussrauchen zu beschränken, hat wahrscheinlich kein erhöhtes Risiko. Besser aber ist es jedenfalls, den Nikotinkonsum ganz einzustellen.

Stress

- kein wesentlicher Stress   +
- gelegentlich Stress, Hektik, Zeitdruck   0
- Dauerstress (beruflich, persönlich, familiär)   –

Chronischer Stress steht als Risikofaktor für den Herzinfarkt nach Fettstoffwechselstörungen und Rauchen an dritter Stelle!

Erbliche Belastung

- vorzeitiger (vor dem 60. Lebensjahr) Herzinfarkt oder Schlaganfall in der Familie   –

Auch bei gesunder Lebensweise und Normalgewicht besteht die Gefahr einer erblichen Störung, zum Beispiel im Fettstoffwechsel. Wenn in der Familie (Blutsverwandte) vorzeitige/frühzeitige Herz-Kreislauf-Erkrankungen bekannt sind, besteht der Verdacht auf eine erbliche Disposition. Eine ärztliche Untersuchung ist auch bei Beschwerdefreiheit angezeigt, um das individuelle Risiko zu bestimmen.

Ihr Ergebnis

_____-mal   + Ampel
_____-mal   0 Ampel
_____-mal   – Ampel

Je öfter sie in dieser Checkliste ein »Minus« angekreuzt haben, desto dringender ist Ihnen zu empfehlen, eine Umstellung Ihrer Ernährung und Lebensweise vorzunehmen und gegebenenfalls auch ärztlichen Rat zu suchen.

Begleiterkrankungen

Hoher Blutdruck tritt häufig in Begleitung anderer gesundheitlicher Störungen und Erkrankungen auf, wie z. B. Fett- und Zuckerstoffwechselstörungen und Übergewicht. Die Begleiterkrankungen bestimmen das Gesamtrisiko für Herz-Kreislauf-Erkrankungen und müssen bei der Blutdrucktherapie berücksichtigt werden.

Zuckerkrankheit. Die Zuckerkrankheit im Erwachsenenalter (Diabetes mellitus Typ 2) ist ebenso wie die Hypertonie oder die Fettstoffwechselstörung eine typische Wohlstandskrankheit. Zwar kommt auch die Zuckerkrankheit familiär gehäuft vor, das heißt, die Anlage zur Erkrankung wird oft vererbt, aber zum Ausbruch kommt die Erkrankung in der Regel erst durch Übergewicht, falsche Ernährung und Bewegungsmangel.

Bestehen gleichzeitig eine Hypertonie und ein Diabetes mellitus, sind die Haargefäße (Kapillaren) am Auge und an der Niere besonders gefährdet. Völlige Erblindung oder Nierenversagen sind bei länger bestehender Erkrankung möglich. Man weiß aber heute, dass eine konsequente Therapie die Gefahren mindern kann – insbesondere eine rechtzeitig beginnende blutdrucksenkende Therapie.

▶ *Übergewicht verursacht oft Fettstoffwechselstörungen, Diabetes und Hypertonie, was unter anderem zum Herzinfarkt führen kann.*

> **wissen** **Blutdruckeinstellung bei Diabetes**
> Der Blutdruck muss bei Zuckerkranken regelmäßig kontrolliert und schärfer eingestellt werden als normalerweise üblich.
> - Hypertoniker sind in 35 % der Fälle zusätzlich zuckerkrank.
> - Diabetiker sollten regelmäßig den Blutdruck messen lassen.
> - Der Blutdruck sollte 130/80 mmHg nicht übersteigen.
> - Dieses Therapieziel ist unbedingt anzustreben. Bei der nicht medikamentösen Therapie steht bei übergewichtigen Patienten die Gewichtsreduktion zusammen mit einer richtigen Ernährung ganz im Vordergrund.
> - Bei jungen (Typ 1) Diabetikern sollte der Blutdruck 120/80 mmHg möglichst nicht überschreiten.
> - Kinder diabetischer Eltern sollten auf ihr Gewicht und auf ihre Ernährung achten.

Fettstoffwechselstörungen. Fettstoffwechselstörungen spielen als Ursache des Herzinfarktes eine große Rolle. Hier ist vor allem die Erhöhung des Cholesterins im Blut zu nennen. Neben einer erblich bedingten Störung des Cholesterinstoffwechsels, die auch bei normalgewichtigen Menschen vorkommen kann, sind die meisten Fettstoffwechselstörungen durch Übergewicht und übermäßigen Konsum tierischer Fette und Alkohol verursacht.

Die nicht medikamentöse Behandlung durch Gewichtsreduktion bei Übergewicht und durch eine Änderung der Nahrungsfette (fettmodifizierte Ernährung) ist sehr wirkungsvoll und oft allein ausreichend zur Normalisierung der Blutfette. Körperliches

> **wichtig** **Erhöhtes Cholesterin**
>
> Gleichzeitiges Vorkommen von Hypertonie und erhöhtem Cholesterin (LDL-Cholesterin) bedeutet eine große Gefahr für die Herzkranzgefäße. Die nicht medikamentöse Behandlung sieht für beide Erkrankungen sehr ähnlich aus und kann sowohl den Blutdruck als auch das Cholesterin normalisieren. Eine solche Behandlung umfasst:
> - Gewichtsreduktion
> - fettmodifizierte Ernährung
> - Sport und Bewegung

Training hilft bei der Gewichtsreduktion und vermehrt das »gute« Cholesterin (HDL-Cholesterin), das einen günstigen Einfluss auf Herz-Kreislauf-Erkrankungen ausübt.

Erhöhte Harnsäure. Eine erhöhte Harnsäure im Blut kann zwar eine schmerzhafte Gicht auslösen, führt jedoch nicht als eigenständiger Risikofaktor zu Herz- und Gefäßerkrankungen.

Erst die häufige Kombination mit anderen Risikofaktoren bedeutet eine Gefahr für Herz und Gefäße. Eine erhöhte Harnsäure ist ein empfindlicher Indikator (Hinweis) für eine Wohlstandsernährung mit zu viel Fleisch und Alkohol. Eine erhöhte Harnsäure kommt bei Hypertonikern häufig vor. Oft ist dies Folge einer medikamentösen Therapie mit einem Diuretikum (»Wassertabletten«).

Was hat Schnarchen mit hohem Blutdruck zu tun?

Hypertoniker schnarchen häufiger als Menschen mit normalem Blutdruck. Schnarcher sollten daher ihren Blutdruck messen lassen, falls dieser noch nicht bekannt ist. Schnarcher sind auch häufiger übergewichtig und hinsichtlich Herzinfarkt und Schlaganfall gefährdet. Männer sind weitaus häufiger betroffen als Frauen. Beim Schnarchen kann es zu bedrohlichem Sauerstoffmangel kommen, wenn während des Schnarchens Atempausen (Apnoe) auftreten, die zehn Sekunden und länger andauern und gehäuft vorkommen. Man spricht dann von einem Schlafapnoe-Syndrom. Hierbei werden durch die extreme Erschlaffung der Rachenmuskulatur vorübergehend die oberen Luftwege verlegt, das heißt blockiert. Oft ist Schnarchen auch mit abnormer Müdigkeit und Schlafzwang während des Tages verbunden. Schnarcher fühlen sich tagsüber gereizt, unausgeschlafen und verstimmt. Beim Auftreten all dieser Symptome sollte ein Arzt konsultiert werden.

Für Patienten mit Schlafapnoe ist eine gute Blutdruckeinstellung besonders wichtig. Die Gewichtsreduktion ist für übergewichtige Patienten mit Schlafapnoe die wichtigste und effektivste Therapie: Der Blutdruck wird gesenkt und Schnarchen sowie Atempausen werden vermindert bzw. beseitigt. Falls erforderlich, muss nach einer entsprechenden Untersuchung im Schlaflabor eventuell eine nächtliche Sauerstoffgabe verordnet werden.

Patienten mit Schlafapnoe-Syndrom haben sehr häufig eine Hypertonie. Hier wird oft auch eine deutliche Blutdrucksteigerung in der Nacht beobachtet. Schnarchen und nächtliche Atempausen lassen sich durch folgende Maßnahmen verhindern oder abmildern:

- Gewichtsreduktion
- kein Alkohol und nur eine kleine Mahlzeit am Abend
- auf der Seite schlafen statt auf dem Rücken
- frische Luft, z. B. beim Spaziergang vor dem Schlafengehen

Schwangerschaft und Sexualität

Hoher Blutdruck in der Schwangerschaft ist ein Risiko für Mutter und Kind und muss unbedingt behandelt werden. Die Ursache ist meistens eine bereits bestehende essenzielle Hypertonie oder eine besondere Erkrankung in der Schwangerschaft, die mit einer Blutdruckerhöhung verbunden ist (EPH-Gestose, Eklampsie).

Der Blutdruck darf insbesondere in der Schwangerschaft Werte von 140/90 mmHg nicht übersteigen. Neben der medikamentösen Therapie kommt der nicht medikamentösen Behandlung eine wichtige Rolle zu:
- Vermeidung einer zu starken Gewichtszunahme, körperliche Schonung und Ruhe
- regelmäßige Blutdruckkontrollen während der Schwangerschaft

▶ *Libido und Potenz leiden bei Bluthochdruck.*

Hypertoniker haben häufiger Sexualfunktionsstörungen als Menschen mit normalem Blutdruck. Die Störungen können sich sehr vielfältig äußern, z. B. vermindertes sexuelles Verlangen (Libido) oder Abnahme der sexuellen Kraft (Potenz).

Die genaue Rolle des hohen Blutdrucks bei diesen Störungen ist nicht bekannt. Wahrscheinlich spielen aber auch hier Gefäßschäden durch die Hypertonie eine wichtige Rolle. Darüber hinaus können blutdrucksenkende Medikamente in unterschiedlicher Weise die Sexualfunktionen beeinträchtigen. Dies betrifft nicht alle Patienten und ist bei den verschiedenen Medikamenten unterschiedlich stark ausgeprägt. Das sollten für die betroffenen Patienten gewichtige Gründe sein, die Blutdrucksenkung ohne Medikamente in den Vordergrund zu stellen.

Es muss allerdings betont werden, dass nicht jede medikamentöse Therapie mit einer sexuellen Beeinträchtigung verbunden ist, und dass durch eine gute Blutdrucksenkung auch eine Verbesserung der Sexualfunktion erreicht werden kann.

Welche Bedeutung hat ein niedriger Blutdruck?

Niedriger Blutdruck kann zwar gelegentlich unangenehm sein, wenn er zu Schwindel beim Aufstehen oder nach dem Bücken führt, ist aber nur selten eine ernsthafte Erkrankung und führt im Gegensatz zu hohem Blutdruck zu keiner Einschränkung der Lebenserwartung. Eine medikamentöse Therapie zur Anhebung eines niedrigen Blutdrucks ist nur in seltenen Fällen notwendig.

Eine Überbehandlung, das heißt eine zu starke Blutdrucksenkung mit zu hohen Dosen oder zu vielen Medikamenten kann zu Durchblutungsstörungen wichtiger Organe, wie Gehirn, Augen, Herz und Nieren, führen. Dies gilt insbesondere auch für eine zu starke Blutdrucksenkung in der Nacht bei älteren Patienten mit bereits geschädigten Gefäßen (Arteriosklerose). An dieser Stelle muss darauf hingewiesen werden, dass eine abendliche Einnahme blutdrucksenkender Medikamente nur erfolgen darf, wenn zuvor die Blutdruck-Langzeitmessung ergeben hat, dass der nächtliche Blutdruck erhöht ist.

Einige Hochdruckmedikamente können besonders zu Beginn der Therapie zu stärkerem Blutdruckabfall im Stehen führen und Schwindel hervorrufen. Dies ist meist allein schon durch körperliche Bewegung zu beheben. Ist der Schwindel beim Aufrichten sehr stark ausgeprägt, empfiehlt es sich, nur langsam und »etappenweise« aufzustehen, zum Beispiel zunächst im Bett aufzusitzen und erst nach einer kurzen Pause aufzustehen. Dies gilt insbesondere auch für ältere Patienten nach dem Frühstück, da es hier beim Aufstehen sehr leicht zu einem deutlichen Blutdruckabfall kommen kann.

BLUTDRUCKMESSUNG

Es gibt verschiedene Möglichkeiten der Blutdruckmessung, sei es die Messung in der Arztpraxis in Ruhe oder unter standardisierter Belastung (z.B. auf dem Fahrradergometer), die ambulante Langzeitmessung über 24 Stunden im Alltag oder die Selbstmessung zu Hause.

Alle Messverfahren haben ihren eigenen Stellenwert, und es gelten auch jeweils verschiedene Normwerte. Die Blutdruckmessung beim Arzt ist nach wie vor die Regel und für eine erste Einschätzung des Blutdrucks und für Verlaufskontrollen ausreichend. Allerdings wird zu etwa 25 Prozent der tatsächliche Blutdruck bei alleiniger Messung in der Praxis falsch eingeschätzt: entweder zu hoch (Praxishypertonie) oder niedriger (Praxisnormotonie oder maskierte Hypertonie) im Vergleich zur ambulanten Langzeitmessung, die als Goldstandard gilt. Vor Einleitung einer medikamentösen Therapie wird daher heute eine Langzeitmessung gefordert, um die Hypertonie-Diagnose zu sichern.

▶ *Die Blutdruckmessung sollte in Ruhe und immer zur gleichen Zeit stattfinden.*

Die Blutdruckmessung sollte wegen der besseren Vergleichbarkeit möglichst immer zur gleichen Tageszeit stattfinden, bei einer

Selbstmessung also zum Beispiel morgens nach dem Aufstehen und abends vor dem Abendessen.

Zu Hause können natürlich auch Blutdruckmessungen in besonderen Situationen, etwa nach körperlicher Anstrengung, bei Aufregung oder bei Beschwerden wegen Schwindel oder Kopfschmerzen, erfolgen, um besseren Einblick in die persönliche Blutdrucksituation zu bekommen. Wie bereits beschrieben, ist ein Blutdruckanstieg eine klassische Stressreaktion, die sehr schnell erfolgt und mit der Blutdruckselbstmessung relativ einfach erfassbar ist.

Messung beim Arzt und in der Apotheke

Bei der Erstuntersuchung beim Arzt sollte an beiden Armen der Blutdruck gemessen werden. Ergeben sich dabei größere Unterschiede, muss eventuell nach einer Gefäßverengung auf der Seite mit dem niedrigeren Blutdruck gesucht werden. Unabhängig von der zugrunde liegenden Ursache der Seitendifferenz ist der Blutdruck stets an dem Arm mit dem höheren Blutdruck zu messen. Zur Therapiekontrolle sollten regelmäßige Blutdruckkontrollen beim Arzt erfolgen. Diese können bei gut eingestellter Hypertonie in Abständen von 3–6 Monaten durchgeführt werden.

Die beim Arzt gemessenen Werte sind durchschnittlich etwas höher als die durch Selbstmessung zu Hause ermittelten Blutdruckwerte. Darüber hinaus kann der Blutdruck innerhalb kürzester Zeit erheblich schwanken, sodass sogar in einem Zeitraum von nur einem Vormittag zwischen selbst ermittelten Werten, den eventuell in der Apotheke gemessenen Werten und den beim Arzt ermittelten Werten erhebliche Differenzen bestehen können. Diese Differenzen liegen meistens durchaus im Rahmen der normalen Blutdruckvariabilität, wecken aber bei den betroffenen Patienten immer wieder Erstaunen und gelegentlich auch Zweifel an der Korrektheit der ermittelten Werte. Die beste und objektivste Blutdruckmessmethode ist die ambulante Langzeitmessung über einen Zeitraum von 24 Stunden, die aber noch nicht bei jedem Arzt durchgeführt werden kann.

Messungen in der Apotheke und im Kaufhaus sind zu akzeptieren, vorausgesetzt, sie werden korrekt durchgeführt und gelten nur als Ergänzung der Messungen beim Arzt. Als alleinige Messung zur Diagnose und Therapieüberwachung sind sie abzulehnen. Auch in der Apotheke sollte in Ruhe gemessen werden. Die Manschette muss immer individuell angepasst werden. Dies ist bei einigen Geräten, bei denen der Arm in eine »Röhre« geschoben wird, schlecht möglich. Fallen die Werte zu sehr aus dem Rahmen, sollte der Blutdruck beim Arzt kontrolliert werden.

Belastungsblutdruck

Der große Vorteil der Blutdruckmessung während einer standardisierten Belastung, z.B. auf dem Fahrradergometer, ist die Erfassung des Blutdruckverhaltens unter einer reproduzierbaren körperlichen Belastung. Damit ist eine sehr gute Vergleichbarkeit der Blutdruckwerte gewährleistet. Hierbei treten emotional und psychisch bedingte Blutdrucksteigerungen, wie sie in der Praxis bei der Messung in Ruhe häufig beobachtet werden, in den Hintergrund.

Die derzeit besten Daten zur Belastungshypertonie ergeben Messungen bei Belastung auf dem Fahrradergometer (bei 100 Watt). Die Deutsche Hochdruckliga empfiehlt für Männer und Frauen im mittleren Lebensalter eine obere Normgrenze von 200/100 mmHg bei 100 Watt.

Den Blutdruck selbst messen

Eine regelmäßige Blutdruckselbstmessung ist besonders hilfreich, wenn eine blutdrucksenkende Therapie begonnen beziehungsweise geändert wurde. Sie empfiehlt sich zur Kontrolle des therapeutischen Effekts und ist sinnvoll sowohl bei medikamentösen als auch bei nicht medikamentösen Maßnahmen.

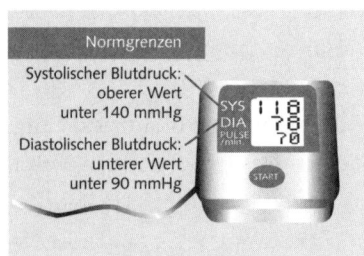

Bei der Selbstmessung liegen die Normgrenzen bei 135/85 mmHg.

Für die Blutdruckselbstmessung in Ruhe gelten etwas niedrigere Normalwerte, als sie beim Messen in der Arztpraxis oder in der Klinik zugrunde gelegt werden: 135/85 mmHg (siehe S. 24).

> **wichtig**
>
> Bei Herzrhythmusstörungen kann die Blutdruckmessung problematisch sein: Sprechen Sie mit Ihrem Hausarzt!

Alle Blutdruckwerte sollten möglichst in einem Blutdruckpass übersichtlich notiert und bei Bedarf mit dem Hausarzt besprochen werden.

Langzeit- und Selbstmessung

»Herr Doktor, mein Blutdruck schwankt so ...« ist eine sehr häufig gehörte Klage. Tatsächlich ist der Blutdruck eine sehr variable und dynamische Größe. Er unterliegt ständigen Schwankungen. Am niedrigsten ist er, wenn wir schlafen oder ruhen. Er steigt an, wenn wir uns aufregen oder uns körperlich betätigen. Er muss deshalb möglichst häufig unter definierten Bedingungen gemessen werden, um die Diagnose zu sichern.

Große Bedeutung haben heute die ambulante Blutdruck-Langzeitmessung und die Blutdruck-Selbstmessung. Bei einer ambulanten Blutdruck-Langzeitmessung trägt der Patient einen Tag lang ein Gerät am Körper, das über 24 Stunden hinweg immer wieder, in relativ kurzen Zeitabständen, automatisch den Blutdruck misst und aufzeichnet. Die Blutdruck-Selbstmessung hingegen nimmt – wie dies der Begriff bereits verdeutlicht – der Patient selbst oder ein Angehöriger vor, und zwar über einen bestimmten Zeitraum täglich oder mehrmals täglich.

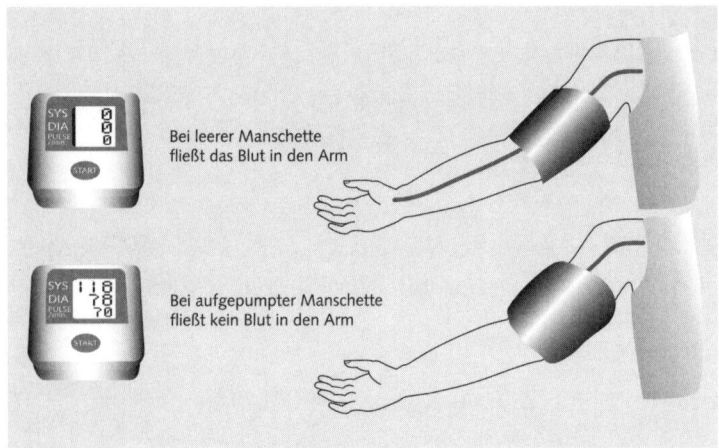

Um den Blutdruck messen zu können, wird zunächst die Blutzufuhr am Arm komplett abgeschnürt. Danach wird der Druck der Manschette langsam gelockert; systolischer und diastolischer Blutdruck werden gemessen.

Mit der ambulanten Blutdruck-Langzeitmessung und der Blutdruck-Selbstmessung werden durchweg etwas niedrigere Blutdruckwerte als beim Arzt gemessen. Deshalb liegen auch die Normwerte für diese Methoden etwas niedriger als bei der Gelegenheitsblutdruckmessung, wie sie beim Arzt vorgenommen wird: So gilt – abweichend von dem Grenzwert 140/90 mmHg in der Arztpraxis – sowohl für die Blutdruck-Selbstmessung als auch für die 24-Stunden-Langzeitmessung als Grenzwert 135/85 mmHg (Mittelwert aller am Tage gemessenen Werte).

Insbesondere dann, wenn der Blutdruck beim Arzt nur gering oder nur manchmal erhöht ist, ein andermal hingegen normal gemessen wird, kann die Blutdruck-Selbstmessung zur weiteren diagnostischen Klärung beitragen. Nach einer entsprechenden Einübung beim Arzt oder durch die Sprechstundenhilfe sollte hierbei der Blutdruck etwa eine Woche lang zweimal täglich, jeweils zur gleichen Tageszeit, in einer Ruhesituation gemessen und protokolliert werden.

Die Blutdruck-Langzeitmessung über 24 Stunden ist heute die objektivste Methode der Messung. Und sie ist am verlässlichsten, wenn es festzustellen gilt, in welchem Bereich der Blutdruck über einen Zeitraum von 24 Stunden schwankt, ob tatsächlich eine manifeste Hypertonie vorliegt und wie der Tag-Nacht-Rhythmus verläuft.

Messfehler vermeiden
Messen Sie den Blutdruck nochmals nach zwei Minuten. Zeigt sich ein deutlich niedrigerer Wert, ist die erste Messung nicht wirklich unter körperlicher Ruhe und in psychischer Entspannung erfolgt. Ist der erste Wert stets deutlich höher, spricht dies für eine (negative) Erwartungshaltung. Manchmal kann es sinnvoll sein, die Selbstmessung zu beenden oder für eine gewisse Zeit zu unterbrechen. Sinkt der Blutdruck nicht »von selbst« nach kurzer Zeit wieder ab, sollte eine aktive Entspannung erfolgen; häufig reicht es auch schon, ein paarmal sehr tief durchzuatmen. Auch ein warmes Vollbad kann den Blutdruck wieder sinken lassen. Treten häufige Blutdruckspitzen auf, sollte eine Blutdruck-Langzeitmessung erfolgen, um mit dieser Methode das Blutdruckniveau und eventuelle Blutdruckschwankungen zu objektivieren. Bei der Blutdruck-Langzeitmessung sollte das Display ausgeschaltet sein, um eine (negative) Erwartungshaltung zu vermeiden. So kann die tatsäch-

liche Blutdrucksituation objektiv erfasst und gegebenenfalls eine Intensivierung der Therapie vorgenommen werden.

Geräte zur Selbstmessung

Zur Selbstmessung steht heute eine Vielzahl von Geräten zur Verfügung. Die Selbstmessung sollte zunächst beim Arzt mit der Arzthelferin eingeübt werden. Alle Geräte müssen regelmäßig alle zwei Jahre geeicht werden.

Die Krankenkassen übernehmen nicht mehr generell die Kosten für ein Gerät zur Selbstmessung. Fragen Sie trotzdem bei Ihrer Kasse nach, wenn Sie sich ein Gerät anschaffen möchten. Wenn Sie ein Selbstmessgerät kaufen, haben Sie gut in Ihre Gesundheit investiert.

Nach wie vor sind die Oberarmgeräte mit eingebautem Stethoskop für die Selbstmessung sehr gut geeignet. Inzwischen gibt es aber auch automatische Geräte für die Oberarmmessung, für die Messung am Handgelenk und sogar am Finger. Die Blutdruckselbstmessung am Finger ist jedoch derzeit nicht zu empfehlen, da die Technik noch nicht ausgereift ist und in vielen Fällen die Methode versagt, das heißt keine genauen Blutdruckwerte liefert.

Eine Bewertung der Geräte zur Selbstmessung erfolgt zum Beispiel regelmäßig in der Zeitschrift der Stiftung Warentest. Erkundigen Sie sich im medizinischen Fachhandel und lassen Sie sich vor dem Kauf gut beraten.

Blutdruckspitzen: hypertensive Krise oder Notfall?

Selbst gemessene Blutdruckspitzen im Alltag sind häufig ein Grund der Verunsicherung und führen auch gelegentlich zu therapeutischen Fehlentscheidungen. Blutdruckspitzen werden sehr häufig überbewertet. Eine akute Behandlung ist nur beim sogenannten hypertensiven Notfall notwendig, das heißt in einer lebensbedrohlichen Situation mit sehr hohen Blutdruckwerten und schwerwiegenden Beschwerden, beispielsweise Bewusstseinstrübung, Atemnot, Brustschmerz (Angina pectoris), starker Schwindel oder Sehstörungen. In dieser Situation ist eine sofortige ärztliche Behandlung erforderlich. Meistens liegt aber nur eine »hypertensive Krise« vor, ein hoher Blutdruck ohne entsprechende Symptome und Beschwerden. Dabei darf der Blutdruck durchaus auch kurzfristig auf über 200 mmHg systolisch ansteigen. Selbst bei leichtem Kopfschmerz oder leichtem Schwindel ist eine akute drastische Blutdrucksenkung nicht erforderlich. Denn eine rasche starke Blutdrucksenkung ist nicht ungefährlich; sie kann zum Beispiel zu Durchblutungsstörungen des Gehirns führen. Generell kann man sagen, dass Blutdruckspitzen weniger gefährlich sind als ein dauerhaft erhöhtes Blutdruckniveau. Es gibt immer eine Ursache für einen akuten Blutdruckanstieg beziehungsweise eine Blutdruckspitze, wenn auch für den Betroffenen die Ursachen nicht immer ersichtlich sind.

Im Alltag werden immer wieder Blutdruckspitzen gemessen, die häufig im Laufe des Nachmittags oder am frühen Abend auftreten. Die Ursachen können vielfältig sein: Der Tagesverlauf des Blutdrucks zeigt, ähnlich dem steilen morgendlichen Anstieg, einen

So messe ich meinen Blutdruck selbst

Die Selbstmessung des Blutdrucks ist sehr gut geeignet zur Überprüfung der Blutdrucksituation im Alltag, der eigenen Bemühungen zur Blutdrucksenkung und der Wirkung der Medikamente. Sie muss aber richtig durchgeführt werden!

Messung mit Oberarmmanschette

Die Manschette sollte beim Anlegen luftleer sein und eng anliegend ungefähr zwei Zentimeter oberhalb der Ellenbeuge platziert werden. Bei den modernen Geräten ist eine Markierung an den Manschetten angebracht, sodass sie leichter in Position gebracht werden können. Die Messung sollte in entspannter Haltung erfolgen, wobei der Arm z. B. auf einen Tisch oder auf eine Sessellehne gelegt werden kann. Bei den oszillometrisch messenden Geräten (Geräten, bei denen kein Mikrofon gebraucht wird) kann der Arm auch einfach locker herabhängen. Die Blutdruckmessung sollte ungefähr in Herzhöhe erfolgen (das entspricht in etwa dem unteren Brustbeinrand). Da bei der auskultatorischen Messung das Mikrophon am unteren Ende der Manschette sitzt, muss der Arm leicht nach vorn unterstützt werden (durch Auflegen auf den Tisch oder die Armlehne), damit das Mikrophon sich in etwa auf Herzhöhe befindet, während bei der oszillometrischen Methode die Blutdruckmessung über die gesamte Manschette erfolgt.

Über die Handhabung der Geräte und die Aufpumphöhe geben die Gebrauchsanweisungen der einzelnen Geräte Auskunft.

So messe ich meinen Blutdruck selbst

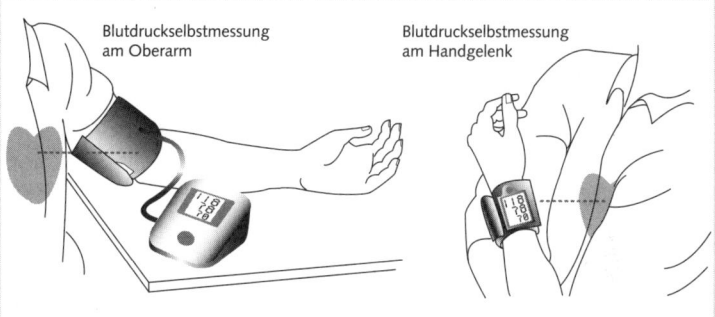

Die korrekte Haltung ist bei der Blutdruckmessung wichtig. Die Manschette sollte sich auf Höhe des Herzens befinden.

Messung am Handgelenk

Bei der Messung am Handgelenk muss noch genauer darauf geachtet werden, dass sich das Handgelenk ungefähr in Herzhöhe befindet. Daher ist der Arm etwas höher zu lagern als bei der Oberarmmessung. Die Gerätehersteller liefern mit ihren Geräten ein aufblasbares Kissen, auf das der Unterarm gelegt werden kann.

Prüfsiegel für Blutdruckmessgeräte

Die Deutsche Hochdruckliga (DHL) testet neue Blutdruckmessgeräte, die für die Selbstmessung auf den Markt kommen. Hierbei wird die Messgenauigkeit überprüft. Werden bestimmte Messstandards erfüllt, so erhält die Firma ein Prüfsiegel der DHL. Welche Geräte zur Oberarm- oder Handgelenksmessung das Prüfsiegel erhalten haben, können Sie bei der DHL erfahren (Kontakt im Anhang).

Blutdruckpass

Die selbst gemessenen Werte (systolischer und diastolischer Blutdruck und Puls) sollten in einem Blutdruckpass dokumentiert werden. Damit erleichtern Sie Ihrem behandelnden Arzt den Überblick und die Bewertung. Auch für die Selbstmessung gilt, dass einzelne Werte nur eine geringe Aussagekraft haben, dagegen viele Werte zur Dokumentation des Blutdruckniveaus und zur Berechnung eines Mittelwerts (Durchschnittswert) eine höhere Aussagekraft haben. Blutdruckpässe sind ebenfalls über die DHL erhältlich.

Wenn Sie regelmäßig mit dem Aufstehen (an der Bettkante sitzend) messen und anschließend Ihre Blutdruckmittel einnehmen, werden Sie feststellen, dass der Blutdruck in der Regel nach dem Erwachen und mit dem Aufstehen am höchsten ist und nach der Einnahme der Medikamente sinkt. Die Medikamentenwirkung können Sie mit einer zweiten Messung ca. 2 bis 4 Stunden nach der Einnahme überprüfen.

Tele-Blutdruck

Tele-Blutdruck bedeutet die automatische Übertragung der selbst gemessenen Werte direkt zum Arzt oder in die Klinik. Die Datenübermittlung geschieht evtl. über das eigene Handy, z.B. automatisch mittels Bluetooth-Technologie, bzw. der Patient erwirbt ein Blutdruckmessgerät mit dazugehörigem Handy. Einige Ärzte stellen ihren Patienten die Technologie evtl. auch leihweise zur Verfügung.

Die Daten landen automatisch auf einer Datenbank, werden entsprechend aufbereitet und stehen dem behandelnden Arzt sofort zur Verfügung. So kann die anschließende Therapiesteuerung auf der Basis der häuslichen Blutdruckwerte erleichtert werden.

kleineren Anstieg am späten Nachmittag; hinzu kommen oft psychische und mentale Aspekte (Einsamkeit, innere Anspannung), wie sie sehr häufig bei (älteren) alleinstehenden Personen beobachtet werden, sowie eine gewisse (negative) Erwartungshaltung bei der Blutdruckmessung. Die Blutdruckmessung selbst ist dann insofern problematisch und blutdrucksteigernd, weil die Angst vor einem erhöhten Blutdruckwert selbst den Blutdruck ansteigen lässt. Der Blutdruck sinkt in der Regel nach kurzer Zeit und erneuter Messung wieder auf das normale Niveau ab. Diese meist symptomlosen bzw. symptomarmen Blutdruckspitzen erfüllen nicht die Kriterien eines hypertensiven Notfalls und sind nicht akut behandlungsbedürftig. Tritt eine Blutdruckspitze im Alltag bei der Selbstmessung auf, ist es zunächst wichtig, zu entspannen (siehe S. 139) und nach einigen Minuten nochmals zu messen. In der Regel ist der Blutdruck bei der zweiten Messung dann schon deutlich niedriger als bei der ersten Messung. Das ist auch der Grund für die Empfehlung, dass die Selbstmessung des Blutdrucks stets zweimal im Abstand von wenigen Minuten erfolgen sollte.

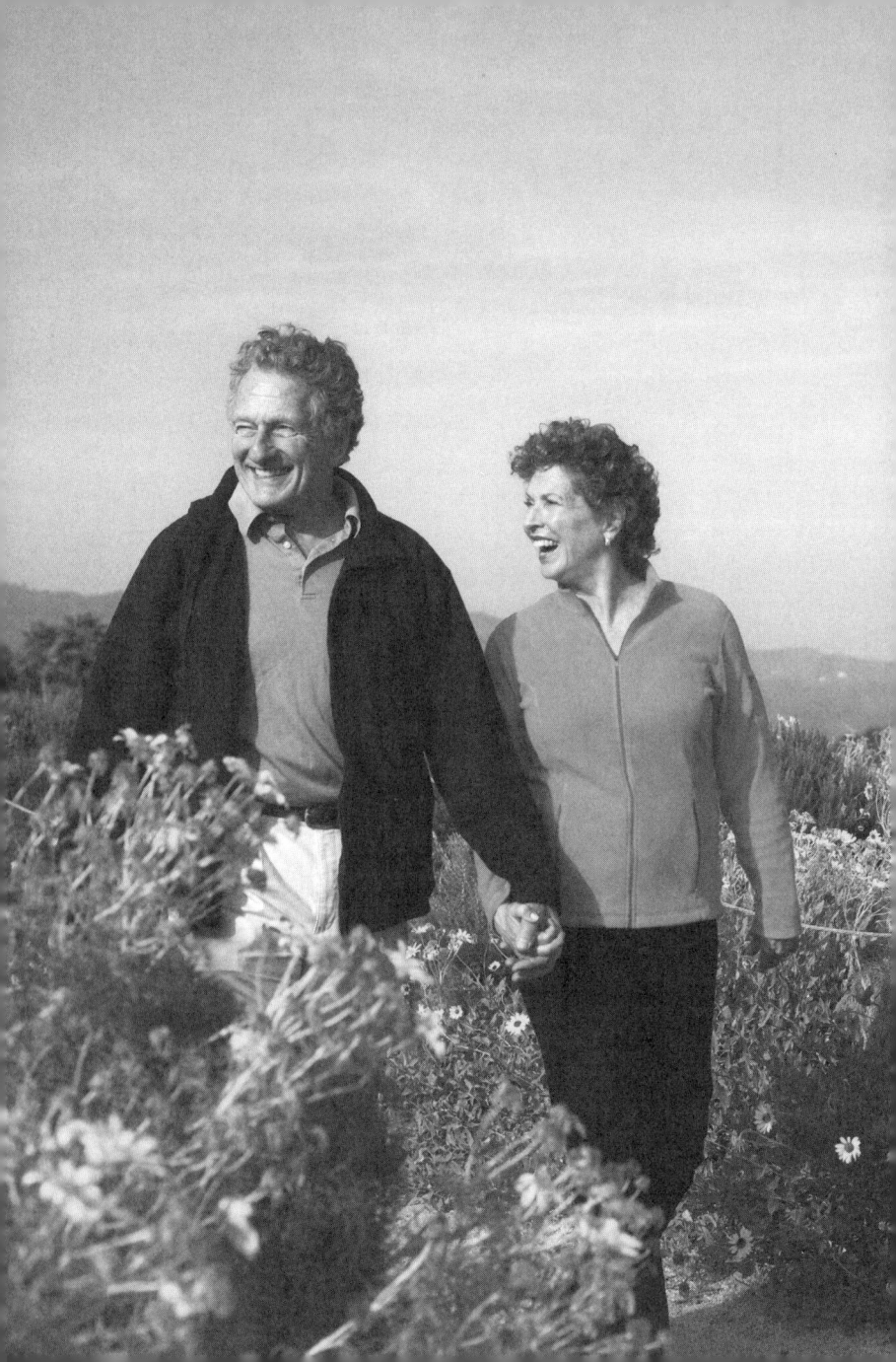

Handeln

Heute kann prinzipiell jeder Hochdruck sehr gut behandelt werden. Dafür stehen eine Reihe von Medikamenten zur Verfügung, aber auch wissenschaftlich gut untersuchte, sehr wirksame nicht medikamentöse Maßnahmen. Deren Umsetzung setzt allerdings aktives Handeln voraus.

INDIVIDUELLE THERAPIEENTSCHEIDUNG

Jede Entscheidung für eine blutdrucksenkende Therapie ist immer wieder eine individuelle Entscheidung, die Arzt und Patient gemeinsam treffen. Dazu müssen die Blutdruckwerte stets in Abhängigkeit vom Alter des Patienten, von seinen Begleiterkrankungen und von bereits eingetretenen Organschäden an Herz, Gehirn, Nieren und Gefäßen betrachtet werden.

Medikamentöse oder nicht medikamentöse Therapie

Wenn bereits Schäden durch einen Bluthochdruck vorhanden sind, ist eine medikamentöse Therapie unumgänglich und sollte rasch eingeleitet werden.

Sind noch keine Organschäden vorhanden und ist der Blutdruck nur gering erhöht, wird zunächst empfohlen, die nicht medikamentösen Maßnahmen auszuschöpfen. Hierzu stehen eine Reihe von wirksamen Möglichkeiten zur Verfügung.

Gelingt damit keine optimale Blutdruckeinstellung, ist eine medikamentöse Therapie angezeigt. Hierzu ist jedoch Zeit, Geduld und Entschlossenheit notwendig. So müssen gelegentlich verschiedene Substanzen ausprobiert werden, da nicht immer von vornherein klar ist, welcher Patient auf welches Blutdruckmedikament anspricht.

Die Befindlichkeit wird durch die Blutdrucksenkung verbessert, das belegen jedenfalls die Ergebnisse einer großen Untersuchung. Dabei war das Wohlbefinden der Patienten umso besser, je niedriger der diastolische Wert für den Zielblutdruck festgesetzt war und je näher man durch die Behandlung an dieses Therapieziel herankam.

Medikamentöse und nicht medikamentöse Therapie im Vergleich

Medikamentöse und nicht medikamentöse Maßnahmen stehen nicht in einem Gegensatz zueinander, sondern sie ergänzen sich in idealer Weise. Die Leitlinien aller wissenschaftlichen Fachgesellschaften, die sich mit der Hypertonie befassen, empfehlen stets, die Therapie mit nicht medikamentösen Maßnahmen zu beginnen. Dies ist begründet durch die sehr guten Effekte, die mit diesen Maßnahmen erzielt werden können. Erst wenn der Blutdruck nach drei bis sechs Monaten nicht ausreichend gesenkt ist, wird der Einstieg in eine medikamentöse Therapie empfohlen. Eine sofortige Medikation ist nur erforderlich, wenn bereits schwere Organschäden und Beschwerden vorhanden sind und weitere Schäden abgewendet werden müssen. Aber auch dann, wie auch bei einer später eventuell notwendig werdenden medikamentösen Therapie, sind die nicht medikamentösen Maßnahmen stets eine ideale Begleittherapie.

Die nicht medikamentösen Maßnahmen haben einen festen Stellenwert in der Bluthochdruck-Therapie. Da die meisten Hypertoniker nicht nur einen hohen Blutdruck haben, sondern meist noch zusätzliche Begleiterkrankungen (zum Beispiel Diabetes,

Fettstoffwechselstörungen, Adipositas), zielen die nicht medikamentösen Maßnahmen nicht auf eine Senkung des Blutdrucks allein ab, sondern auf die Reduktion des Gesamtrisikos durch die günstige Beeinflussung der weiteren Gesundheitsstörungen. Tatsächlich können die nicht medikamentösen Maßnahmen im günstigsten Fall kausal wirken: Eine erfolgreiche Gewichtsreduktion, die zur Normalisierung des Blutdrucks, der Zucker- und Fettwerte führt, hat das Übel an der Wurzel gepackt. Die Diagnose kann im besten Fall wieder gestrichen werden.

Die medikamentöse Therapie mit Antihypertensiva ist nach wie vor eine symptomatische Therapie, das heißt, selbst die modernsten Substanzen beseitigen nicht die Ursachen der Hypertonie, sondern senken den Blutdruck nur so lange, wie sie auch eingenommen werden. Will man an die Ursachen der Hypertonie herankommen, sind die nicht medikamentösen Maßnahmen eindeutig überlegen. Die Umsetzung erfordert allerdings aktives Handeln und eine entsprechende Motivation. Für viele Hypertoniker ist es eben doch bequemer, Medikamente einzunehmen. Tatsächlich lässt sich heute jeder Blutdruck mit den zur Verfügung stehenden Medikamenten in den Normbereich senken.

Die nicht medikamentösen Maßnahmen können bei leichter Hypertonie eventuell ausreichend sein, um den Zielblutdruck zu erreichen. Bei schwereren Hypertonieformen können sie die medikamentöse Therapie unterstützen und verstärken und so zur Einsparung von Medikamenten führen.

Wann ist die medikamentöse Therapie sinnvoll, wann die nicht medikamentöse?

Klinische Untersuchungen (Studien) an sehr vielen Patienten mit hohem Blutdruck haben gezeigt, dass durch eine medikamentöse Behandlung die Lebenserwartung der Hypertoniker wieder ansteigt und gefährliche Blutdruckfolgen verhindert werden können. Die besten Daten liegen für Patienten mit mittelschwerer bis schwerer Hypertonie vor, während die Daten für die milde Hypertonie nicht so eindrucksvoll sind. Deshalb wird die nicht medikamentöse Therapie gerade zur Behandlung der milden Hypertonie empfohlen. Da bei der milden Hypertonie vergleichsweise nur geringe Blutdruckerhöhungen vorliegen, ist mit den nicht medikamentösen Maßnahmen oft eine Normalisierung erreichbar und somit eine medikamentöse Therapie überflüssig. Dies geht auch aus Studien hervor, die mit nicht medikamentösen Therapien, insbesondere der Gewichtsreduktion und salzarmen Ernährung, durchgeführt wurden. Bei der mittelschweren und schweren Hypertonie sollte die nicht medikamentöse Therapie immer als Begleittherapie die medikamentöse Therapie unterstützen.

So beginnen Sie selbst, Ihren Blutdruck zu senken

Finden Sie heraus, welche Punkte in den Kapiteln »Ursachen« und »Behandlung« für Sie am ehesten zutreffen. Seien Sie ehrlich sich selbst gegenüber.

Versuchen Sie nicht, alles auf einmal anzupacken und zu lösen! Wenn Sie übergewichtig sind, setzen Sie sich ein Ziel, dessen

Erreichbarkeit zumindest wahrscheinlich sein sollte, z. B. 7 kg im nächsten halben Jahr abzunehmen. Ist Ihr Blutdruck sehr stressabhängig, muss ein Stressbewältigungsprogramm begonnen werden. Vielleicht ist aber auch das Erlernen und die Durchführung der Blutdruckselbstmessung ein guter Start für Sie!

▶ *Viel Bewegung trägt zu einer Gewichtsreduktion bei, mit der Sie Ihr Blutdruck-runter-Programm wirksam unterstützen.*

Sind Sie Raucher, sollten Sie sich vielleicht zunächst nur mit dem Ablösen von der Zigarette beschäftigen; mit dem Rauchen aufzuhören ist augenblicklich »in« und wird daher gesellschaftlich unterstützt. Auch Sport und Schlanksein sind gesellschaftlich hoch angesehen.

Falls nötig, bitten Sie Ihren Partner oder Ihre Familie um Unterstützung und Solidarität. Machen Sie, wenn es geht, gemeinsame Pläne, z. B. zur Ernährung.

Vorüberlegungen und erste Schritte

Der Test zur Bestimmung Ihres persönlichen Hypertonie-Risikos (siehe S. 62) zeigt zum einen die vielen verschiedenen Faktoren auf, die den Blutdruck steigern bzw. zur Hypertonie führen können. Andererseits gibt er Ihnen die Möglichkeit, die persönliche Schwachstelle beziehungsweise die Sie betreffenden Faktoren herauszuarbeiten. Haben Sie Ihre individuellen blutdrucksteigernden Faktoren identifiziert, sollte hier Ihr persönliches Blutdruck-runter-Programm ansetzen. Neben den im Test beschriebenen Faktoren werden in diesem Buch noch viele andere Hypertonieursachen beschrieben, die nicht alle in solch einer tabellarischen Auflistung berücksichtigt werden können. So werden Sie sicher auch noch an anderen Stellen im Buch Ihre persönlichen Aspekte finden.

Das Altern kann man natürlich nicht stoppen, und somit wächst die Wahrscheinlichkeit, einen hohen Blutdruck zu entwickeln, allein schon mit zunehmendem Lebensalter. Wenn man das chronologische Altern schon nicht stoppen kann, so kann man doch sehr viel dafür tun, das biologische Altern zu verzögern. Hierzu sind alle nicht medikamentösen Maßnahmen, die den Blutdruck positiv beeinflussen, sehr gut geeignet.

Für Frauen im gebärfähigen Alter ist die Einnahme der »Pille« nach wie vor eine häufige Ursache der Hypertonie, die durch eine Umstellung der Verhütung möglicherweise beseitigt werden kann.

Die erbliche Hypertonie spielt für den Salzhaushalt eine wichtige Rolle, das heißt, wer eine genetische Disposition zur Hypertonie hat und bisher reichlich Salz konsumiert, sollte unbedingt die Zufuhr von Kochsalz einschränken.

Übergewicht und Bewegungsmangel sind die häufigsten Faktoren, die insbesondere in ihrer Kombination zur Hypertonie führen. Keine andere Maßnahme kann den erhöhten Blutdruck so stark senken wie eine Gewichtsreduktion und regelmäßiger Sport.

▶ *Die »Mittelmeerkost« wird auch in unseren Breiten immer beliebter – und regt zu einer gesünderen Ernährungsweise an.*

Genussmittel wie Alkohol, Cola und Zigaretten können den Blutdruck steigern, insbesondere bei hohem und regelmäßigem Konsum. Neben einer Umstellung der Ernährung ist der vernünftige Umgang mit Genussmitteln wichtig für Hypertoniker.

Chronischer Stress ist ein ganz wesentlicher Faktor in der Hypertonieentstehung bei vielen Patienten. Wenn auch die äußeren Umstände nicht einfach zu ändern sind, gibt es doch viele Möglichkeiten, den Umgang mit Stress zu verbessern.

Ihr persönliches Blutdruck-runter-Programm

Der Einstieg in Ihr persönliches Blutdruck-runter-Programm kann zum Beispiel über die Auswertung des Hypertonie-Risiko-Tests erfolgen (siehe S. 62). Ergänzend dazu ist auch der Herz-Kreislauf-Check als Grundlage für den Einstieg in ein persönliches Programm sehr nützlich (siehe S. 72). Suchen Sie sich die für Sie wichtigen Bereiche aus, und überlegen Sie sich, welche Maßnahme wohl am besten geeignet ist, um Ihren Blutdruck zu senken. Sie werden in diesem Ratgeber mit Sicherheit den einen Faktor (oder sogar mehrere Faktoren) finden, der als Hauptursache oder zusätzlicher blutdrucksteigernder Faktor für Ihre Hypertonie in Betracht kommt. Die Gewichtsreduktion ist für die übergewichtigen Hypertoniker die vordringlichste Maßnahme. Wenn Sie bisher keinen Sport getrieben und sich auch sonst mit körperlicher Aktivität zurückgehalten haben, werden Sie von einem persönlich gestalteten Trainingsprogramm sehr profitieren. Dies gilt natürlich auch für schlanke beziehungsweise normalgewichtige Hypertoniker. Checken Sie, ob Ihre persönlichen Essgewohnheiten mit den Empfehlungen in diesem Buch übereinstimmen. Eine entsprechende Anpassung kann den Blutdruck günstig beeinflussen. Dabei geht es nicht darum, eine strenge Diät einzuhalten, sondern die Essgewohnheiten langsam und kontinuierlich zu verbessern. Aller Anfang ist schwer, aber wie wir wissen, liegt auch ein Zauber in jedem Anfang.

Falls Sie noch keine Medikamente einnehmen, kann die Blutdrucksenkung durch die nicht medikamentösen Maßnahmen eventuell ausreichend sein. Ihr Arzt wird das mit der Messung in der Praxis, möglicherweise auch unter Belastung, oder einer ambulanten Langzeitmessung überprüfen. Wenn Sie bereits Medikamente zur Blutdrucksenkung einnehmen, kann die Dosis gegebenenfalls durch den Arzt reduziert werden, im besten Fall kann sogar ganz auf die Medikation verzichtet werden.

> **wissen** **Erfolg nicht medikamentöser Maßnahmen**
>
> Den Erfolg Ihres persönlichen Blutdruck-runter-Programms können Sie natürlich selbst sehr gut mit der Selbstmessung des Blutdrucks überprüfen. Bedenken Sie aber, dass der Blutdruck keine starre Größe ist, sondern sehr stark schwanken kann. Exakte Vergleiche sind daher nur möglich, wenn der Blutdruck stets unter den gleichen Bedingungen, in körperlicher Ruhe, ohne Stress und Anspannung und zur gleichen Tageszeit gemessen wird. Tragen Sie Ihre Werte in Ihr Blutdruckdiagramm ein, und verfolgen Sie, wie die Kurve langsam nach unten geht. Zeigen Sie Ihrem behandelnden Arzt die Selbstmesswerte, und besprechen Sie mit ihm das Ergebnis und die weitere Therapie.

MEDIKAMENTÖSE BEHANDLUNG

Eine medikamentöse Hypertonie-Behandlung ist in vielen Fällen unumgänglich. Sie sollte aber immer von nicht medikamentösen Therapiemaßnahmen begleitet werden. Dadurch kann die Dosis der benötigten Medikamente und damit das Ausmaß der medikamentösen Nebenwirkungen verringert werden. Es steht heute eine Vielzahl gut wirksamer blutdrucksenkender Medikamente zur Verfügung.

Nicht alle Medikamente wirken bei allen Hypertonikern in gleichem Maße blutdrucksenkend. Die Wirkung ist aber im Einzelnen nicht vorauszusehen. Es ist daher unvermeidlich, dass gelegentlich mehrere verschiedene Medikamente ausprobiert werden müssen, um eine befriedigende Blutdrucksenkung zu erzielen. Hierbei ist aber wichtig, dass sich Arzt und Patient Zeit lassen. Nur in wenigen Fällen ist eine sofortige starke Blutdrucksenkung erforderlich. In der überwiegenden Mehrzahl der Fälle kann man sich mit der Blutdrucksenkung Zeit lassen, das heißt, eine Änderung der Therapie sollte nicht zu schnell erfolgen. Die maximale Wirkung der meisten Blutdruck-Medikamente ist erst nach 3–4 Wochen erreicht. Ein wenig Geduld sollten sie aufbringen. Es ist heute auch üblich, zunächst mit nur geringen Mengen eines Medikaments zu beginnen, um dann allmählich bei unzureichendem Ansprechen des Blutdrucks die Dosis zu steigern; auch das braucht seine Zeit.

Blutdrucksenkende Medikamente

Die Hauptsubstanzen, die in erster Linie zur medikamentösen Blutdrucksenkung empfohlen werden (ACE-Hemmer, AT1-Rezeptorblocker (Sartane), Beta-Blocker, Diuretika, Kalzium-Blocker), sind ähnlich in ihrer blutdrucksenkenden Wirkung; das Spektrum der Nebenwirkungen ist sehr unterschiedlich. Auch deshalb kann es erforderlich sein, verschiedene Medikamente auszuprobieren.

ACE-Hemmer

ACE steht für Angiotensin-Conversions-Enzym. Dieses Enzym ist für die Bildung des Hormons Angiotensin verantwortlich – einer sehr stark blutdrucksteigernden Substanz. Angiotensin könnte man als »Gefäßspanner« bezeichnen. Es verengt die Blutgefäße und führt so zu einer Anspannung des Gefäßsystems mit einem Anstieg des Blutdrucks: Hypertonie bezeichnet letztlich immer eine erhöhte Anspannung im Gefäßsystem. Die ACE-Hemmer verhindern die Bildung von Angiotensin. Damit wird dessen gefäßverengende und blutdrucksteigernde Wirkung unterbunden; auf diese Weise wirken die ACE-Hemmer blutdrucksenkend. Angiotensin verengt aber nicht nur die Gefäße, sondern beeinflusst auch mehrere Organe, wie Herz, Nieren und Nebennieren. Es hat zahlreiche Wirkungen an diesen Organen, die zur Steigerung des Blutdrucks und zur Schädigung der Herz- und Nierenfunktion führen können.

AT1-Rezeptorblocker (Sartane)

Die AT1-Rezeptorblocker oder kurz Sartane sind quasi eine Fortentwicklung der ACE-Hemmer. Sie verhindern, dass das Hormon

Angiotensin II an seinem Rezeptor andockt. Ein Rezeptor (Bindungsstelle an einer Zelle) ist vergleichbar mit dem Schlüsselloch, in das der entsprechende Schlüssel passen muss, um zu funktionieren. Der Schlüssel ist in diesem Bild das Hormon Angiotensin. Wird das Schlüsselloch bzw. der Rezeptor durch ein Medikament blockiert, so spricht man von einem Rezeptorblocker. In diesem Fall wird der Angiotensin-Rezeptor (AT1-Rezeptor) blockiert. Dadurch kann Angiotensin II nicht am Rezeptor andocken, und die gefäßverengende Wirkung des Angiotensin II bleibt aus. Als Folge sinkt der Blutdruck.

Die AT1-Rezeptorblocker blockieren die Bindung von Angiotensin an den Arterien und an der Niere und führen so zur Blutdrucksenkung. Die Verhinderung der Angiotensinwirkung an den verschiedenen Organen durch die Blockade mit den Sartanen wirkt sich daher ähnlich günstig aus wie der Einsatz von ACE-Hemmern.

Beta-Blocker

Beta-Blocker heißen vollständig Beta-Rezeptoren-Blocker, weil sie die sogenannten Beta-Rezeptoren blockieren. Die Bedeutung von Rezeptoren wurde oben bei den AT1-Blockern beschrieben. Beta-Rezeptoren sitzen in vielen Organen wie Herz, Niere, Gefäße, Lunge, selbst in der Blase. Sie binden die »Stresshormone« Adrenalin und Noradrenalin und vermitteln so deren Wirkung an den Organen, wie Erhöhung des Pulsschlags (Herzfrequenz), Anstieg des Blutdrucks und viele andere.

Die Beta-Blocker blockieren die Bindung der Stresshormone Noradrenalin und Adrenalin an den Beta-Rezeptoren der Arterien, am Herzen und an anderen Organen. Sie führen zur Blutdrucksenkung, Herabsetzung der Herzfrequenz (Pulsschlag) und Verminderung der Herzarbeit, insbesondere unter Belastung und Stress.

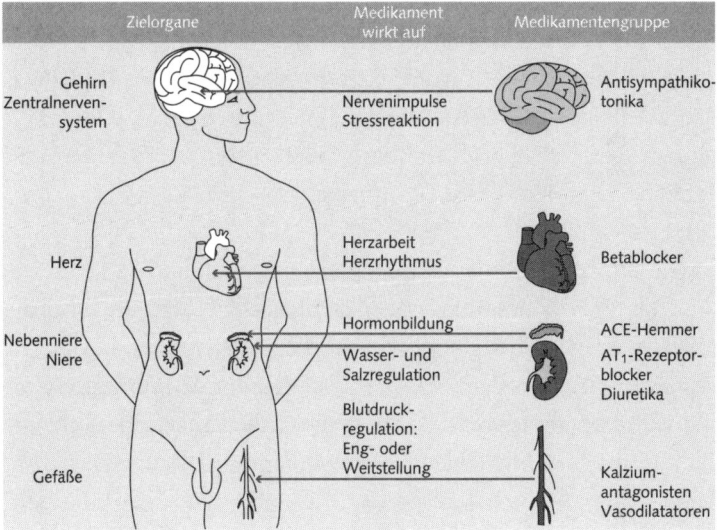

Wie und wo wirken die verschiedenen Blutdrucksenker?

Diuretika

Diurese ist die medizinische Bezeichnung für Harnausscheidung. Diuretika sind Substanzen, die die Harnausscheidung über die Nieren erhöhen. Der Angriffsort der Diuretika ist dementsprechend auch die Niere. Nun ist es aber keineswegs so, dass mit der Einnahme der Diuretika oder »Wassertabletten« ständig mehr Harn ausgeschieden würde. Wäre das der Fall, würden wir irgendwann »ausgelaufen« sein. Tatsächlich pegelt sich der Wasserhaushalt auf einen neuen (niedrigeren) Stand ein, auch wenn der Harndrang nach jeder Tablette erhöht sein kann. Eine verstärkte Wasserausscheidung tritt insbesondere zu Beginn der Therapie mit Diuretika auf, oder wenn nach einer Pause (Tablette vergessen oder bewusst ausgelassen) erneut mit der Einnahme begonnen wird.

Die sogenannten »Wassertabletten« erhöhen die Salz- und Wasserausscheidung über die Nieren. Sie entlasten somit das Gefäßsystem und die Nieren von überschüssigem Salz und Wasser und senken so den Blutdruck.

Kalziumantagonisten
Der Begriff Kalziumantagonisten ist nicht sehr glücklich, da er die Wirkweise nicht korrekt beschreibt. Pharmakologisch korrekt ist der Begriff Kalziumkanalblocker. Die Kalziumantagonisten hemmen die Aufnahme von Kalzium in die Gefäßmuskelzelle. Die Aufnahme des Kalziums erfolgt über sogenannte Kalziumkanäle, die in jeder Zellmembran lokalisiert sind. Unsere Gefäße haben tatsächlich eine eigene Muskulatur, die bei entsprechender Aktivierung dazu führt, dass Gefäße sich verengen bzw. zusammenziehen können. Hierfür ist Kalzium in den Zellen notwendig. Die Hemmung des Einstroms von Kalzium in die Zelle führt zu einer Entspannung und Erweiterung der Gefäße. Ansonsten greifen die Kalziumantagonisten nicht in den Kalziumstoffwechsel ein, insbesondere wird der Kalziumgehalt der Knochen nicht berührt.

Es gibt drei unterschiedliche Gruppen von Kalziumantagonisten, die sich insbesondere bei ihrer Wirkung auf die Herzfrequenz unterscheiden: Verapamil und Diltiazem wirken ähnlich wie die Beta-Blocker senkend sowohl auf den Blutdruck als auch auf die Herzfrequenz. Die anderen Substanzen verändern die Herzfrequenz wenig oder führen zu einem leichten Anstieg (siehe Tabelle).

Diese Medikamente greifen in den Kalziumaustausch an den Gefäßen ein und führen somit zu einer Erweiterung der Gefäße und zur Blutdrucksenkung.

Der Umgang mit den Nebenwirkungen

Als Nebenwirkungen bezeichnet man unerwünschte Begleiterscheinungen der Medikamente. Hiervon zu unterscheiden sind die Wirkungen der Blutdrucksenkung an sich auf den Organismus, unabhängig von einem bestimmten Medikament. Jede medikamentöse Blutdrucksenkung kann anfangs zu unangenehmen Begleiterscheinungen führen (z. B. Schwindel, Abgeschlagenheit), die darauf zurückzuführen sind, dass der Organismus an einen hohen Blutdruck gewöhnt ist und sich erst auf den niedrigeren Druck einstellen muss. Dies geschieht in der Regel sehr schnell, das heißt innerhalb von einigen Tagen bis maximal 2–3 Wochen. Dieser Zeitraum gilt auch für andere unangenehme Nebenwirkungen, zum Beispiel Übelkeit, die bei allen Blutdruck-Medikamenten auftreten kann. Generell ist zu sagen, dass alle subjektiv unangenehmen Medikamenten-Nebenwirkungen meistens harmlos sind und nach einer Anfangsphase verschwinden. Bevor Sie daher selbstständig wegen Nebenwirkungen die Therapie abbrechen, sollten Sie unbedingt Ihren Arzt verständigen und ihm über Ihre Beschwerden berichten. Die potenziell gefährlichen Nebenwirkungen werden vom Arzt regelmäßig durch Blut- und Urinuntersuchungen bzw. ein Elektrokardiogramm überwacht (siehe auch: »Sexualfunktion«, S. 80, und »Niedriger Blutdruck«, S. 81).

Was sagt der »Waschzettel«?

Die Medikamentenbeilage (»Waschzettel«) wird bei neueren Medikamenten bezüglich Vorsichtsmaßnahmen und Nebenwirkungen immer umfangreicher und »abschreckender«. Dies beruht nicht primär auf der Tatsache, dass die neueren Medikamente so viel gefährlicher sind als die bereits seit Langem zugelassenen Substanzen, sondern ist vielmehr dadurch bedingt, dass die Zulassungsbestimmungen und die Auflagen bei neu zuzulassenden Medikamenten immer strenger werden.

Leider stehen bei den Nebenwirkungen keine Prozentangaben, sodass viele Patienten nicht eindeutig unterscheiden können, welche harmlose Nebenwirkung vielleicht öfters vorkommt und welche schwere Nebenwirkung extrem selten ist. Manche Patienten befürchten auch, dass bei ihnen eventuell alle aufgeführten Nebenwirkungen gleichzeitig auftreten könnten. Dies ist selbstverständlich nicht der Fall. Wenn Sie solche Befürchtungen haben, sollten Sie mit Ihrem Arzt darüber reden.

Blutdrucksenkende Medikamente im Überblick

Substanzgruppe	Wirkmechanismus	Nebenwirkungen	Bemerkungen
Hauptsubstanzen			
ACE-Hemmer (alle Substanzen enden mit »-pril«, z. B. Ramipril oder Enalapril)	vermindern die Bildung von Angiotensin (blutdrucksteigerndes Hormon)	Husten, Schwindel, selten Hautausschlag, Geschmacksstörungen	gute Verträglichkeit, sehr gute Wirkung bei Herzinsuffizienz und Diabetes mit Hypertonie

Medikamentöse Behandlung

Substanz-gruppe	Wirk-mechanismus	Neben-wirkungen	Bemerkungen
AT1-Rezeptorblocker (Sartane) (alle Substanzen enden mit »-sartan«, z. B. Telmisartan oder Valsartan)	wirken ähnlich wie ACE-Hemmer	weniger Nebenwirkungen als ACE-Hemmer, insbesondere weniger Husten	eine relativ neue, sehr verträgliche Substanzklasse
Betablocker (alle Substanzen enden mit »-olol«, z. B. Metoprolol oder Nebivolol)	blocken die Katecholaminrezeptoren (Bindungsstellen für die Stresshormone) in verschiedenen Organen (Herz, Niere und Gefäße)	Schwindel, Pulssenkung, Schwäche bei stärkerer Belastung, kalte Hände und Füße, Sexualfunktionsstörungen	sicher, gute Langzeiterfahrung, erfolgreich auch z. B. bei Angina pectoris, Migräne und zur Senkung einer erhöhten Pulsfrequenz
Diuretika (sehr unterschiedliche Substanzen wie Thiazide, Indampamid oder Torasemid)	erhöhte Wasser- und Salzausscheidung	Schwäche, Schwindel, evtl. Kalium-, Magnesiumverluste (Muskelkrämpfe), evtl. ungünstig bei Zucker und Fettstoffwechselstörung, Sexualfunktionsstörungen	sehr sichere Medikamente, Langzeiterfahrung, gute Kombinationsmöglichkeit mit allen anderen Blutdruckmedikamenten, evtl. Kaliumausgleich nötig

Handeln

Substanz-gruppe	Wirk-mechanismus	Neben-wirkungen	Bemerkungen
Kalziumanta-gonisten (die meisten Substanzen enden mit »-dipin«, z. B. Amlodipin oder Lercanidipin)	blockieren die blutdruck-steigernde Wirkung von Kalzium an den Blut-gefäßen	Schwin-del, Wasser-einlagerungen, Gesichtsröte, Wärme, Ver-stopfung	es gibt viele unterschiedlich wirkende Substanzen
Reservesubstanzen			
Renininhi-bitoren (Aliskiren)	blockieren die Wirkung von Renin, einem blut-drucksteigern-den Hormon	Neben-wirkungen ähnlich wie AT1-Blocker	gute Verträg-lichkeit, sehr gute Reserve-substanz
Alphablocker (z. B. Doxazosin)	Blutdrucksen-kung durch Gefäßerweite-rung	Herzklopfen, Schwindel, verstopfte Nase, Sexual-funktions-störungen	sollte nicht allein gegeben werden, wird »kombiniert« bei schwerer Hypertonie
Dihydralazin	Gefäß-erweiterung	Herzklopfen, Kopf-, Magen-schmerzen, Fieber	wird gewöhn-lich nur in Kombinati-on mit ande-ren Blutdruck-mitteln gegeben

Substanz-gruppe	Wirk-mechanismus	Neben-wirkungen	Bemerkungen
Reserpin Clonidin Guanethidin	u. a. dämpfende zentralnervöse (Gehirn) Wirkung, daher werden diese Substanzen heute nur noch sehr selten eingesetzt;	hohe Nebenwirkungsrate; wegen der Wassereinlagerung müssen sie mit Diuretika kombiniert werden	
alpha-Methyldopa	(siehe Reserpin und Clonidin)		gute Erfahrungen bei Schwangerschaftshypertonie

Pflanzliche Alternativen

Neben vielen anderen gesundheitsfördernden Eigenschaften wird dem Knoblauch und der Mistel auch eine blutdrucksenkende Wirkung nachgesagt. Eine Reihe von Untersuchungen haben tatsächlich eine blutdrucksenkende Wirkung von Knoblauch nachgewiesen. Für die Mistel liegen allerdings keine vergleichbaren Untersuchungen vor.

Vom Ginseng sind keine blutdrucksenkenden Wirkungen bekannt. Im Gegenteil, große Mengen Ginseng können neben anderen »Vergiftungserscheinungen« auch zur Blutdrucksteigerung führen. Auch bei pflanzlichen Mitteln ist die richtige Dosis entscheidend!

Zu anderen pflanzlichen Präparaten, die in Tablettenform zur Blutdrucksenkung angeboten werden (zum Beispiel Ascoviscum) liegen keine wissenschaftlichen Untersuchungen vor.

Lebensmittel und Genussmittel mit blutdrucksenkender Wirkung:
- Kakao (schwarze Schokolade)
- Mandeln, Nüsse, Ölsaaten
- Hibiskustee
- Knoblauch
- Rote Bete, rote Rüben
- Soja

Es gibt nur sehr wenige akzeptable Untersuchungen zur Wirksamkeit von Homöopathika bei Hypertonikern. Dabei konnte keine effektive Blutdrucksenkung nachgewiesen werden.

Ähnlich verhält es sich mit der Akupunktur. Hier gibt es widersprüchliche Untersuchungen. Eine ältere Studie aus Deutschland zeigte keine Blutdrucksenkung durch Akupunktur im Vergleich zu einer Kontrollgruppe. Eine neuere Untersuchung belegt eine Blutdrucksenkung, allerdings nur bei regelmäßiger Anwendung zwei- bis dreimal pro Woche.

▶ *Knoblauch, die »dufte Knolle«, kann tatsächlich zur Blutdrucksenkung beitragen, wie in Studien nachgewiesen wurde.*

DIE RICHTIGE ERNÄHRUNG

Neben einer erblich bedingten Veranlagung bei einem geringen Teil der Übergewichtigen sind Fehlernährung und Bewegungsmangel die wichtigsten Ursachen für Übergewicht. Dieses entsteht, wenn mit der Nahrung mehr Energie, das heißt mehr Kalorien, aufgenommen werden, als der Körper verbraucht.

Oft essen wir, ohne eigentlich Hunger zu haben, weil uns gerade etwas in die Hände kommt oder so verlockend ist oder es aus der Küche so verführerisch duftet … Gerade ein bisweilen gar nicht bewusstes Essverhalten fördert Übergewicht und macht es schwer, überflüssige Pfunde loszuwerden. Dieses Vorhaben nicht nur zu beginnen, sondern vor allem auch durchzuhalten, ist jedoch auch eine Frage der Motivation: Machen Sie sich also bewusst, warum Sie abnehmen wollen, und in welchen Alltagssituationen die erbittertsten »Feinde« Ihres Vorhabens lauern.

So sorgen Sie für eine gesunde Ernährung

Neben Stressfaktoren spielt eine ungesunde Ernährung die größte Rolle für die Hypertonieentstehung: zu viel Kochsalz, zu viele Kalorien, zu viel Alkohol, zu viel Fett und »falsches Fett«, vor allem auch in fertigen, industriell hergestellten Lebensmitteln. Es ist daher grundsätzlich besser, frische Lebensmittel zu verwenden und die Speisen selbst zuzubereiten. Viele Hypertoniker sind auf Kantinenessen angewiesen und haben es daher schwer, die Ernährungsempfehlungen einzuhalten. Eine Möglichkeit ist natürlich, entweder immer oder zumindest gelegentlich (zweimal pro Woche) selbst zubereitetes Essen mit zur Arbeit zu nehmen (Vorschläge hierfür finden Sie im Rezeptteil). In vielen größeren Kantinen wird inzwischen auch vegetarische Kost angeboten, die in der Regel frischer und gesünder für den Hypertoniker ist, da sie mehr Vitamine, Mineralstoffe (insbesondere Kalium) und Ballaststoffe enthält. In Kantinen, in denen es keine vegetarische Kost gibt, kann man eventuell anregen, zum Beispiel zweimal pro Woche ein vegetarisches Gericht zuzubereiten.

Grundlagen einer blutdrucksenkenden Ernährung

Wenn man sein Ernährungsverhalten verbessern möchte, ist es hilfreich, sich ein paar wesentliche Zusammenhänge klarzumachen. Dies betrifft vor allem das Verhältnis zwischen Nahrungsaufnahme und -bedarf – also zwischen Kalorienzufuhr und -verbrauch. Wer dauerhaft mehr Kalorien aufnimmt, als er durch körperliche und geistige Aktivität verbraucht, wird mit der Zeit übergewichtig werden und sein Hypertonie-Risiko erhöhen.

Zu beachten ist aber auch die Frage der Lebensmittelquellen, aus denen unser Körper Energie bezieht, und im Weiteren die Nährstoffqualität dessen, was wir essen, sowie die Verarbeitung der aufgenommenen Nahrung durch den Körper.

Die richtige Ernährung

> **wichtig** **Die wichtigsten Ernährungsgrundsätze**
>
> - Senkung der Kochsalzzufuhr durch den Verzehr frischer Lebensmittel anstelle von Konserven, Fast Food und Tiefkühlgerichten, die oft einen hohen Kochsalzgehalt aufweisen
> - Steigerung der Kaliumzufuhr durch den täglichen Verzehr von zwei Stücken bzw. Händen voll Obst sowie einer Portion Salat und Gemüse
> - Bevorzugung pflanzlicher Fette wie Öle, Nüsse und Samen (z. B. Sonnenblumen-, Kürbis- und Pinienkerne) gegenüber tierischen Fetten
> - Einschränkung der Zufuhr gesättigter Fettsäuren aus fettreicher Wurst und fettreichem Käse
> - Erhöhung der Ballaststoffzufuhr, z. B. durch den regelmäßigen Verzehr vollwertiger Brote anstelle von Weiß- und Mischbroten
> - Einsparung von Zucker
> - tägliche Flüssigkeitsaufnahme von 1,5–2 Litern durch kalorienfreie und natriumarme Getränke
> - Einschränkung eines übermäßigen Alkoholkonsums

Nahrungsaufnahme und -verbrauch beeinflussen das Gewicht langfristig und müssen in einem ausgewogenen Verhältnis zueinander stehen. Dies überprüft man am besten dadurch, dass man zunächst einmal über ein bis zwei Wochen sämtliche aufgenommenen Kalorien (Speisen und Getränke) protokolliert und diesem

Protokoll dann die körperliche Aktivität in Beruf und Freizeit und natürlich auch die geistige Beanspruchung, die ebenfalls Energie verbraucht, gegenübergestellt.

Dieses Protokoll sollte mit einem erfahrenen Arzt bzw. mit einer Fachkraft in der Ernährungstherapie besprochen werden, um langfristig einen ausgewogenen Plan zu erarbeiten.

Fett – auf die richtige Menge kommt es an

Wie bereits angesprochen ist es vor allem der Fettanteil in unserer Nahrung, der das Gewicht maßgeblich beeinflusst. Wir Deutschen essen generell zu viel Fett, und es gelingt den Wenigsten, gesunde Fette reichlich und ungesunde in Maßen zu essen. Empfohlen wird täglich 1 g Fett pro kg Soll-Gewicht. Dies entspricht einer täglichen Fettzufuhr von ca. 80 g für Männer und 60 g für Frauen. Wer sein Gewicht reduzieren möchte, sollte die tägliche Fettzufuhr um ein Drittel verringern, das heißt, auf 60 g bei Männern und auf 40 g bei Frauen. Viele weitere Tipps zur fettbewussten Ernährung erhalten Sie ab S. 280.

▶ *Eine Änderung des Essverhaltens hin zu mehr Obst und Gemüse hilft bereits, die Zufuhr von blutdrucksenkendem Kalium zu erhöhen.*

Kohlenhydrate beeinflussen die Gewichtsentwicklung

Kartoffeln, Nudeln, Reis, Brot, Müsli, Süßigkeiten und Obst – alle diese Lebensmittel haben eine Gemeinsamkeit: Sie sind reich an Kohlenhydraten. Bei der Nährstoffgruppe der Kohlenhydrate unterscheiden wir: Da sind zunächst die Einfachzucker (Monosaccharide) wie Traubenzucker und Fruchtzucker. Verbindet sich ein Baustein Traubenzucker mit einem Baustein Fruchtzucker, so entsteht ein Zweifachzucker, der Haushaltszucker (Disaccharid). Einfach- und Zweifachzucker werden sehr schnell vom Darm ins Blut aufgenommen, sie schießen gewissermaßen ins Blut und führen so zu einem raschen Blutzuckeranstieg. Durch den raschen Abbau des Blutzuckerspiegels ist man dann schnell wieder hungrig. Einfach- und Zweifachzucker erkennt man am süßen Geschmack.

Viele aneinandergereihte Traubenzuckerbausteine bilden die Stärke, die in Kartoffeln, Reis, Mehl und daraus hergestellten Lebensmitteln wie Brot und Nudeln enthalten ist. Bevor die Stärke ins Blut gelangt, müssen die Traubenzuckerketten erst zerlegt werden. Dieser Verdauungsprozess führt zu einem langsameren Blutzuckeranstieg. Vollwertige, das heißt ballaststoffreiche Brote führen zu einem langsameren Anstieg als Weißbrot.

Die Ausschüttung von Insulin wird durch den Blutzuckeranstieg angeregt. Stark gezuckerte und süß schmeckende Lebensmittel beziehungsweise Getränke wie Cola oder Limo steigern die Insulinausschüttung und begünstigen die Entstehung und das Fortschreiten von Übergewicht. Sie sättigen nur kurzzeitig und fördern das Auftreten von Heißhungerattacken. Viele weitere Tipps hierzu finden Sie ab S. 274.

Der Körper kann nicht nur Fett, sondern auch Kohlenhydrate speichern. Bei einem Überschuss werden sie in Form von Glykogen in der Leber und der Muskulatur als Energiereserve abgelagert. Diese reichen, wenn sie vom Körper abgerufen werden, für etwa zwei Tage. Sind diese Speicher voll, so speichert der Körper die Kohlenhydrate auch in Form von Fett.

Essen wir hingegen dieselbe Kohlenhydratmenge in Form von komplexen Kohlenhydraten, etwa als Kartoffeln oder vollwertige Getreideprodukte, steigt der Blutzuckerspiegel wesentlich langsamer an, bleibt auf einem hohen Niveau und sinkt nur allmählich wieder ab. Der Grund: Es wird weniger Insulin ausgeschüttet.

Manche Fette schaden dem Blutdruck

Fette können sich in vielfältiger Weise auf den Blutdruck sowie die Entstehung von Herz- und Kreislauferkrankungen auswirken. Deshalb sollten sie nicht pauschal als Killer und Krankmacher gesehen werden. Viele Informationen zu Fetten erhalten Sie ab S. 280.

Die gesättigten Fettsäuren, die den Cholesterinspiegel ansteigen lassen, sind besonders reichlich in tierischen Lebensmitteln wie fettreichem Fleisch und Wurstwaren, fettreichem Käse, Sahne und Fertiggerichten sowie Fast Food enthalten. Sie sollten nicht in großen Mengen verzehrt werden. Fettreiche Lebensmittel sind häufig auch reich an Cholesterin; die Cholesterinzufuhr sollte auf 300 mg pro Tag eingeschränkt werden.

Pflanzliche Fette und Fischölfette sind gesund

Besonders günstige Eigenschaften haben Pflanzenöle und verschiedene Fische (Lachs, Makrele, Hering). Sie enthalten sehr hohe Konzentrationen an mehrfach ungesättigten Fettsäuren, die eine Schutzwirkung auf die Blutgefäße haben und den Blutdruck senken können.

Ungesättigte Fettsäuren sind günstig für den Fettstoffwechsel und sind neben Ölen überwiegend in pflanzlichen Lebensmitteln wie Nüssen und Samen (z. B. Sonnenblumen-, Kürbiskernen, Sesam) und

Avocados enthalten. Diese sollten deshalb, unter Berücksichtigung ihres Energiegehaltes, regelmäßig verzehrt werden.

Pflanzliche Fette enthalten kein Cholesterin; die in ihnen enthaltene Linolsäure kann erhöhtes Cholesterin senken. So können zwei Risikofaktoren für das Herz-Kreislauf-System gleichzeitig günstig beeinflusst werden.

Gehärtete Pflanzenfette wie Kokos- oder Palmfett (Brat- und Frittierfett) bilden eine Ausnahme unter den sonst doch so gesunden pflanzlichen Fetten. Patienten mit Hypertonie und/oder erhöhten Blutfettwerten sollten diese beiden Fetttypen meiden, da sie Fettsäuren enthalten, die einen ungünstigen Einfluss auf den Stoffwechsel haben.

Fisch hat neben einem hohen Gehalt an ungesättigten Fettsäuren wichtige andere gesundheitsfördernde Eigenschaften, z. B. einen hohen Anteil an Jod und Vitamin D. Es wird für Hypertoniker empfohlen, pro Woche zwei Fleischmahlzeiten durch Fischmahlzeiten zu ersetzen. Eine Fisch-»Diät«, z. B. mit Makrelen, kann bei leichter Hypertonie den Blutdruck sehr effektiv senken.

Obst und Gemüse

Wird die fettmodifizierte Ernährung noch kombiniert mit reichlich Obst und Gemüse, so ist der blutdrucksenkende Effekt noch stärker. Eine große amerikanische Studie hat gezeigt, dass insbesondere zu Beginn der Hochdruckkrankheit, wenn der Blutdruck nur leicht erhöht ist, eine Ernährungsumstellung im oben genannten Sinne den Blutdruck normalisieren und die Entwicklung zur schweren Hypertonie stoppen kann. Wie Sie den Obst- und Gemüseverzehr optimieren können, erfahren Sie ab S. 242.

Vorsicht mit radikalen Abnehm-Diäten!

Sogenannte Crash-Diäten (»Schlank in 2 Wochen«) sind unbedingt zu vermeiden, da sie – je häufiger sie durchgeführt werden – zum sogenannten Jo-Jo-Effekt führen. Damit ist gemeint, dass die Gewichtszunahme nach Beendigung einer Diät immer ausgeprägter wird. Somit kommt es langfristig eher zu einer dauerhaften Gewichtszunahme mit den entsprechenden Enttäuschungen und psychologischen Folgeerscheinungen. Ganz wichtig ist es, sich realistische Ziele zu setzen, das heißt, eine Gewichtsreduktion anzustreben, die tatsächlich in einem vernünftigen Zeitraum erreicht werden kann, wie zum Beispiel fünf bis sieben Kilogramm in sechs Monaten. Voraussetzung ist wiederum die persönliche Motivation, etwas für seine Gesundheit zu tun und die Lebensqualität zu erhöhen. Ähnlich wie beim Aufgeben des Rauchens ist es auch bei der Gewichtsreduktion wichtig, Freunde und Familienangehörige von dem eigenen Vorhaben zu unterrichten und um Unterstützung und Solidarität zu bitten. Neben der Einschränkung der Fettzufuhr sollte man außerdem auf Alkohol verzichten, da Alkohol, ähnlich wie Fett, viele Kalorien enthält. Wie Sie ohne Crash-Diäten Ihr Wohlfühlgewicht erreichen können, erfahren Sie ab S. 259.

»Abnehmen ist nicht schwer, ich habe es schon oft ausprobiert …« Diese Aussage einer frustrierten Patientin mit viel »Diäterfahrung« zeigt das Dilemma klar auf: Abnehmen ist tatsächlich relativ einfach. Viel schwieriger ist es, das erreichte Gewicht dauerhaft zu halten. Das funktioniert mit Sicherheit nicht durch lebenslanges Kalorienzählen und »Entbehrungen«.

DASH-Diät

Die in den USA initiierte DASH-Diät beinhaltet eine Ernährungsform, die nachweislich den systolischen und diastolischen Blutdruck senken kann. DASH steht für »Dietary Approach to Stop Hypertension« oder auf Deutsch: »Diät-Anleitung zur Senkung der Hypertonie«. Die Blutdrucksenkung erfolgt ohne spezielle Nahrungs- oder Nahrungsergänzungsmittel und ohne Einschränkung der Kalorienzufuhr (siehe S. 230).

Die Komponenten der DASH-Diät:
- Viel Obst, Gemüse- und Getreideprodukte
- Fettarme Milchprodukte
- Weniger Fleisch, mehr Fisch
- Mehr pflanzliche Öle, weniger tierische Fette
- Nüsse, Ölsaaten und Hülsenfrüchte

Wird zusätzlich zur Einhaltung dieser Komponenten auch noch Kochsalz reduziert, ist die blutdrucksenkende Wirkung der DASH-Diät mit durchschnittlich 11/6 mmHg sehr beachtlich. Sie entspricht in etwa der durchschnittlichen Wirkung einer Gewichtsabnahme von 4–5 kg bei einem übergewichtigen Hypertoniker.

Kochsalz

Die Empfehlungen für eine kochsalzarme Ernährung haben wenig Aussicht auf Erfolg, solange man nur auf das »sichtbare« Kochsalz verzichtet, die wichtigste Kochsalzquelle, nämlich die indus-

Wie kann ich mein Essverhalten selbst überprüfen?

Stellen Sie sich folgende Fragen, und versuchen Sie, nach und nach die Tipps zum Korrigieren Ihres Essverhaltens in die Tat umzusetzen – Sie werden immer wieder merken, wie groß die Palette der Entschuldigungen für ein falsches Essverhalten ist, und wie wichtig es ist, bei der Verhaltensänderung planvoll und konzentriert vorzugehen.

Welches sind meine Beweggründe für eine Gewichtsabnahme?
- Warum will ich abnehmen?
- Welche Vorteile hat »Schlanksein« für mich?
- Welche Nachteile hat »Dicksein« für mich?
- Woran merke ich, dass ich zu dick bin?
- Registrieren Sie Ihre Verführungs-Situationen!

Wie häufig habe ich in der letzten Woche unnötige Mahlzeiten gegessen, weil
- mir das Wochenende zu lang geworden ist
- ich erregt war
- ich Langeweile hatte
- ich andere essen gesehen habe
- mir etwas angeboten wurde
- ich zur Betriebsfeier eingeladen war

- ich anderen nicht zeigen wollte, dass ich gerade abnehme
- es so gut gerochen hat
- ich mal abschmecken/probieren wollte
- ich den kleinen Rest nicht wegwerfen wollte
- ich eine Mahlzeit ausgelassen habe und furchtbaren Hunger bekam
- ich für andere ein Essen zubereitet habe und auch mitessen wollte
- mein(e) Mann/Frau von der Arbeit kam und auch gegessen hat
- ich für andere, zum Beispiel Kinder, Süßigkeiten gekauft und auch probiert habe
- ich schon lange keine Torte mehr gegessen habe
- ich schon lange nicht mehr im Restaurant war
- ich Hunger hatte
- ich sowieso schon zu viel gegessen hatte
- ich zu viel zu tun hatte.

Korrigieren Sie Ihr Essverhalten!

Suchen Sie sich aus den folgenden Regeln diejenigen aus, die ganz speziell für Sie geeignet sind. Sie müssen nicht alle sofort befolgen.

- Ich verteile meine tägliche Nahrungsmenge auf 4 bis 6 Mahlzeiten oder so, dass ich alle 3 bis 4 Stunden etwas essen kann.
- Ich schränke meine Kalorienzufuhr ein.
- Ich esse nur am Esstisch, nicht am Schreibtisch oder auf dem Sofa vor dem Fernseher.
- Ich entspanne mich vor dem Essen. Ich esse nie unter Zeitdruck.
- Ich überlege mir vor jeder Mahlzeit genau, was und wie viel ich essen will. Am besten ist es, erst wenig aufzufüllen und dann noch etwas nachzunehmen, wenn nach 20 Minuten noch Hunger besteht.

> Wie kann ich mein Essverhalten selbst überprüfen?
>
> - Ich richte alle Speisen appetitlich auf kleinen Tellern an, sodass es »nach mehr« aussieht.
> - Ich unterlasse beim Essen alle Nebentätigkeiten wie Fernsehen, Radiohören und Zeitunglesen.
> - Ich verbanne das Salzfass vom Tisch.
> - Ich kaue 15-mal. Ich nehme den nächsten Bissen erst dann auf mein Besteck, wenn ich den vorigen heruntergeschluckt habe.
> - Ich räume nach dem Essen Reste und Geschirr sofort weg.
> - Ich löse alle Nahrungs- und Genussmitteldepots in meiner Wohnung auf. Ich bewahre alle Lebensmittel nur noch an einem Ort auf!
> - Ich kaufe nur Nahrungsmittel, die ich zum Essen zubereiten muss.
> - Ich kaufe nie hungrig ein und nur das, was auf der Einkaufsliste steht.
> - Ich lasse in Kantinen/Restaurants einen »Anstandsrest« auf dem Teller.
> - Ich esse bei Einladungen besonders langsam, nehme besonders kleine Bissen, ich mache häufig Pause, kaue besonders langsam.
> - Ich bitte meine Familienangehörigen und Freunde um Unterstützung.

triell verarbeiteten und vorgefertigten Lebensmittel, jedoch außer Acht lässt.

Im Haushalt werden für die Zubereitung von Speisen sowie für das Zusalzen am Tisch nur etwa 1–2 g Kochsalz verbraucht. 80 Prozent des täglich aufgenommenen Kochsalzes befinden sich hingegen »versteckt« in bereits vorgefertigten Lebensmitteln. Mit Abstand an erster Stelle stehen die »Grundnahrungsmittel«: Brot und Backwaren sowie Käse, Fleisch und Wurstwaren, Konserven und

Tiefkühlkost. Nur der geringste Teil der konsumierten Kochsalzmenge kommt aus dem eigenen Salzstreuer.

▶ *Auch in Brot und Backwaren versteckt sich viel Kochsalz.*

Bei der industriellen Herstellung von Lebensmitteln wird Kochsalz nicht nur aus geschmacklichen Gründen zugesetzt. Kochsalz findet auch vielfach Verwendung als Konservierungsmittel, etwa bei Dosengemüse, Fleisch-, Wurst- und Fisch-Dauerware, sowie als technologischer Hilfsstoff, zum Beispiel zur Teiglockerung bei Brot und Backwaren oder zur Wasserbindung bei der Wurstherstellung. Darüber hinaus werden zahlreiche Natriumsalze als Hilfsmittel und Zusatzstoffe eingesetzt, die nicht salzig schmecken. Zum Beispiel: Natriumnitrit und -nitrat zum Pökeln von Fleisch-, Fisch- und Wurstwaren; Natriumphosphate als Schmelzsalz bei der Herstellung von Schmelzkäse; Natriumalginat als Dickungsmittel für Speiseeis, Fertigpuddings, Suppen und Soßen; Natriumglutamat als Geschmacksverstärker.

Kochsalz und Natrium in Lebensmitteln

Alle naturbelassenen Lebensmittel, die die Industrie weiterverarbeitet, gibt es im Handel auch im unverarbeiteten Zustand. Diese sind kochsalzfrei und bis auf einige Ausnahmen wie Innereien, Hummer, Krebse oder Muscheln auch natriumarm.

Eine schonende Zubereitung naturbelassener Lebensmittel hat auch den Vorteil, dass alle wichtigen Nähr- und Wirkstoffe weitgehend erhalten bleiben. Die Kost ist vollwertig, weil sie mehr Vitamine, Mineralstoffe, Spurenelemente und Ballaststoffe enthält.

Mineralwässer haben einen sehr unterschiedlichen Kochsalzgehalt. Auch hier sollte die Menge an Natrium beachtet werden. Verwenden Sie am besten natriumarme Mineralwässer mit weniger als 100 mg Natrium pro Liter.

▶ *Achten Sie bei Gemüsesäften auf die Kennzeichnung »ohne Salzzusatz«.*

Gemüsesäfte: Besonders interessant für Hochdruckkranke ist, dass es nach der Änderung der lebensmittelrechtlichen Vorschriften die vertraute Bezeichnung »natriumarm« bzw. »kochsalzarm« für Gemüsesäfte nicht mehr gibt. Die Höchstwerte für natriumarme Getränke wurden von 120 mg auf 2 mg Natrium pro 100 ml herabgesetzt! Begründet wird dies mit allgemein höheren Verzehrmengen flüssiger Lebensmittel. Da Gemüsesäfte von Natur aus zwar zum größten Teil einen geringen, aber dennoch über 2 mg pro 100 ml liegenden Natriumgehalt aufweisen, ist es nicht möglich, diese gesetzliche Anforderung zu erfüllen. Als Orientierungshilfe bleibt zukünftig die Kennzeichnung »ohne Salzzusatz«. Von dieser Änderung der Kennzeichnung flüssiger Lebensmittel wurden Mineralwässer ausgenommen. Sie dürfen nach wie vor als »natriumarm« deklariert werden, wenn der Natriumgehalt von 20 mg je Liter nicht überschritten wird.

Frische, getrocknete oder tiefgefrorene Küchenkräuter bringen Abwechslung im Geschmack. Bei reichlicher Verwendung erhöhen sie zusätzlich den Vitamin- und Mineralstoffgehalt der Kost. Im Gegensatz zu Gewürzsalz und Gewürzmischungen (Sellerie-, Knoblauch-, Zwiebelsalz, Fleisch-, Fisch-, Geflügelgewürze) sind einzelne

Gewürze salzfrei: Sellerie-, Pilz-, Senf-, Knoblauch-, Zwiebelpulver, Koriander, Kreuzkümmel, Kümmel, Lorbeer, Muskat, Nelken, Paprika, Pfeffer, Piment, Safran, Senfkörner, Wacholder, Zimt usw.

Kalium statt Natrium

Eine Kost, die salzarm (natriumarm) und gleichzeitig kaliumreich ist, senkt den hohen Blutdruck effektiver als eine natriumarme Kost allein! Kalium ist ein lebenswichtiger Mineralstoff. Der Bedarf des menschlichen Organismus an Kalium liegt bei etwa 2000–3000 mg pro Tag und entspricht damit ungefähr dem Natriumbedarf. Während jedoch die Natriumzufuhr durchweg zu hoch ist, ist die Kaliumzufuhr mit der täglichen Nahrung bei vielen eher zu niedrig. Das liegt unter anderem daran, dass beim Verarbeiten von Lebensmitteln Kaliumverluste auftreten, während Natrium über das Kochsalz reichlich zugefügt wird. Dadurch wird das Natrium-Kalium-Verhältnis ungünstig verändert.

Eine hohe Kaliumzufuhr ist aber wünschenswert, weil Kalium eine schützende Wirkung gegen den blutdrucksteigernden Effekt von Natrium hat. Das kann bereits bei der Vorbeugung gegen hohen Blutdruck eine Rolle spielen. Beim Bluthochdruck fördert eine höhere Kaliumzufuhr unter anderem eine verstärkte Ausscheidung von Natrium und Wasser aus dem Körper, wodurch eine Blutdrucksenkung erreicht wird.

Von einer höheren Kaliumzufuhr profitieren insbesondere Patienten, die Diuretika (»Wassertabletten«) zur Blutdrucksenkung einnehmen.

Lediglich Patienten mit einer fortgeschrittenen Nierenfunktionsstörung sollten ihre Kaliumzufuhr beschränken. Wenn bei Ihnen eine Störung der Nierenfunktion festgestellt wurde, sollten Sie Ihren Arzt fragen, ob für Sie eine Einschränkung der Kaliumaufnahme angezeigt ist. Bei normaler Nierenfunktion werden immerhin bis zu 15 g Kalium ohne Probleme ausgeschieden.

▶ *Pflanzliche Lebensmittel, z. B. Vollkornprodukte, Hülsenfrüchte, Kartoffeln, Pilze, Spinat und Brokkoli, enthalten viel Kalium.*

Untersuchungen belegen, dass eine salzarme und kaliumreiche Ernährung gefährdete Kinder aus Hypertonikerfamilien vor der Hypertonie im Erwachsenenalter schützen kann.

Mineralstoffe und Spurenelemente

Es gibt Untersuchungen, die Hinweise dafür liefern, dass auch die Mineralstoffe Kalzium und Magnesium einen blutdrucksenkenden Effekt haben. Die Daten sind aber noch nicht so umfangreich und gesichert wie etwa die für das Kochsalz.

Kalzium und Magnesium
Kalzium ist überaus wichtig für den Knochenstoffwechsel und kann einem verstärkten Knochenabbau (Osteoporose) entgegenwirken. Hauptnahrungsquelle für die Aufnahme von Kalzium sind Milch und Milchprodukte. Wegen der gleichzeitigen Bedeutung des Fettanteils der Nahrung und des Körpergewichts für den Blutdruck sollten magere Milchprodukte und natriumarme Käsesorten bevorzugt werden.

Ein häufiges Zeichen für einen Magnesiummangel sind Wadenkrämpfe. Oft tritt dieser Mangel als Folge einer blutdrucksenkenden Therapie mit Diuretika auf – ähnlich dem Kaliummangel (siehe oben). Gerade diese Patienten profitieren von einer magnesiumreichen Kost (grünes Gemüse, Blattgemüse). Gelegentlich sind sogar Magnesiumpräparate angezeigt.

▶ *Die blutdrucksenkende Therapie mit harntreibenden Mitteln führt oft zu einem Magnesiummangel, dagegen hilft eine Ernährung mit viel grünem Blattgemüse.*

Selen und andere Spurenelemente

Spurenelemente wie Selen, Eisen, Blei, Jod, Kadmium, Kupfer, Thallium, Zink und andere kommen in sehr geringen Mengen im menschlichen Organismus vor. Sie haben spezielle Aufgaben bei vielen Stoffwechselprozessen. Während ein Zuviel an Kadmium, Blei und Thallium blutdrucksteigernd wirkt (siehe S. 59), können eine erhöhte Selenzufuhr und eventuell auch eine erhöhte Zinkzufuhr den Blutdruck senken. Größere Untersuchungen zur Wirkung von Spurenelementen auf den Blutdruck liegen allerdings bisher noch nicht vor. Spurenelemente kommen reichlich in Mineralwässern vor. Selen ist vor allem in Getreide, Zink in Rindfleisch, Seefisch und Milch enthalten. Kadmium, Blei und Thallium sind jedoch auf jeden Fall unerwünscht. Leider stellen sie in zunehmendem Maße als Umweltbelastung ein Problem dar.

STRESSBEWÄLTIGUNG

»Stress ist das Salz in der Lebenssuppe.« Diese Behauptung ist richtig. Wie bei allem im Leben spielt aber auch hier die Dosis eine Rolle, und genauso wie beim Kochsalz kann auch beim Stress zu viel schädlich sein. Stress völlig auszuschalten ist sicher nicht machbar, aber es gibt viele Möglichkeiten, die ungesunden Auswirkungen von Stress zu minimieren.

Wie können wir besser mit Stress umgehen?

Die wirkungsvollste und anspruchsvollste Art, Stress abzubauen, ist tatsächlich die Veränderung der eigenen Stressreaktionen im Sinne einer gesunden Stressverarbeitung.

»Äußere« Stressfaktoren wie zum Beispiel Straßenlärm und auch Berufsstress lassen sich nicht immer vermeiden oder vollständig umgehen. Probleme in der Familie oder in der Ehe jedoch können durch Aussprache häufig schon vernünftig gelöst werden. Wichtig ist zunächst, die persönlichen, beruflichen, familiären und anderen Stressfaktoren zu erkennen und dann nach Lösungsstrategien zu suchen.

Menschen mit viel Stress in Beruf und Familie müssen für ausreichend Schlaf, Freizeit, Erholung und Urlaub sorgen. Darüber hinaus können bestimmte Entspannungstechniken, vom autogenen

Training über die progressive Muskelrelaxation nach Jacobson und Meditation bis hin zu Yoga, erlernt werden. Eine sehr gute Methode, Stress abzubauen, ist aber auch körperliche Aktivität im Sinne von Bewegung und Sport, Spiel, Tanz.

▶ *Wer viel Anspannung hat, braucht auch viel Entspannung.*

Der wichtigste Ansatz: die bewusste Stressverarbeitung
Wie wir in einer bestimmten Stresssituation oder auf berufliche und familiäre Stressfaktoren reagieren, hängt einzig und allein von uns selbst ab. Stress ist immer individuell!

> **wichtig**
>
> Verwandeln Sie eine ungesunde Stressreaktion in eine gesunde: Ändern Sie die Bewertung von Stresssituationen weg vom Negativen hin zum Positiven.

Wenn wir unser individuelles Verhaltensmuster, Stress zu verarbeiten, erkannt haben, eröffnet uns dies die Möglichkeit, eine ungesunde Stressreaktion in eine gesunde zu verwandeln: Ob unser Blutdruck in einer bestimmten Stresssituation ansteigt oder unverändert bleibt, hängt von uns selbst, nämlich von unserer Bewertung der Stresssituation ab. Unsere innere Einstellung und unser Bewertungsmuster bestimmen in jeder Situation, ob Stress uns belastet oder nicht, und ob unser Organismus natürlich und gesund oder schädlich und krankhaft reagiert. Entscheidend ist, dass wir unsere innere Bewertung erkennen und analysieren. Dies eröffnet uns die Möglichkeit, unser Bewertungsmuster umzuprogrammieren und Stress besser zu verarbeiten.

Viele Menschen sind ständig damit beschäftigt zu überlegen, was passiert, wenn das und das nicht erledigt wird, mit den und den unangenehmen Folgen und Konsequenzen, obwohl die Realität zeigt, dass die meisten Dinge doch positiv ausgehen und das Leben keine Abfolge von katastrophalen Kettenreaktionen darstellt.

Wir haben es selbst in der Hand, uns durch eine positive Bewertung, eine gelassenere Einstellung und ein bewusstes Umprogrammieren unseres negativen Bewertungssystems vor ungesunden Stressreaktionen zu schützen. Viele Menschen können dies aufgrund ihrer gelassenen Lebenseinstellung. Menschen entwickeln im Laufe ihres Lebens aufgrund positiver Erfahrungen allmählich eine gesündere Einstellung und legen später das an den Tag, was man gemeinhin Altersweisheit nennt.

Der effektivste Stressabbau beginnt im Kopf

Machen Sie sich Ihre Gedanken, Einstellungen und Bewertungen bewusst. Man kann sich sehr wohl auch gesunde Stressreaktionen antrainieren. Voraussetzung ist, dass man die ständig ablaufenden ungesunden Bewertungsmuster ins Bewusstsein hebt. Man muss sich ganz bewusst den inneren Filmablauf, die Gedankengänge, Einstellungen und Bewertungen in jeder Situation, in jeder Minute, ja in jeder Sekunde anschauen und dann entscheiden, ob diese Bewertung negativ, das heißt ungesund, oder positiv, also gesund ist.

Dieses Verhalten kann man relativ rasch lernen. Es erfordert eine gewisse Einsicht, Disziplin, Aufmerksamkeit und Training.

> **wichtig** **Fragen und Empfehlungen**
>
> **Beantworten Sie folgende Fragen:**
> - Welche Situation hat zu diesen Stressreaktionen bei mir geführt?
> - Wie waren meine Gedanken, mein inneres Selbstgespräch?
> - Wie war meine Bewertung?
> - Wie könnte ich gesünder reagieren?
> - Wie könnte ich anders bewerten?
>
> **Das sollten Sie tun:**
> - Versuchen Sie, stressauslösende Gedanken und Selbstgespräche frühzeitig zu erkennen, zu bewerten und zu unterbrechen.
> - Fassen Sie einen Entschluss, treffen Sie eine Entscheidung.
> - Setzen Sie sich mit der wahrgenommenen Situation auseinander.
> - Finden Sie eine Lösung.
> - Rufen Sie bewusst angenehme Gedanken und Gefühle hervor.
> - Suchen Sie gezielt Gelassenheit und Entspannung.
> - Erleben Sie, dass Sie auch freudig gespannt statt ängstlich angespannt sein können.

In jeder Sekunde unseres Lebens haben wir die freie Wahl, uns bei der Einschätzung einer Situation und der eigenen Position, die wir darin einnehmen, für die Bewertung glücklich oder unglücklich, stark oder schwach, optimistisch oder pessimistisch, also gesund oder krank zu entscheiden. Denn krank machen nicht die Stressfaktoren an sich, sondern eine unzureichende »Verarbeitung« der Stressoren, dass heißt ein ungesundes Bewertungsmuster und Stressverhalten.

Wenn wir unseren Verstand wirklich benutzen, die Zusammenhänge verstehen und unser Bewertungsmuster besser programmieren, können wir ungesunde Stressreaktionen vermeiden und uns damit vor hohem Blutdruck schützen.

Unbewusstes ins Bewusstsein heben

Es sind nicht die Situationen oder äußeren Anlässe selbst, die zu Stress führen, sondern erst unsere Interpretationen und Beurteilungen derselben ziehen Verhaltensweisen, Gefühle, Stressreaktionen und Blutdruckanstieg nach sich.

Halten Sie sich also die Situation und Ihre Reaktion darauf vor Augen! Achten Sie auf Ihr inneres Selbstgespräch, zum Beispiel: »schon wieder dieser Ärger«; »das schaffe ich nie«; »was soll ich jetzt bloß tun?«; »das wird schiefgehen« usw.

Tatsächlich sind viele Menschen so negativ programmiert. Diese Gedanken laufen unbewusst, das heißt automatisch ab. Sie müssen aber ins Bewusstsein geholt und angeschaut werden. Denn wenn Sie sich die Gedanken bewusst machen, können Sie sie kontrollieren und eine gesunde Aktion folgen lassen. Dies ist Voraussetzung für eine positive Auseinandersetzung mit der Situation, für eine gezielte Entspannung, und vermeidet einen starken Blutdruckanstieg.

Entspannung kann man lernen

Ziel der verschiedenen Entspannungstechniken ist es, insgesamt entspannter und ruhiger zu werden, um auch in akuten Stresssituationen gelassen und eben nicht gestresst zu reagieren.

Für Entspannung muss man sich Zeit nehmen. Man muss es sich bequem machen und sich gegen äußere Einflüsse abschirmen.

Die Auswahl der Entspannungstechnik richtet sich einerseits nach dem örtlichen Angebot an entsprechenden Kursen und Therapeuten, andererseits nach den persönlichen Vorstellungen und Erwartungen. Hier soll deshalb nur kurz jeweils auf das Prinzip der verschiedenen Entspannungsverfahren hingewiesen werden.

Autogenes Training

Autogenes Training kann am besten mit »selbst gestaltete, wiederholte Entspannungsübung« übersetzt werden. Damit kommt zum Ausdruck, dass die Entspannung durch Selbstanweisung erfolgt und regelmäßig wiederholt werden sollte.

Die Technik ist am einfachsten unter Anleitung in einem entsprechenden Kurs zu erlernen und kann dann selbstständig weiterbetrieben werden. Das autogene Training wird zur unterstützenden Behandlung der verschiedenen Erkrankungen eingesetzt. Es kann je nach Bedarf auf einzelne Organsysteme abgestimmt werden.

Progressive Muskelrelaxation (nach Jacobson)

Der Sinn der progressiven Muskelrelaxation (»fortschreitende Muskelentspannung«) ist das Erleben von Anspannung und Entspannung, des Wechsels von Druck und Druckentlastung.

Entspannen Sie sich mit progressiver Muskelrelaxation

Lesen Sie die Übungen mehrmals durch, probieren Sie sie aus und »verinnerlichen« Sie sie. Nehmen Sie dann eine bequeme Sitzhaltung ein, und schließen Sie die Augen. Spannen und entspannen Sie nun in nachstehender Reihenfolge Ihre Muskeln. Sie können sich auch von Ihrem Partner instruieren lassen.

Unterarme
Anspannung: Ballen Sie eine Faust (etwa 5–8 Sekunden), und achten Sie auf das Spannungsgefühl in den Muskeln des Unterarms und der Hand.

Entspannung: Lassen Sie vollständig los (etwa 30 Sekunden). Beobachten Sie die Empfindungen im entspannten Unterarm und in der Hand (vielleicht Kribbeln, Wärmegefühl, Schweregefühl, angenehme Lockerung). Wiederholen Sie die Übung mit beiden Fäusten.

Oberarme: Bizeps
Anspannung: Spannen Sie die Bizepsmuskeln an, indem Sie die Arme beugen. Dabei sollten die Unterarmmuskeln möglichst entspannt bleiben.

Entspannung: Lassen Sie wieder ganz locker und die Arme bequem ruhen. Achten Sie auf die im Vergleich zur Anspannung unterschiedlichen Empfindungen – auf die Lockerung und Lösung – in den Oberarmmuskeln.

Oberarme: Trizeps

Anspannung: Spannen Sie nun die Trizepsmuskeln an, indem Sie die Arme strecken. Falls Sie im Liegen üben, lassen Sie dazu die Unterarme flach auf dem Boden liegen, und drücken Sie sie nach unten gegen die Unterlage. Die Handinnenflächen zeigen dabei nach oben.

Entspannung: Lösen Sie die Anspannung, und lassen Sie die Schultern fallen. Achten Sie auf die Entspannungsgefühle in den Schultern.

Schultern

Anspannung: Ziehen Sie die Schultern hoch, und spannen Sie die Schultermuskeln an.

Entspannung: Lösen Sie die Anspannung, und lassen Sie die Schultern fallen. Achten Sie auf die Entspannungsgefühle in den Schultern.

Nacken

Drücken Sie den Kopf nach hinten, und spannen Sie die Nackenmuskeln an. Dann wieder ganz locker lassen.

Gesicht

Zähne aufeinanderbeißen, Augen zusammenkneifen, Gesichtsmuskeln anspannen, indem Sie eine Grimasse ziehen. Dann die Gesichtsmuskeln wieder locker lassen.

Rückenmuskeln

Spannen Sie die Rückenmuskeln an, indem Sie die Schulterblätter nach hinten ziehen. Dann lösen Sie die Spannung vollständig.

Bauchmuskeln

Bauchmuskeln anspannen, indem Sie die Bauchdecke »hart« machen oder den Bauch einziehen oder herausdrücken. Bauchmuskulatur wieder locker lassen.

Oberschenkel- und Gesäßmuskeln

Kneifen Sie die Gesäßbacken zusammen, spannen Sie die Oberschenkel an. Dann lösen Sie die Spannung wieder.

Unterschenkel: Wadenmuskeln

Drücken Sie Füße und Zehen nach unten (vom Gesicht weg), sodass Spannung in den Wadenmuskeln spürbar ist. Dann lassen Sie die Wadenmuskeln wieder ganz locker und die Beine bequem ruhen.

Unterschenkel: Schienbeinmuskeln

Ziehen Sie Zehen und Füße in Richtung Gesicht, sodass Sie Spannung an Ihren Schienbeinen verspüren. Dann loslassen und Beine wieder bequem ruhen lassen.

Zurücknahme

Falls Sie anschließend nicht schlafen wollen, beenden Sie die Übung, indem Sie die Arme mehrmals fest beugen und strecken. Wenn Sie mögen, können Sie sich auch recken und strecken. Dann atmen Sie tief durch und schlagen die Augen wieder auf.

Die Technik besteht darin, dass nacheinander sämtliche Muskelgruppen des Körpers bewusst angespannt und wieder entspannt werden. Dies geschieht in einem gleichmäßigen Rhythmus, in bequemer Sitzhaltung, mit geschlossenen Augen. Die Technik erfreut sich eines großen Zuspruchs und ist relativ einfach erlernbar.

Die Bedeutung der Atmung

Die einfachste Entspannung geht über bewusstes Atmen! Achten Sie mehrfach am Tag auf Ihre Atmung! Halte ich den Atem in bedrohlichen und unangenehmen Situationen an? Atme ich tief oder oberflächlich? Die Atmung läuft automatisch ab, aber sie ist auch willentlich beeinflussbar. Ziel der bewussten Atmung ist ein regelmäßiger Ein- und Ausatemstrom, beispielsweise mit einem Rhythmus von 5 bis 7 Sekunden für das Einatmen und ebenso für das Ausatmen.

Yoga, Meditation und Tai Chi

Yoga oder Meditation zum Zweck der Entspannung werden häufig von den Menschen bevorzugt, die sich für einen religiös-philosophischen Hintergrund interessieren.

Bei statischen Yoga-Übungen kann es zu vorübergehenden Blutdrucksteigerungen kommen, die aber bei gut eingestelltem Blutdruck harmlos sind. Meditationen werden hingegen meistens ohne besondere Körperhaltungen durchgeführt. Lassen Sie sich von einem Lehrer oder einer Lehrerin einweisen.

Die chinesischen Leibesübungen Tai Chi können sich ähnlich blutdrucksenkend auswirken wie regelmäßiges Körpertraining. Tai Chi scheint besonders empfehlenswert für ältere Patienten, denen ein »westliches« Körpertraining schwerfällt.

Biofeedback

Biofeedback heißt »Rückmeldung biologischer (oder physiologischer) Reaktionen« an den Patienten. Dies geschieht meistens mithilfe von Apparaturen; so können etwa die Atemtiefe und die Atemfrequenz über ein optisches oder akustisches Signal (Lichtanzeige oder Ton) dem Patienten mitgeteilt werden. Dies versetzt ihn im Optimalfall in die Lage, verschiedene Körperfunktionen in Richtung auf eine Entspannung hinzusteuern. So gelingt es auch, Körperreaktionen zu beeinflussen, die normalerweise nicht unserer willentlichen Kontrolle unterliegen, wie zum Beispiel der Blutdruck.

Die direkte Rückmeldung des Blutdrucks ist erst in jüngster Zeit mit einem neuartigen Verfahren möglich geworden. Der Blutdruck wird mit einer Fingermanschette während einer Sitzung kontinuier-

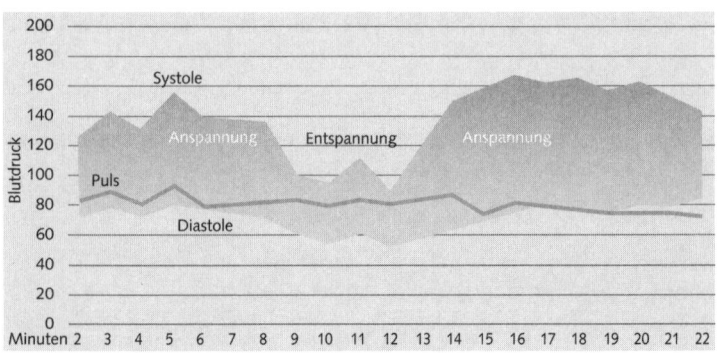

Ausdruck einer Blutdruck- und Pulskurve während einer 20-minütigen Biofeedback-Sitzung. Die Blutdruckschwankungen zwischen Anspannung und Entspannung sind enorm.

lich gemessen und in graphisch animierter Form als »Blutdrucksäule« auf einem Monitor dargestellt. Die Blutdrucksäule ändert sich farblich und in ihrer Höhe. So können alle aktuellen Blutdruckschwankungen sofort zurückgemeldet werden.

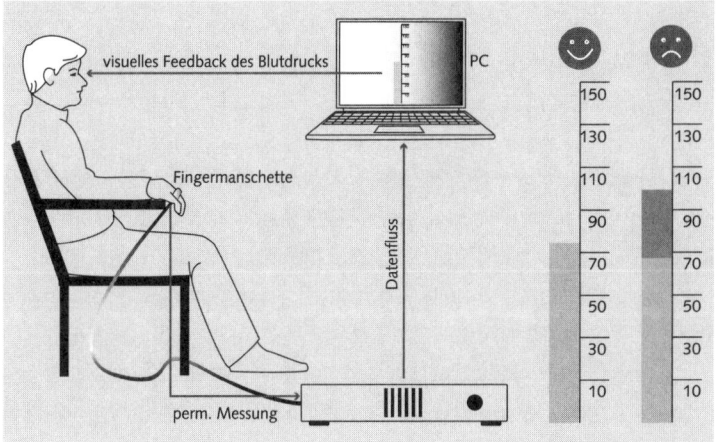

Biofeedback-Sitzung: Der Blutdruck wird kontinuierlich am Finger gemessen und über etwa eine halbe Stunde online am Bildschirm dargestellt. So können die Blutdruckschwankungen in Abhängigkeit vom inneren Erleben direkt erfasst werden. Die Abbildung zeigt, wie unterschiedlich der diastolische Blutdruck je nach Gemütsverfassung sein kann.

Die Patienten machen durch diese kontinuierliche Rückmeldung (feedback) erstmalig die Erfahrung, dass sie die Möglichkeit der Einflussnahme auf ihren Blutdruck haben. Es werden individuelle Einflüsse auf den Blutdruck untersucht und aufgespürt. Der Hypertoniker erlernt die Möglichkeit, seinen Blutdruck selbst zu senken und zu kontrollieren. Nach drei jeweils halbstündigen Sitzungen kann eine nachhaltige Blutdrucksenkung erzielt werden.

Kleine Hilfen für den Alltag

Zur allgemeinen Entspannung für jeden Hypertoniker gehören ausreichend Schlaf, erholsamer Urlaub und entspannende Nebenbeschäftigungen. Aber Hobbys können nicht nur entspannend sein, sondern ebenfalls zu Stress führen. Suchen Sie sich daher eine sinnvolle Beschäftigung, bei der Konkurrenz und Wettstreit keine Rolle spielen. Wenn Sie gleichzeitig etwas für die vielfach bedrohte Natur tun wollen, ist zum Beispiel Gartenarbeit, Bäume und Sträucher pflanzen und pflegen eine sinnvolle Tätigkeit. Viele Vereine bieten Freizeitbeschäftigungen an, aber auch Spaziergänge oder Fahrradausflüge allein, zu zweit oder in einer kleinen Gruppe sorgen für gesunde Bewegung und helfen beim »Abschalten«, zu dem gerade beruflich stark engagierte Menschen sonst oft kaum in der Lage sind.

Wie kommt man vom Rauchen los?

Es gibt bis heute keine Methode, die bei der Nikotinentwöhnung eindeutig überlegen ist. Weder Nikotinkaugummi- oder Pflaster noch Hypnose, Akupunktur, Verhaltenstherapie oder Medikamente (z. B. Clonidin) schaffen allein einen Dauererfolg. Es han-

> **wissen** **Vollbad und Sauna**
>
> Ein warmes Vollbad für 30 bis 40 Minuten führt zu einer deutlichen Blutdrucksenkung. Aufgrund des durch das Wasser erhöhten Druckes auf den Brustkorb schüttet das Herz ein Hormon aus, um sich zu entlasten. Dieses sogenannte ANP bewirkt eine Blutdrucksenkung.
>
> Sauna ist für Hypertoniker empfehlenswert, wenn einige Punkte beachtet werden: Die Sauna sollte nicht zu heiß sein, der Aufenthalt nicht zu lange, und der Sprung ins kalte Tauchbecken sollte vermieden werden, denn hierbei kann es zu einem sehr starken Blutdruckanstieg kommen.

delt sich hierbei allenfalls um unterstützende Maßnahmen, die umso erfolgreicher sind, je größer die Motivation zum Nikotinentzug ist.

Rauchen ist eine Sucht; daher kann ein Rauchstopp zu Entzugserscheinungen führen. Die meisten oben genannten Therapieformen sind auf die Überwindung der Entzugssymptome ausgerichtet. Dementsprechend groß ist die Rückfallrate, wenn die Maßnahmen ein Ende finden und die Eigenmotivation nicht ausreicht, willentlich dem Rauchen zu entsagen.

Nach wie vor die beste Methode ist die sogenannte »Schluss-Punkt-Methode«: von einem Tag auf den anderen sämtliche Zigarettenvorräte vernichten und das Rauchen total einstellen.

Ganz besonders wichtig ist bei Nikotinstopp, auf das Gewicht zu achten. Raucher haben einen größeren Grundumsatz, das heißt, sie verbrauchen mehr Kalorien als Nichtraucher, und können daher vergleichsweise auch mehr essen als Nichtraucher, ohne zuzunehmen. Wenn Sie nun das Rauchen einstellen, aber die Energie- bzw. Kalorienzufuhr gleich halten, kommt es zwangsläufig zur Gewichtszunahme.

Die Stoffwechselumstellung dauert in der Regel vier bis sechs Wochen. Wenn Sie in diesem Zeitraum bewusster essen, auf fett- und kalorienreiche Nahrung verzichten und die körperliche Aktivität steigern, so ist die unerwünschte Gewichtszunahme in der Regel zu vermeiden.

Die ersten Schritte weg von der Zigarette

»Mit dem Rauchen aufzuhören ist die einfachste Sache der Welt – ich hab's schon 30-mal geschafft.« Dieses Zitat von Mark Twain verweist auf die immer wieder unternommenen Versuche, der Sucht zu rauchen ein endgültiges Ende zu setzen.

Tatsächlich gelingt es Rauchern nur bei drei von hundert Versuchen, sich dauerhaft vom blauen Qualm zu verabschieden. Es gehört also schon fast dazu, dass man einmal erfolglos aufgehört hat. Was aber machen eigentlich diejenigen anders, die es dauerhaft erfolgreich geschafft haben? Voraussetzung ist, stets, als ersten Schritt, die Motivation zu überprüfen: »Will ich tatsächlich aufhören?« Das sollte man sich genau und möglichst auch schriftlich überlegen, beginnend mit der Frage: Was ist eigentlich das Schöne an der Zigarette? Eine Gefahr beim Aufhören ist nämlich, dass man die Zigarette verteufelt und vergisst, was man »Gutes« an ihr hat und hatte. Notieren Sie Vor- und Nachteile des Rauchens realistisch, und überlegen Sie, ob Sie einen genügend starken Willen haben aufzuhören. Vielleicht ist genau jetzt der richtige Zeitpunkt, da Sie sich mit dem Thema beschäftigen.

Es muss also der bewusste und konkrete Wunsch vorhanden sein, endlich Nichtraucher zu werden. Nur dann wirken auch die genannten Begleitmaßnahmen und weiteren Hilfen, die Sie möglicherweise in Anspruch nehmen.

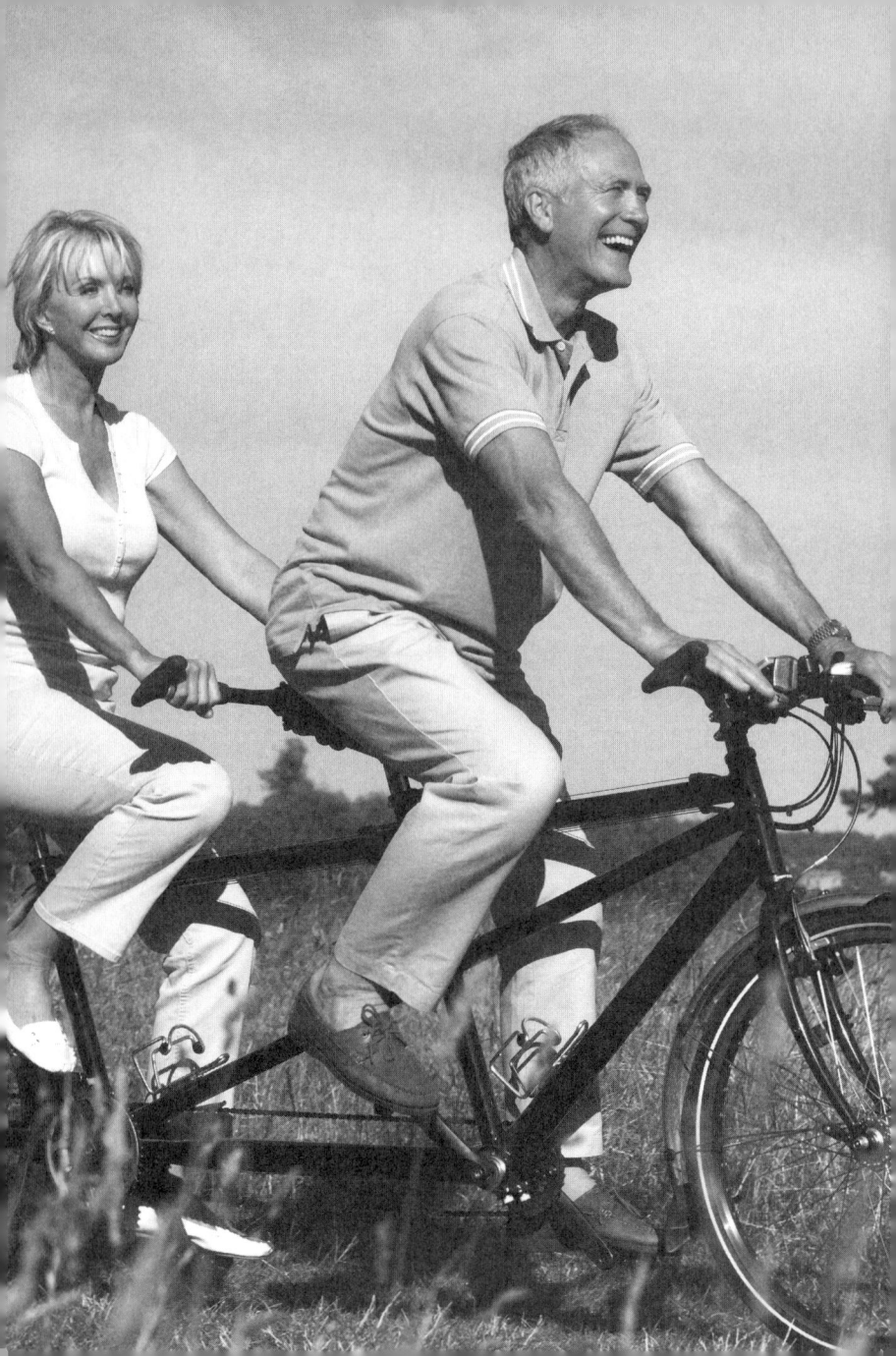

Bewegung

Sich bewegen tut gut! Das Bedürfnis,
sich zu bewegen, steckt seit Urzeiten in uns.
Wir sitzen viel zu viel und schaden damit
unserem Bewegungsapparat. Hier erfahren
Sie, wie Sie mit dem richtigen Körpereinsatz
den Blutdruck langfristig senken können.

IHR ERFOLGSPROGRAMM: BEWEGUNG UND SPORT

Ein alter, aber immer noch gültiger Merksatz beschreibt zwei wichtige Komponenten unserer Gesundheit: Funktions- und Leistungsfähigkeit eines Organs sind das Resultat der Vererbung und der funktionellen Beanspruchung. Während wir die Vorgabe der Vererbung nur zur Kenntnis nehmen und akzeptieren können, haben wir die Seite der funktionellen Beanspruchung selbst in der Hand.

Beanspruchung durch Bewegung und Sport bedeutet nicht Abnutzung, Erschöpfung oder Verschleiß. Die Entwicklungsimpulse, die Bewegung und Sport geben, sind notwendig für eine normale, vielleicht sogar optimierte Funktionsfähigkeit des Organismus und damit Garanten für die Gesundheit.

> **wichtig**
>
> Zurück zu den Anfängen, zurück zur Bewegung. Wenn Sie damit anfangen, die Bewegungsmöglichkeiten des Alltags anzunehmen, sie systematisch zu nutzen und vielleicht in einem zweiten Schritt sportlich aktiv zu werden, sind Sie auf dem richtigen Weg zu besseren Blutdruckwerten.

Bewegung: ein wirksames Medikament

Die allgemeine Feststellung: Wer nichts macht, macht auch nichts falsch, gilt nicht für die Bewegung. Nach Statistiken der Weltgesundheitsorganisation (WHO) ist körperliche Inaktivität auf Platz fünf unter den Top Ten der Risikofaktoren für Herz-Kreislauf-Erkrankungen. Bei den Hauptfaktoren, die zu gesundheitlicher Beeinträchtigung und Einbußen in der Lebensqualität führen, nimmt die Inaktivität Rangplatz sechs ein. Unbeweglichkeit ist ein Krankmacher – oft mit schwerwiegenden Folgen für die Gesundheit von Körper und Seele.

Aber nicht nur die negativen Auswirkungen der »Nullvariante« von Bewegung und Sport, sondern auch das positive präventive Potenzial sind vielfach belegt. Bei Personen, die körperlich/sportlich aktiv sind, ist in allen Altersklassen der Prozentsatz derjenigen, die sagen, sie verfügen über ein hohes körperliches Wohlbefinden, immer um 10 % höher als bei den inaktiven Personen. Auch der Prozentsatz derer, die angeben, keine körperlichen Beschwerden zu haben, ist in jedem Alter bei Aktiven um 10–15 % höher als bei den Inaktiven. Nutzen sie daher das »Allheilmittel« Bewegung; es wird Ihnen gesundheitlich guttun, mit positiven Nebenwirkungen.

Sport und Bewegung beugen Krankheiten vor

Man fühlt sich besser, wenn man körperlich aktiv ist, und man fühlt sich gesünder. Aber ist man es nach medizinischen Kriterien auch wirklich? Gesundheit ist ein schwer zu definierender Begriff. Deshalb greifen die Forscher auf sogenannte harte Endpunkte zurück, die den Einfluss von Bewegung auf die Gesundheit dokumentieren. Harte Endpunkte sind manifeste Erkrankungen oder gar der Tod.

Unter dieser Perspektive lässt sich das präventive Potenzial von Bewegung und Sport wie folgt beschreiben: Ein ausreichendes Maß an Bewegung und Sport vermag das Risiko für Herz-Kreislauf-Erkrankungen um 40–50 %, das für Diabetes um bis zu 50 %, das für Krebserkrankungen wie Darmkrebs, Brustkrebs und Prostatakrebs um 20–30 % zu mindern. Bewegung und Sport wirken depressiven Verstimmungen entgegen und können das Auftreten von Demenz um viele Jahre hinauszögern oder gar verhindern.

Aufgrund solcher bemerkenswerter Effekte kommen Bewegung und Sport einem Allheilmittel nahe. Durch die vielfältigen sehr unterschiedlichen Reize (mechanisch, nerval, biochemisch, metabolisch, hormonell) werden sehr viele Funktionsbereiche angesprochen und positiv beeinflusst.

Bei richtiger Dosierung sind Bewegung und Sport Heilmittel

Wie bei jedem guten Medikament gilt es auch bei Bewegung und Sport, die Dosis zu beachten. Zu wenig ist unwirksam, zu viel ist schädlich. Dazwischen liegt ein zum Glück relativ weiter Bereich an Wirksamkeit. Dieser Bereich variiert allerdings von Mensch zu Mensch zum Teil beträchtlich. Bei wenig bewegungserfahrenen Inaktiven beginnt der Wirksamkeitsbereich sehr früh, aber es droht auch schnell die Überlastung.

▶ *Moderate Aktivität heißt, in Schwung zu kommen, ohne sich zu überanstrengen.*

Ähnliches ist auch beim therapeutischen Einsatz von Bewegung und Sport zu beachten. Sporterfahrene und gut trainierte Patienten brauchen eine etwas höhere Dosis, um Wirkungen zu erzielen. Ihr Belastungsspektrum ist allerdings zumeist auch größer, bevor eine Überlastung eintritt.

Moderate Aktivität mit angemessener Intensität

Was den anzustrebenden Umfang von körperlicher Aktivität/Sport betrifft, so gibt es international eine Reihe von Richtlinien, die von Experten formuliert worden sind und allgemeine Gültigkeit haben. Als anzustrebende optimale Bewegungsdosis für alle Personen zwischen 18 und 65 Jahren gilt:

30 Minuten moderate Aktivität an fünf Tagen die Woche. Wer es gerne etwas intensiver und zeitlich komprimierter möchte, kann alternativ mindestens dreimal 20 Minuten forcierte Aktivität durchführen.

Moderate Aktivität heißt: Die Herzschlagzahl und die Atemfrequenz sind beschleunigt. Die »Betriebstemperatur« steigt, aber der Schweiß fließt noch nicht direkt (zum Beispiel forciertes Walken, langsames Joggen). Forcierte Aktivität ist durch eine deutliche Beschleunigung von Herzfrequenz und Atmung gekennzeichnet, man sollte sich jedoch noch unterhalten können. Die Schweißproduktion ist wahrnehmbar erhöht.

Diese relativ unscharfen Empfehlungen lassen sich deutlich präzisieren und individualisieren, wenn sie auf der Grundlage einer Belastungsuntersuchung bei einem Arzt/Sportarzt formuliert wurden. Aus den Daten einer Belastungsuntersuchung kann exakt der Bereich festgelegt werden, in dem Training effektiv und sinnvoll ist. Als Transfergröße dient dabei zumeist die Herzfrequenz.

Ein solches Vorgehen ist nicht nur etwas für ambitionierte Sportler, sondern gerade der in seiner Belastbarkeit eingeschränkte Patient bedarf genauerer Vorgaben für den vertretbaren Belastungsbereich, vor allem aber auch der Festsetzung von Belastungsgrenzen.

Aber selbst bei eingeschränkter Gesundheit gilt nicht die Perspektive: »Das Glas ist halb leer«, sondern immer die Perspektive: »Das Glas ist noch halb voll«. Bei der großen Vielfalt von Bewegungs- und Sportmöglichkeiten findet sich immer etwas, was selbst bei reduzierten Voraussetzungen realisierbar ist.

> **wichtig**
>
> Finden Sie die richtige Dosis für sich heraus. Wenn Sie allein unsicher sind, holen Sie sich Hilfe von einem Bewegungsfachmann und/oder von Ihrem Arzt.

Wie Bewegung den Bluthochdruck beeinflusst

Bluthochdruck ist selten ein isoliertes Krankheitsgeschehen. Ausnahmen bilden hier lediglich die Hochdruckerkrankungen, die auf direkte Ursachen zurückzuführen sind, etwa bei Engstellen in den Nierenarterien.

Neue Erkenntnisse zu Bewegung und metabolischem Syndrom

Bluthochdruck ist häufig eine Teilkomponente eines metabolischen Syndroms, was das Zusammentreffen mehrerer Krankheitskomponenten wie Übergewicht, Fettstoffwechselstörungen und Zuckerstoffwechselstörung beinhaltet (siehe S. 294).

Man kann sich das metabolische Syndrom als großen schweren Elefanten vorstellen. Der therapeutische Ansatz, der nur den Bluthochdruck ins Auge fasst, greift häufig zu kurz. Man darf nicht nur ein Bein des Elefanten behandeln, sondern man muss den ganzen Elefanten mit ins therapeutische Konzept aufnehmen.

Hier kommt nun positiv zum Tragen, dass Bewegung und Sport nicht nur an einer Stelle im Organismus angreifen, sondern gleichzeitig an vielen Problemfeldern wirksam werden.

Sucht man einen primären Angriffspunkt, so stößt man auf eines der zentralen Probleme, nämlich auf den »dicken Bauch«. Das Fett im Bauchraum spielt eine ziemlich zentrale Rolle in der Ursachenkonstellation des metabolischen Syndroms.

Man weiß heute, dass das Fett im Bauchraum nicht nur ein großer Speicher übermäßig zugeführter Kalorien ist. Bauchfett produziert aktiv Hormone und Entzündungsfaktoren. Diese haben eine direkte Verbindung zum Bluthochdruck, zur Zuckerkrankheit und natürlich auch zur Fettstoffwechselstörung. Diese Erkenntnis hat dazu geführt, dass man in der ärztlichen Untersuchung nicht nur die Körpergröße und das Gewicht, sondern auch den Bauchumfang misst.

Der zentrale therapeutische Ansatz zielt deshalb auf die Reduktion des Bauchfetts, entweder durch Reduzierung der Kalorienzufuhr (Diät) oder – besser noch: und – durch Erhöhung der Kalorienausfuhr, also durch Bewegung und Sport. Optimal ist die Kombination dieser beiden Maßnahmen.

Jedes Kilo und jeder Zentimeter Bauchumfang, der reduziert wird, hat auch positive Auswirkungen auf alle Teilkomponenten des metabolischen Syndroms und damit natürlich auch auf den Bluthochdruck.

> **wichtig**
>
> Gehen Sie Ihren Taillenumfang von zwei Seiten an, treten Sie beim Essen auf die Bremse und geben Sie bei der Bewegung Gas.

Sind Bewegung und Sport bei Bluthochdruck problematisch?

Die Antwort auf diese Frage lautet – wie so oft: nein und ja!

Nein, weil Bewegung und Sport in der richtigen Dosis sogar das Auftreten einer Hochdruckkrankheit verhindern oder zumindest verzögern können. So kann zum Beispiel durch regelmäßiges Walking oder Ergometertraining ein erhöhter Blutdruck um 10–15 mmHg systolisch und 6–8 mmHg diastolisch gesenkt werden.

Ja, weil es sowohl bei Alltagsaktivitäten wie beim Sport Situationen geben kann, die den Blutdruck extrem ansteigen lassen und von daher eine Gefahr für den Hochdruckpatienten darstellen.

Es genügt nicht, Alltagsaktivitäten und Sportarten in geeignete oder ungeeignete einzuteilen, sondern man muss die einzelnen Belastungskomponenten differenzierter betrachten.

Viele Alltagsaktivitäten wie Treppensteigen oder Getränkekistenschleppen und nahezu jede sportliche Aktivität lassen den Blutdruck ansteigen. Dabei bestimmen einerseits die Art, der Umfang und die Intensität der körperlichen Belastung, andererseits die psychische Anspannung, ob der Blutdruck mehr oder weniger stark hochschnellt. Der Blutdruckanstieg bei körperlicher Belastung ist also je nach Mischungsverhältnis der oben genannten Kriterien in einer Alltagsaktivität oder beim Sport sehr verschieden.

Kann Bewegung den Blutdruck senken?

Die Antwort lautet hier eindeutig: Ja. Umfangreiche Statistiken haben eindrucksvoll nachgewiesen, dass Bewegung einen positiven, präventiven Effekt auf die Bluthochdruckentwicklung hat. Auch Studien mit bereits Hochdruckerkrankten belegen eindeutig, dass Bewegung blutdrucksenkend wirken kann.

> **wichtig**
>
> Keine Angst vor Bewegung und Sport. Der Sport, aber auch der Alltag bietet viele Möglichkeiten, gezielt etwas für die Blutdrucksenkung zu tun.

Bis vor wenigen Jahren wurden fast ausschließlich Belastungen mit Ausdauercharakter zur Blutdrucksenkung empfohlen. In den letzten Jahren hat sich jedoch gezeigt, dass auch ein moderates Krafttraining ähnliche Effekte zu erzielen vermag. Dies hat dazu geführt, dass alternativ oder zusätzlich zum Ausdauertraining auch moderates Krafttraining in die Empfehlung der entsprechenden Fachgesellschaften aufgenommen worden ist. Selbst die Bewegung im Alltag vermag – zumindest, wenn sie regelmäßig über einen gewissen Zeitraum durchgeführt wird (etwa lange Spaziergänge) – positive, wenn auch nur geringe Effekte auf den Blutdruck zu erzielen. Systematische Sportausübung, richtig dosiert, kann jedoch deutlichere und vor allem nachhaltige Effekte erzielen.

Wirkmechanismen von Sport und Bewegung

Im Prinzip greifen Bewegung und Sport, richtig und mit Bedacht ausgeführt, an ähnlichen Wirkstellen an wie einige Medikamente. Dabei ist grob zwischen direkten und indirekten Effekten zu unterscheiden.

Ein direkter, relativ schnell einsetzender Effekt ist der verstärkte Flüssigkeits- und Salzverlust beim Sport. Die verstärkte Atmung und der Schweiß sind hierfür verantwortlich. Die Blutmenge wird reduziert, und dadurch sinkt der Druck im Kreislaufsystem.

Ein weiterer Mechanismus besteht darin, dass das körperliche Training den Sympathikus (antreibender Nerv des vegetativen Nervensystems), der sonst die Blutgefäße zusammenzieht und die Pumpleistung des Herzens erhöht, herunterreguliert. Infolgedessen wird der Blutdruck gesenkt.

Durch den Sport lernt der Körper, weniger heftig auf Stressreaktionen zu reagieren. Dies ist nicht nur bei körperlicher Aktivität zu beobachten, sondern lässt sich auch auf psychische Stresssituationen übertragen.

Die Innenschicht der kleinen Blutgefäße, dass sogenannte Endothel, ist ein wichtiges Organ, das den Blutfluss in den kleinen Blutgefäßen regelt. Eine faszinierende Entdeckung der letzten Jahre hat gezeigt, dass sich diese Zellen trainieren lassen und damit besser den Blutfluss in den Geweben regulieren, was zu einer Senkung des Blutdrucks beiträgt.

Besonders interessant ist in diesem Zusammenhang, dass die durch Risikofaktoren wie Rauchen gestörten Zucker- und Fettstoffwechsel und Bluthochdruck bereits beeinträchtigten Zellen des Endothels sich durch Bewegung noch beeinflussen und in ihren Funktionen normalisieren lassen.

Die indirekten Effekte wirken vor allem durch den Abbau des Fetts im Bauchraum. Die von dem Fett produzierten Hormone und Faktoren, die zur Entstehung des hohen Blutdrucks beitragen, werden langfristig reduziert. Die Effekte derartiger Reduktion der Fettmasse lassen sich in einer Faustformel quantifizieren: Jedes Kilogramm Körpergewicht, das abgenommen wird, führt zu einer Blutdrucksenkung im oberen und unteren Blutdruckwert in einer Größenordnung von 2–3 mmHg.

Bewegung und Sport vermitteln ein positives Körperbewusstsein

Wer sich regelmäßig bewegt oder Sport treibt, bekommt ein anderes Verhältnis zu seinem Körper! Er wird sich seines Körpers stärker bewusst, und das hilft, mehr auf ihn, das heißt, mehr auf sich achtzugeben. Sei es, dass man etwas mehr auf die Linie achtet und auf die Ernährung, sei es, dass das Konsumverhalten besser kontrolliert wird (Rauchen oder Alkoholgenuss), oder sei es, dass man seine Hochdruckmedikamente regelmäßiger und konsequenter einnimmt.

> **wichtig**
>
> Die Einstiegsmotivation, durch Bewegung und Sport etwas gegen den Bluthochdruck zu tun, sollte schnell abgelöst werden durch das positive Gefühl und den Spaß, den man beim Sport erfährt. Die vielen gesundheitlich relevanten Anpassungen des Organismus werden dann zu positiven Nebeneffekten.

Sehr gute Effekte zeigen regelmäßige Bewegung und Sport bei jugendlichen Hypertonikern mit stark schwankenden Blutdruckwerten. Ebenfalls positive Effekte lassen sich häufig bei mildem Bluthochdruck beobachten, vor allem, wenn die Hochdruckkrankheit noch nicht lange zu beobachten war.

Keine überhöhten Erwartungen. Gewisse Einschränkungen sind zu berücksichtigen: Bewegung und Sport wirken nicht bei jedem Hochdruckpatienten, und das Ausmaß der Blutdrucksenkung kann begrenzt sein. Der Anteil der Hypertoniker, die nicht auf körperliche Aktivität und Sport ansprechen (Non-Responder-Rate) liegt bei etwa 20–25 % und entspricht damit ziemlich exakt der Rate, die auch bei Non-Respondern auf Therapie mit Medikamenten zu beobachten ist. Die Hauptursache dieser fehlenden Ansprechbarkeit dürfte in beiden Fällen in der genetischen Konstellation zu suchen sein.

Können Bewegung und Sport Hochdruckmedikamente ersetzen?

Bei Blutdruckwerten im Grenzbereich und nur gering erhöhten Blutdruckwerten sollte der erste Therapieversuch immer eine Umstellung des Lebensstils mit gesunder Ernährung und vermehrter Bewegung sein. Bei konsequenter Durchführung kann es unter Umständen gelingen, den Blutdruck so in den Griff zu bekommen, dass keine Medikamente notwendig sind. Eine derartige Strategie ist sogar gelegentlich dann erfolgreich, wenn es zu keiner Gewichtsabnahme kommt.

> **wichtig**
>
> Ein gut eingestellter Blutdruck ist die Eintrittskarte für eine Vielzahl von Sportarten, aber kein Freibrief. Von einigen Sportarten, die exzessive Blutdruckreaktionen verursachen, sollte man absehen. Auch wenn die Kreislaufregulationsstörung des Blutdrucks medikamentös gezähmt ist, so ist sie nicht beseitigt.

Bei ausbleibendem oder zu geringem Erfolg der Allgemeinmaßnahmen ist eine medikamentöse Senkung des Blutdrucks oft nicht zu umgehen. Hier heißt das Motto aber nicht: Bewegung und Sport statt Medikamente, sondern Bewegung und Sport mit Medikamenten.

In vielen Fällen ist die Ausübung von Sport erst nach einer ausreichenden medikamentösen Einstellung des Blutdrucks überhaupt möglich. Die meisten der modernen Hochdruckmittel verhalten sich relativ stoffwechselneutral, das heißt, sie haben keine negativen Auswirkungen auf die Ausübung von Sport.

Welcher Hypertoniker darf körperlich aktiv sein?

Alle Hypertoniker dürfen, ja sollten körperlich aktiv sein, alle Hypertoniker dürfen sogar Sport treiben! Es geht darum zu klären, welche Aktivität, welcher Sport in welcher Dosis geeignet ist.

Betrachten Sie Ihre Hochdruckkrankheit nicht als Schicksal, dem Sie sich nur passiv ergeben können. Sehen Sie in Ihrer Krankheit eine Herausforderung, der Sie aktiv begegnen können. Wenn Sie sich bewegen, lässt sich auch beim Hochdruck was bewegen.

Bei schwergradiger Hypertonie, das heißt mit sehr hohen Blutdruckwerten (WHO-Grad 3 mit Ruhewerten oberhalb von 180/110 mmHg), bei denen also die Organe Herz, Gehirn und Nieren schon Schaden genommen haben, unterliegen die Patienten, was ihre Alltagsaktivität betrifft, nicht unerheblichen Einschränkungen. Sie sollten alle Kraftbeanspruchungen wie schweres Heben und Tragen möglichst vermeiden.

Trotzdem sind Alltagsaktivitäten wie leichtere Gartenarbeit ohne größeren Kraftaufwand (zum Beispiel Unkraut jäten), kürzere Einkaufsgänge mit nicht allzu schweren Taschen usw. durchaus wünschenswert und sinnvoll. Selbst sportliche Aktivitäten sind im Rahmen spezifischer, medizinisch überwachter Rehabilitationssportprogramme nicht nur denkbar, sondern werden erfolgreich praktiziert. Hier kann sich selbst dieser Patientenkreis unter fachkundiger Anleitung noch gezielt aktivieren.

Ältere Hypertoniker mit lange bestehendem Hochdruck und solche mit schwerer Hypertonie bedürfen zunächst meist einer medikamentösen Blutdrucksenkung, bevor sie sich im Alltag mit gewissen Einschränkungen belasten dürfen. Bezogen auf den Sport steht ihnen eine Reihe von Ausdauersportarten wie Wandern, Walking, Nordic Walking, Skiwandern, Radeln in der Ebene, Schwimmen und Ähnliches zur Verfügung; auch über moderates Fitnesstraining ließe sich reden.

Für die Beweglichkeit und Gelenkigkeit lässt sich im Rahmen einer funktionellen Gymnastik noch einiges tun. Auch die Kräftigung im Rahmen der Gymnastik sollte, wenn auch ganz vorsichtig dosiert, wegen ihrer hohen Bedeutung für die Alltagstauglichkeit nicht vergessen werden.

Liegestützen und Kniebeugen, für viele noch der Inbegriff kräftigender Übungen in der Gymnastik, zählen allerdings nicht zu den zu bevorzugenden Übungen. Beide Übungen sind eher gefährlich als hilfreich!

▶ *Für Menschen mit lange bestehender Hypertonie ist Schwimmen eine gut geeignete Sportart.*

Selbst Spiele wie Familytennis, Boccia, Crocket und dergleichen sind möglich. Bei entsprechender sportlicher Vorerfahrung lässt sich der Katalog der Sportarten sogar noch erweitern. Sportarten mit hohem Krafteinsatz und Schnelligkeitsbeanspruchungen sollten jedoch gemieden werden. Unabhängig von Alter und Schweregrad der Erkrankung gibt es für jeden Patienten eine richtig dosierte körperliche Aktivierungsmöglichkeit – möglichst unter fachlicher Anleitung. Gerade ältere Patienten profitieren besonders von körperlicher Aktivität und Bewegung.

> **wichtig** **Sportlich Aktive**
>
> Bewegung und Sport sind eine Trumpfkarte, die häufig sticht, aber nicht immer wieder ausgespielt werden kann. Ein sportlich aktiver Hypertoniker wird nicht durch ein Mehr an Aktivität ein deutliches Mehr an Blutdrucksenkung erreichen können. Vielleicht kann der Wechsel der Sportart noch einige zusätzliche Effekte erbringen: Wechselt man von einer Sportart, die durch hohe stimulierende Komponenten gekennzeichnet ist, wie zum Beispiel Tennis oder Squash, zu einer das vegetative Nervensystem beruhigenden Aktivität, etwa zu einer Ausdauersportart, so kann sich im Einzelfall eine bessere Blutdruckregulation ergeben. Der sportlich Aktive kann also durch die Wahl der Sportart noch einige Hilfspunkte verbuchen. Auch wenn hier eine weitere Blutdrucksenkung nicht zu erzielen ist, so bleibt immer noch der positive Effekt auf die Teilkomponenten des metabolischen Syndroms (Gewichtsreduktion und Erhöhung des HDL-Cholesterins).

Medikamentös behandelte Hypertoniker (Ausgangssituation mittelschwere oder milde Hypertonie), die unter dieser Therapie normale Blutdruckwerte in Ruhe und bei Belastung aufweisen, unterliegen, was die Alltagsaktivität betrifft, nur wenigen Einschränkungen. Was den Sport betrifft, so steht ihnen auch hier noch eine ganze Reihe weiterer Sportarten offen. Im Wesentlichen gilt es, Sportarten mit hohem Kraftaufwand zu meiden, was nicht heißt, dass ein moderates Krafttraining im Fitnessstudio nicht denkbar wäre. Dieser Patientenkreis sollte auch in zunehmendem Maße die Alltagsaktivitäten als Training nutzen. Jede Treppe und jeder Gang zum Einkaufen oder sonstwo hin trainieren die Muskulatur und das Herz-Kreislauf-System.

Junge Hypertoniker mit geringgradigem oder gar nur unter Belastung im Ergometertest zu beobachtendem Hochdruck brauchen sich wenig Zurückhaltung im Alltag oder Sport aufzuerlegen, obwohl es auch hier besser wäre, extreme Kraft- und Schnellkraftbeanspruchungen zu meiden. Die meisten positiven Effekte erfahren sie jedoch von den Ausdauersportarten und vom Kraftausdauertraining. Über die dämpfende Wirkung auf das vegetative Nervensystem profitiert dieser Patientenkreis durch Blutdrucksenkungen von zum Teil über 20 mmHg besonders ausgeprägt.

Welche Aktivitäten und Sportarten sind geeignet?

Wer an dieser Stelle eine Liste von geeigneten oder ungeeigneten Alltagsaktivitäten und Sportarten erwartet, wird enttäuscht sein.

Man kann Alltagsaktivitäten oder Sportarten nicht in gute oder schlechte einteilen. Solche Listen, die auf den ersten Blick vielleicht hilfreich erscheinen, halten einem tiefer gehenden Nachfragen nicht stand.

Das »Wie« ist entscheidender als das »Was«
In den meisten Fällen ist im Alltag und beim Sport das »Wie« entscheidender als das »Was«. Einige Beispiele sollen dies verdeutlichen:

Alltagsbeispiel 1: Das Heben und Tragen eines vollen Getränkekastens, womöglich aus einem ungünstig konstruierten Kofferraum Ihres Autos, ist eine enorme Kraftbeanspruchung mit unkalkulierbaren Risiken für den Blutdruck und den Rücken. Ein halb gefüllter Kasten lässt sich schon eher mit vertretbarem Kraftaufwand bewältigen. Und zu zweit ist auch ein voller Kasten nur halb so schwer und somit die Blutdruckreaktion kalkulierbar.

Alltagsbeispiel 2: Das Umgraben des Gartens kann einen enormen Kraftaufwand bedeuten. Mit kleineren Spatenstichen und regelmäßigen Pausen lässt sich diese Belastung reduzieren und eine Blutdrucksteigerung mindern.

Sportbeispiel 1: Badminton als Wettkampfsportart ist wegen seiner hoch intensiven, schnellkräftigen Antritte und Stoppbewegungen sicherlich für den Hypertoniker nicht geeignet. Gegen die freizeitsportliche Variante des Badmintonspiels, das Federballspiel ohne Spielfeldbegrenzung und Netz, kann man jedoch nichts einwenden, besonders dann nicht, wenn miteinander statt gegeneinander gespielt wird.

Sportbeispiel 2: Das heute allgemein als so gesund geltende Jogging verliert seine Bedeutung, wenn man es zu intensiv (das heißt zu schnell), zu lange und mit zu viel Ehrgeiz betreibt.

Wie beurteilt man Sportarten?

Wenn man schon mit der Aufstellung von Listen den Problemen nicht gerecht wird, so gibt es doch einige Grundsätze, die bei der Beurteilung von Alltagsaktivitäten und Sportarten für Hypertoniker hilfreich sein können.

Die Eignung einer Alltagsaktivität oder Sportart für Bluthochdruckpatienten hängt von folgenden Kriterien ab, wie auf den folgenden Seiten erläutert wird:
- Belastung
- Kraftaufwand
- Belastungsintensität
- Belastungsumfang
- emotionale Beteiligung

Unter emotionaler Beteiligung soll nicht die Freude am und beim Sport verstanden werden, denn davon kann man nicht genug haben. Gemeint sind hier die eher negativen Seiten der Emotionen, die sich mit Begriffen wie übertriebener Ehrgeiz, Ärger, Frustration, Aggression oder Ähnlichem beschreiben lassen.

Sport-Eignungsskala für Hypertoniker

Die Abbildung zeigt die Sport-Eignungsskala für Hypertoniker. Trägt man in die Skala neben den Punkten für die Charakteristika einer Sportart zusätzlich ein, wie man sie erlebt und durchführt, so erhält man sein individuelles Profil dieser Sportart. Die Sportart ist umso geeigneter, je mehr von ihren Charakteristika links auf der Skala angesiedelt sind.

Sportart	dynamisch	statisch	azyklisch
Belastungsart			
Beanspruchungskriterien	gering	mittel	hoch
Kraftanteil			
Belastungsintensität			
Belastungsumfang			
emotionale Beanspruchung			

Eignungsskala für die Beurteilung von Sportarten für Hypertoniker; Beispieltabelle.

Es gibt nicht die geeignete Sportart für den Bluthochdruck, es gibt nur die geeignete Sportart für jeden persönlich. Setzen Sie sich mit den vielfältigen Sportmöglichkeiten auseinander und Sie werden etwas finden, das ihrem Blutdruck, aber vor allem auch Ihnen guttut.

Joggen, als dynamische Sportart mit geringem Kraftaufwand durchgeführt, mit mittlerer Belastungsintensität, mittlerem Belastungsumfang und geringem Ehrgeiz, liegt zum Beispiel ganz links auf der Skala. Daher ist Joggen in moderater Form für Hypertoniker gut geeignet.

Joggen	dynamisch	statisch	azyklisch
Belastungsart	X		
Beanspruchungskriterien	gering	mittel	hoch
Kraftanteil	X		
Belastungsintensität		X	
Belastungsumfang		X	
emotionale Beanspruchung	X		

Beanspruchungsprofil Joggen als Positivbeispiel.

Bodybuilding	dynamisch	statisch	azyklisch
Belastungsart			X
Beanspruchungskriterien	gering	mittel	hoch
Kraftanteil			X
Belastungsintensität			X
Belastungsumfang			X
emotionale Beanspruchung		X	

Beanspruchungsprofil Bodybuilding als Negativbeispiel.

Bodybuilding hingegen mit vielen statischen und azyklischen Elementen weist als reiner Kraftsport eine sehr hohe Belastungsintensität und einen großen Belastungsumfang auf. Ohne großen

Ehrgeiz ist ein solches Programm kaum durchzuhalten. Die Charakteristika dieser Sportart liegen also überwiegend rechts auf der Skala, und somit ist Bodybuilding nicht für Hypertoniker geeignet.

Belastungskriterien von Sport und Alltagsaktivitäten

Die im Folgenden aufgeführten Kriterien lassen sich auch auf Alltagsaktivitäten übertragen. Die Radtour oder der Weg zu Besorgungen ist sicher ähnlich wie das Joggen einzustufen. Schwere Gartenarbeit, Renovierungsarbeiten, Schleppen von Kisten und Kartons hingegen erfüllen eher die Kriterien einer Kraftsportart.

Unter der Art der Belastung versteht man, ob eine Alltagsaktivität oder Sportart überwiegend kontinuierliche Bewegungselemente (dynamische Anteile) oder aber Haltepositionen (statische Anteile) enthält, und ob es sich bei den Bewegungselementen um immer wiederkehrende (zyklische) oder vielmehr einzelne (azyklische) Bewegungen handelt.

Eine Alltagsaktivität bzw. Sportart ist umso geeigneter, je mehr dynamische und zyklische Anteile sie aufweist. Dies sind Alltagsaktivitäten und Sportarten mit immer wiederkehrenden, gleichen Bewegungsabläufen, also Spazierengehen, Wandern oder die Ausdauersportarten Walken, Laufen, Radfahren, Schwimmen, Skilanglauf und Rudern. Einzelne Kraftakte sind wenig geeignet, wiederholte Krafteinsätze mit mittleren Gewichten im Sinne einer Kraftausdauerbelastung sind geeignete Fitnessübungen.

▶ *Treppensteigen ist für ältere muskelschwache Menschen sehr anstrengend.*

Alltagsaktivitäten oder Sportarten, die hohe statische Komponenten (Haltearbeit) erfordern und zudem noch aus vielen azyklischen Bewegungen (Einzelbewegungen) bestehen, wie etwas über Kopf in einen Schrank einräumen, das Sofa, den Sessel oder andere schwere Möbel zum Putzen verrücken oder Sportarten wie Geräteturnen, Kampfsportarten, Rückschlagspiele (Tennis, Squash) und so weiter sind weniger geeignet.

Da viele Alltagsaktivitäten und Sportarten aus einer Mischung zwischen dynamischen und statischen Elementen, zyklischen und azyklischen Bewegungsabläufen bestehen, richtet sich die Beurteilung nach dem jeweils überwiegenden Anteil dieser Elemente.

Rasenmähen enthält viele dynamische Elemente, bei elektrischen oder benzinbetriebenen Mähern ist der Kraftanteil sogar relativ gering. Das Schleppen von Umzugskartons und das Be- oder Entladen eines Fahrzeugs beinhalten hohe azyklische Kraftkomponenten und wenig dynamische Elemente. Die schwere Einkaufstasche, die in den dritten Stock geschleppt werden muss, wird vor allem für ältere Patienten zum Kraftakt. Dies gilt besonders dann, wenn Taschen und Tüten zuvor schon eine längere Wegstrecke getragen wurden, statt sie in einem Einkaufswagen zu schieben oder in einem Einkaufstrolley hinter sich herzuziehen.

Die Sportart Fußball hat zum Beispiel einen hohen Anteil an Laufstrecken (dynamisch-zyklische Bewegung) und einen geringen Anteil an azyklischen Bewegungen (Pass, Torschuss). Volleyball besteht hingegen fast ausschließlich aus azyklischen Bewegungen (Block, Bagger, Schmetterschlag), während die zyklischen Bewegungen sehr gering sind.

Der Kraftanteil einer Bewegung ist ausschlaggebend!
Die höchsten Blutdruckanstiege werden gemessen, wenn der Krafteinsatz besonders hoch ist. Dabei spielt dann die Art der Beanspruchung, ob statisch oder dynamisch, keine so bedeutende Rolle mehr, eher schon die Dauer der Belastung.

Eine einzelne maximale Kraftbeanspruchung und eine Serie von einigen Wiederholungen mit 90–95 % der Maximalkraft unterscheiden sich in ihrer Blutdruckreaktion nur unwesentlich. So wurden bei derartigen Belastungen bei Bodybuildern Blutdruckwerte von systolisch bis nahe 400 mmHg und diastolisch über 300 mmHg gemessen. Um solche Werte zu erreichen, muss sowohl die eingesetzte Muskelmasse als auch die Muskelkraft sehr groß sein.

Jedoch können auch Normalpersonen bei Kraftübungen unter Einsatz großer Muskelgruppen Werte von systolisch über 300 mmHg und diastolisch über 200 mmHg erreichen. Beim Transport eines schweren Sofas oder einer Waschmaschine in den vierten Stock dürfte der Blutdruck in ähnliche Höhen steigen.

Selbst dynamische Beanspruchungen bei den sonst zu bevorzugenden Ausdauersportarten können durch hohe Kraftanteile an Bedeutung verlieren. Wandern in der Ebene ist durchweg positiv einzuschätzen, Bergwandern mit großen Höhenunterschieden in schwierigem Gelände erfordert überproportional viel Kraft.

Gleiches gilt beim Radfahren für das Fahren in der Ebene und in den Bergen. Beim Bergauffahren steigt der Kraftanteil bisweilen drastisch an, je nachdem, wie steil es hinauf geht und wie viel Körpergewicht man bergauf zu transportieren hat. Ähnliche Einwände sind generell zur Ausdauersportart Rudern zu machen: Rudern ist sicherlich die Ausdauersportart mit dem größten Kraftanteil.

wichtig

Setzen Sie sich einmal ein wenig mit dem auseinander, was in den von Ihnen ins Auge gefassten Sportarten an Belastungsmomenten steckt. Das kann Ihre Entscheidung für eine Sportart oder Ihre Herangehensweise entscheidend beeinflussen, und es hilft, Fehl- und Überlastungen zu vermeiden.

DAS RICHTIGE MASS FINDEN

Äußerungen wie »Wenn schon, denn schon« kennzeichnen häufig die Einstellung, mit der viele an den Sport herangehen. Auch so manche Alltagsaktivität, zum Beispiel eine Wohnungsrenovierung, wird oft mehr nach dem Hauruck-Prinzip als dosiert und mit Bedacht angegangen.

Dass zwischen Belastungsintensität und starkem Blutdruckanstieg ein Zusammenhang besteht, wurde schon am Beispiel Kraft offenkundig. Ein bewusst reduzierter Krafteinsatz beim Ausüben einer Sportart kann entsprechend dazu führen, dass sich eine aufgrund erster Überlegungen geäußerte Ablehnung dieser Sportart bei nochmaligem Überdenken relativiert. Auch eine Vielzahl von anderen Alltagsaktivitäten und Sportarten wird kalkulierbar, wenn sie bedächtig angegangen werden.

Das eigene Richtmaß bestimmen

Bei richtigem, das heißt mittlerem Maß bei Alltagsaktivitäten und beim Sport ist auch für den Hypertoniker vieles erlaubt. Das richtige Maß kann immer nur individuell auf den Einzelnen bezogen gefunden werden. Also Vorsicht bei der Abschätzung von Alltagsaktivitäten. Diese sind zumeist anstrengender, als man es sich auf den ersten Blick vorstellt. Vorsicht auch bei pauschalen Intensitätsangaben im Sport, vor allem, wenn sie über Kilometerzeiten beim Laufen oder Radfahren oder über Streckenangaben beim Schwimmen oder beim Wandern erfolgen.

Die nachstehend aufgeführten »Faustformeln« haben selbstverständlich nur für relativ gut belastbare Hypertoniker Gültigkeit, deren Erkrankung eine noch weitgehend selbstständig gesteuerte Belastung zulässt.

Die Anstrengungsreaktionen des Körpers

Das beste Richtmaß, besonders bei den Ausdauersportarten, sind die individuellen Anstrengungsreaktionen des eigenen Körpers, wie sie sich etwa in der Pulsfrequenz oder der Atemfrequenz widerspiegeln. Als anzustrebende Pulsfrequenz bzw. als Faustformel gilt:
- Trainingspuls = 180 minus Lebensalter oder
- laufen ohne zu schnaufen

Letzteres bedeutet, dass Sie sich beim Sport noch unterhalten können, ohne nach Luft ringen zu müssen. Beide Formeln helfen beim Finden der richtigen Belastungsintensität.

Bei Fitnessübungen an Geräten hilft nicht so sehr die Steuerung über Herzfrequenz und Atmung; hier sind der Prozentsatz der Maximalkraft und die Wiederholungszahl das Steuerungskriterium:
- Kraftausdauertraining mit 40–60 % der Maximalkraft
- 15 bis 20 (30) Wiederholungen in 2–3 Durchgängen

Eine Einschränkung oben genannter »Faustformeln« gilt für den medikamentös behandelten Hypertoniker. Zwar beeinflussen Bluthochdruckmedikamente nicht die Reaktion der Atmung auf Belastungen; die Reaktion der Herzfrequenz hingegen kann durch Medikamente wie Betablocker deutlich eingeschränkt werden.

Patienten mit schwereren Hypertonieformen und/oder intensiver medikamentöser Therapie bedürfen, vor allem wenn Betablocker mit verordnet werden, einer individuellen ärztlichen Intensitätsvorgabe, die zumeist aus einem Belastungstest auf dem Fahrradergometer abgeleitet wird.

Trainingsumfang

Zum rechten Maß gehört neben der Belastungsintensität auch der Belastungsumfang (Menge und Zeitdauer eines Trainings). Jede Belastung, vor allem in Abhängigkeit von der Intensität, führt zu einer Ermüdung, die der Körper wegstecken muss. Selbst wenn die Intensität stimmt, bedeutet nicht jedes Mehr an Umfang auch ein Mehr an Effekt, sondern zunächst einmal ein Mehr an Ermüdung.

▶ *Passen Sie Umfang und Intensität des Sports Ihrer körperlichen Belastbarkeit an.*

Zur Regeneration braucht der Körper Zeit, und zwar umso mehr, je weniger er es gewohnt ist, so gefordert zu werden. Nicht nur bei der Intensität, sondern auch beim Belastungsumfang sollte also der sonst körperlich relativ Inaktive bzw. der Sportanfänger maßhalten. Für den Sport gilt:

Zwei- bis dreimal pro Woche: 15–20 Minuten sind sicher genug, wenn man mit gezielter Bewegung oder Sport erstmals beginnt oder ein Training nach langjähriger Unterbrechung wieder aufnimmt. Erst mit verbessertem Trainingszustand sollte man die Dauer der einzelnen Trainingseinheiten auf 30 Minuten oder mehr steigern.

Drei- bis fünfmal pro Woche ist erst für bereits Trainierte angeraten. Alle Steigerungen an Umfang und Häufigkeit sollten sich aber im Laufe von Monaten, nicht im Laufe von Wochen vollziehen.

Die bewusste Intensitätssteigerung kommt erst ganz zum Schluss. Alle anderen Steigerungsgrößen wie Umfang einer Trainingseinheit und Häufigkeit haben immer Vorrang.

Der Alltag ist eine Bewegungsressource

Die Planung von Alltagsaktivitäten erfolgt meistens nicht so gezielt wie beim Sport. Eine gewisse Übertragung der Prinzipien auf Alltagsbelastungen wäre für manchen Hypertoniker verträglicher. Am leichtesten lässt sich dies etwa bei der Gartenarbeit realisieren. Zum Beispiel könnte man die Wiederaufnahme der Gartenarbeit nach der Winterpause zunächst mit kurzen Einsätzen und leichteren Aufgaben beginnen und erst allmählich die Arbeitsdauer und die Schwere der Aufgaben steigern. Dieses Vorgehen wäre einen Versuch wert!

Jedenfalls aber stellen die kleinen Bewegungssegmente des Alltags durchaus eine Gesundheitsressource dar; allerdings gibt es deutliche Unterschiede im Bewegungsverhalten. In einigen Untersuchungen, die sich der Frage widmen, warum Übergewicht entsteht, wurde festgestellt, dass sich Normalgewichtige in den

Routinen des Alltags mehr bewegen als Übergewichtige. In der Kalorienbilanz pro Tag macht das zwar nur 300–400 Kilokalorien aus, aber hochgerechnet auf ein Jahr lassen sich durchaus Gewichtsdifferenzen von gut zehn Kilo damit erklären. Offensichtlich scheint aber die Vererbung ein wenig mit dafür verantwortlich zu sein, wie man auf die Bewegungsreize des Alltags reagiert. Während der Normalgewichtige mehr die Reize und Anlässe, die der Alltag bezüglich Bewegung bietet, annimmt und in Bewegung umsetzt, sitzt der Übergewichtige viele der Bewegungsreize im wahrsten Sinne des Wortes aus. Die Ausrede, die Gene seien schuld an der Inaktivität, hat also eine gewisse Berechtigung, aber sie ist nicht als Entschuldigung zu akzeptieren, denn man kann sich aktiv gegen die Trägheit wehren.

Über das Ausmaß der gesundheitlich relevanten Alltagsaktivität gibt es mittlerweile konkrete Vorstellungen. Da Schritte mehr als 80 % der Tagesaktivität erklären, wird die Zahl der Schritte als Bezugsgröße angegeben. 10 000 Schritte würden einen aktiven Lebensstil repräsentieren. Aus einer Reihe von Querschnittsuntersuchungen ist jedoch bekannt, dass das Gros der Bevölkerung lediglich zwischen 3 500 und 7 000 Schritten pro Tag zurücklegt. Das zeigt, dass man das Ausmaß dessen, was zur Erreichung eines gesundheitlichen Optimums notwendig ist, nicht so nebenbei mitgeliefert bekommt. Selbst Tätigkeiten, von denen die Betroffenen angeben, »sie seien den ganzen Tag auf den Beinen« (Hausfrauen, Verkäufer, Krankenschwestern und andere), kommen entgegen der Wahrnehmung häufig nur auf 5 000 bis 6 000 Schritte am Tag. Bis zum anzustrebenden Optimum sind also noch 3 000 bis 4 000 Schritte draufzulegen. Die Aktion des Bundesgesundheitsministeriums »Täglich 3 000 Schritte mehr« zielt in diese Richtung. Und in der Tat ist belegbar, dass diese Steigerung der täglichen Schrittzahl, wenn sie über längere Zeit durchgehalten wird, mit einer deutlichen Verbesserung der gesundheitlichen Daten, so auch des Blutdrucks, verbunden ist.

> **wichtig**
>
> Jeder Schritt zählt! Greifen Sie nicht nur die Anregungen auf, die die Umwelt Ihnen zur Bewegung bietet, sondern suchen Sie aktiv nach Möglichkeiten, Bewegung in Ihren Alltag zu bringen.

Tipps und Anregungen zur Aktivierung der Alltagsaktivität:
- Nutzen Sie jede Treppe. Auch wenn ein Stockwerk nur 15 Sekunden Bewegung bringt, fünf Stockwerke pro Tag sind ein Anfang, zehn Stockwerke ein echter Trainingsreiz.
- Wenn Sie etwas mehr Zeit haben als für den direkten Weg notwendig, so ist ein kleiner Schlenker, ein leichter Umweg auch ein kleines Plus für Ihre Gesundheit.
- Der Parkplatz direkt vor dem Bahnhof oder vor dem Einkaufszentrum ist immer proppenvoll. Die entfernten Parkplätze sind meist frei: Wenn Sie dort parken, sind Sie zwar etwas länger zu Fuß unterwegs, aber Sie sparen oft sogar Zeit, da Sie sich nicht lange mit der Parkplatzsuche aufhalten müssen.
- Stellen Sie sich kritisch die Frage, ob kurze Strecken unbedingt mit dem Auto zurückgelegt werden müssen. Häufig geht es zu Fuß oder mit dem Fahrrad genauso schnell.

- Nutzen Sie die Möglichkeit des Biofeedbacks (Rückmeldung über Ihr Aktivitätsniveau). Kleine preisgünstige Schrittzähler liefern, auch wenn gewisse Messfehler nicht auszuschließen sind, zumindest ein grobes Feedback und zeigen Ihnen, wo Ihr Aktivitätsniveau für den jeweiligen Tag liegt.
- Schließen Sie mit sich selbst eine Zielvereinbarung über die pro Tag zu absolvierenden Schritte. Das wird Ihnen sicherlich zu dem einen oder anderen Spaziergang am Abend verhelfen, aber Sie werden feststellen, wie erholsam und entspannend dies sein kann. Ihr Blutdruck wird es Ihnen auf jeden Fall danken.

Ehrgeiz bei Alltagsaktivitäten und beim Sport ist ungesund!

Spaß gehört bei mancher Alltagsaktivität, aber besonders beim Sport, immer dazu. Ohne Spaß und nur aus Vernunftsgründen betrieben, wird Sport zu einer bitteren Pille, die man des Öfteren doch (gerne) vergisst und sicherlich nur für einen begrenzten Zeitraum »einnimmt«.

Übertriebener Ehrgeiz, Kampfgeist, ja zum Teil sogar Aggressionen lassen jedoch bei Alltagsaktivitäten und beim Sport Stress aufkommen, der schon für sich allein den Blutdruck in die Höhe treiben kann. Bei Alltagsaktivitäten geschieht dies immer, wenn man sich zu viel vorgenommen hat und unter Zeitdruck gerät. Eine verbesserte Selbstorganisation kann viel Druck aus dem Alltag nehmen.

Es gibt eine Reihe von Sportarten, die solche stressauslösenden Situationen verstärkt provozieren. Zu diesen zählen neben den

Kampfsportarten Boxen, Ringen, Judo und so weiter die Spielsportarten Fußball, Handball, Basketball, aber auch die Rückschlagspiele Badminton, Squash und Tennis.

Immer wenn der Ehrgeiz und die Verbissenheit in eine selbst auferlegte Aufgabe zu groß werden oder wenn im Sport im Gegenüber mehr der Gegner als der Partner gesehen wird, ist die Grenze des emotional Vertretbaren überschritten. Der Rahmen der gesunden Emotionalität ist immer dann noch gewahrt, wenn man eine Sache beiseitelegen kann, ohne sich zu ärgern, und wenn man im Sport miteinander und nicht gegeneinander spielt.

> **wichtig**
>
> Nur das individuelle Maß ist das richtige Maß. Seien Sie vorsichtig mit pauschalen Bewegungsempfehlungen oder »dem Programm für den Hypertoniker«. Pauschalität wird nicht nur jedem Einzelnen nicht gerecht, sondern ist auch unter Umständen gefährlich. Wer nicht sein eigener Bewegungsexperte werden will, der suche sich professionelle Hilfe.

Was geschieht bei körperlicher Aktivität?

Muskeln brauchen bei der Arbeit mehr Sauerstoff als in Ruhe; dies gilt für den Sport genauso wie für alle anderen körperlichen Tätigkeiten. Damit der Sauerstoff zu den Muskeln kommt, muss das Herz mehr Blut pumpen. Der Durchfluss durch das Gefäßsystem wird erhöht, und in diesem Zusammenhang kommt es immer zu einem Anstieg des Blutdrucks.

Je mehr geleistet wird, also je intensiver die Anstrengung, desto höher der Sauerstoffbedarf und desto größer auch die Blutdrucksteigerung.

Diese Reaktion ist zwar prinzipiell bei jeder körperlichen Tätigkeit gleich, dennoch gibt es einige bedeutende Unterschiede. Die Blutdruckreaktion bei körperlicher Beanspruchung fällt unterschiedlich aus, je nachdem, ob die Muskulatur

- dynamisch arbeitet (Anspannung und Entspannung wechseln sich rhythmisch ab),
- statisch arbeitet (Haltearbeit leistet),
- oder ob zusätzlich bei einer Anstrengung Pressatmung eingesetzt wird.

Obwohl diese Belastungsformen fast nie isoliert vorkommen, sondern meistens in einer Kombination, bei der die eine oder andere Komponente überwiegt, sind sie prinzipiell wichtig und sollen daher hier kurz besprochen werden.

Der Blutdruck bei dynamischen Belastungen

Bei dynamischen Belastungen wie beispielsweise Laufen oder Schwimmen steigt der Sauerstoffbedarf an, und die Durchblutung der Muskeln kann, im Vergleich zum Ruhezustand, zwanzigfach verstärkt werden. Damit das Blut besser fließt, werden die kleinen Blutgefäße in der arbeitenden Muskulatur weitgestellt, das Blut kann also besser durchströmen. Da bei dynamischer Arbeit, etwa beim Laufen, sehr viel Blut gepumpt wird, reicht die Verbesserung des Durchflusses nicht aus, um zu verhindern, dass der Blutdruck ansteigt.

Dieser Anstieg des Blutdrucks betrifft vor allem den ersten (systolischen) Wert, wobei der zweite (diastolische) Wert nur wenig oder gar nicht ansteigt. Der mittlere Druck (er ist nicht genau der Mittelwert zwischen diastolischem und systolischem Druck, sondern liegt etwa im unteren Drittel der Spanne zwischen den beiden Blutdruckwerten), gegen den das Herz anpumpen muss, steigt also nur geringfügig. Da aber der Mitteldruck am besten anzeigt, wie stark das Herz belastet ist, kann man festhalten, dass das Herz bei dynamischer Belastung nicht so stark gefordert ist.

Der Blutdruck bei Haltearbeit

Auch bei der Haltearbeit, bei der Daueranspannung der Muskulatur also, wie sie zum Beispiel beim Transportieren eines schweren Tabletts im Bereich des Oberkörpers entsteht, steigt der Sauerstoffbedarf an, aber der Blutdurchfluss durch die Muskulatur wird nicht verbessert. Denn in der hier im Gegensatz zur dynamischen Bewegung dauerhaft angespannten Muskulatur wird die Durchblutung sogar gedrosselt.

Ab ca. 15 Prozent der Maximalkraft kommt es zu einer zunehmenden Drosselung der Blutgefäße, bei etwa 60 % ist der Durchfluss völlig gestoppt. Für den Blutdruck bedeutet dies, dass sowohl der erste (systolische) als auch der zweite (diastolische) Blutdruckwert ansteigt. Der Mitteldruck, der die Herzarbeit charakterisiert, steigt bei statischer Arbeit also viel deutlicher an als bei dynamischer Arbeit.

Warum ist Pressatmung schädlich?

Bei hoher Belastungsintensität und großem Kraftanteil (über 70–80 % der Maximalkraft) kommt es zur Pressatmung. Die Luft wird durch Verschließen der Stimmritze im Kehlkopf angehalten, und da gegen diesen Verschluss angepresst wird, entsteht ein Überdruck in der Lunge. Hierbei handelt es sich allerdings nicht um eine dumme Angewohnheit, sondern um eine Notwendigkeit. Durch die Pressatmung wird der Oberkörper zusätzlich stabilisiert, und so können die Muskeln besser arbeiten.

Mit Beginn des Pressens steigt der Blutdruck schlagartig an, fällt dann beim Pressen leicht ab und steigt gegen Ende der Pressaktion wieder an. Wird ausgeatmet, so fällt der Blutdruck zunächst steil ab, um gleich darauf nochmals deutlich anzusteigen, bevor er dann endgültig langsam zum Ausgangsniveau zurückkehrt.

Eine einzige simple Pressatmung führt also zu drei Blutdruckspitzen mit drei mehr oder minder drastischen Sprüngen im Blutdruckniveau. Hinzu kommt: Je größer hierbei die zusätzlich zu bewältigende Last, umso höher der Blutdruckanstieg.

> **wichtig**
>
> Dynamische Belastungsformen sind, was die Blutdruckreaktion betrifft, immer moderater, als wenn viel Haltearbeit geleistet wird. Das Einsetzen der Pressatmung sollte bei jeder Belastungsform möglichst gemieden werden. Wenn etwas nur noch mit Pressen zu schaffen ist, sollten Sie eine Pause machen oder einfach aufhören.

Die richtige Atmung

Je intensiver man sich belastet, umso mehr Sauerstoff wird benötigt und umso stärker wird die Atmung. Die eingeatmete Luftmenge kann sich dabei von 5–8 Litern pro Minute auf das 10- bis 20-fache pro Minute steigern. Solche Luftmengen sind jedoch durch die Nasenatmung nicht zu bewältigen. Bei körperlicher Belastung muss durch den Mund und die Nase gleichzeitig geatmet werden.

Bei ungewohnter körperlicher Aktivität sollte anfangs auf eine ruhige, nicht zu schnelle und ausreichend tiefe Atmung geachtet werden. Dies gilt in besonderem Maße auch für den Sportanfänger und für den Wiedereinsteiger.

▶ *Atmen Sie sich frei!*

Bei denjenigen, die körperliche Belastungen gewohnt sind, also zum Beispiel bei Sporterfahrenen, erfolgt die Einstellung der Atmung automatisch. Der Körper passt die Atmung dem Bedarf an. Dadurch kann die Atmung als ein Gradmesser für die Belastungsintensität herangezogen werden. Immer dann, wenn es schwer wird, sich während der Sportausübung zu unterhalten, ist der Anstrengungsgrad recht hoch.

Gepresst wird häufig nicht nur bei hohen Kraftanstrengungen, sondern auch bei Übungen, die lediglich ein hohes Maß an Konzentration oder Koordination erfordern. So beobachtet man Pressatmung häufig beim Lösen schwieriger Aufgaben, etwa beim Einfädeln eines Zwirnfadens in eine Nadel oder beim Sport, in der Gymnastik bei Gleichgewichts- und Dehnübungen großer

Muskelgruppen, etwa der Muskulatur einer Rumpfseite. Man findet Pressatmung in Sportarten wie Schießen, Golf, ja sogar beim Minigolf.

Der Hypertoniker sollte bei Alltagsbelastungen und beim Sport

- durch Mund und Nase gleichzeitig atmen
- auf eine freie, tiefe Atmung achten
- jede Art von Pressatmung meiden
- in Phasen hoher Konzentration langsam und kontinuierlich ausatmen
- bei Belastung immer noch reden können, denn: »Beim Sport ist Reden Gold und Schweigen nur Silber.«

Ist ein Blutdruckanstieg für Hypertoniker gefährlich?

Wichtigstes Kriterium ist zunächst die Höhe des Blutdruckanstiegs, und dies ist eine Frage der Belastungsintensität. Zusätzlich ist jedoch zu bedenken, wie der Blutdruck ansteigt, ob plötzlich oder allmählich, ob es sich um kurzfristige Spitzen oder um lang andauernde Blutdrucksteigerungen handelt.

Ein Blutdruckanstieg wird umso gefährlicher, je höher es hinausgeht, je plötzlicher der Anstieg erfolgt und je länger die Steigerung dauert.

Die Blutdruckreaktion bei Hypertonikern folgt im Prinzip den gleichen Gesetzmäßigkeiten wie bei Menschen mit normalem Blutdruck. Das Ausmaß ist jedoch nicht nur um den Betrag des Hochdrucks zu höheren Werten hin verschoben, sondern der Hypertoniker reagiert auf vergleichbare körperliche und psychische Reize heftiger, also mit überhöhten Blutdruckanstiegen.

Da Herz und Gefäße in Abhängigkeit vom Schweregrad der Hypertonie und der Dauer der Erkrankung schon vorgeschädigt sein können, wird die Begrenzung von starkem Blutdruckanstieg, vor allem beim älteren Hypertoniker, umso wichtiger.

Ausdauerbeanspruchung ist ideal

Jede ausdauernde körperliche Aktivität, auch Alltagsaktivität, ist im Hinblick auf die Beeinflussung des Blutdrucks positiv zu werten. Ausdauersportarten wie Wandern, Walking, Nordic Walking, Laufen, Inlineskating, Radfahren, Schwimmen, Aquajogging, Skilanglauf und Rudern sind als Beanspruchungsform jedoch besonders gut geeignet. Eine breite Palette an Möglichkeiten steht also zur Auswahl.

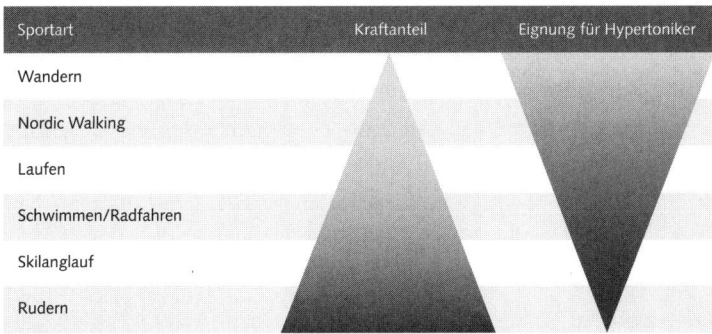

Die Eignung verschiedener Ausdauersportarten in Abhängigkeit vom Kraftanteil der Sportart.

Die zyklischen, dynamischen Bewegungen bei diesen Ausdauersportarten lassen den Blutdruck während der Belastung nur leicht und kalkulierbar ansteigen. Sowohl die direkten Auswirkungen (Schweißverlust) als auch die langfristigen Auswirkungen (vegetative Dämpfung, Gewichtsreduktion, Senkung des Insulinspiegels) aber haben für den Hypertoniker jeweils einen therapeutischen Wert.

Voraussetzung für die Wirksamkeit ist jedoch die richtige Dosierung. Nur bei mittlerer Intensität und bei einem der Leistungsfähigkeit angepassten Umfang zeigen sich die positiven Auswirkungen.

Die Eignung einer Sportart für den Hypertoniker nimmt ab, je höher der Kraftanteil der Sportart ist. Zusätzliche Gesichtspunkte werfen jedoch diese Reihenfolge leicht wieder durcheinander, indem sie die Eignung einer Sportart positiv oder negativ beeinflussen bzw. sie unverändert lassen.

Bewertungsfaktoren zum therapeutischen Wert von Sportarten

Je nachdem, welche Voraussetzungen von Seiten des Hypertonikers gegeben sind, und je nachdem, in welcher Umgebung der Sport stattfinden soll, muss der therapeutische Wert einer Sportart immer wieder neu überdacht werden.

Übergewicht lässt Sportarten, bei denen das Gewicht vom Medium oder Sportgerät getragen wird, günstiger erscheinen. Für Übergewichtige rücken die Sportarten Schwimmen und Radfahren gegenüber dem Laufen daher in den Vordergrund.

Das Richtige Maß Finden

Sportart	Eignung für Hypertoniker	Übergewicht	hügeliges Gelände	gute Vorerfahrung	keine Vorerfahrung
Bowlen	+			↑	
Segeln	+				
Gymnastik	+			↑	↓
Wandern	+	↓	↓		
Nordic Walking	+	↓	↓	↑	
Radfahren	+ 0		↓	↑	
Laufen	+ 0	↓	↓	↑	
Schwimmen	+ 0			↑	↓
Skilanglauf	0	↓	↓	↑	↓
Inlineskating	0		↓	↑	↓
Reiten	0			↑	↓
Surfen	0 –			↑	↓
Badminton	0 –			↑	↓
Judo	0 –			↑	↓
Volleyball	–			↑	↓
Fußball	–			↑	↓
Rudern	–			↑	↓
Bergsteigen	–	↓	↓	↑	↓
Krafttraining	–	↓		↑	↓

Beeinflussende Faktoren für die Eignung verschiedener Ausdauersportarten.

Geländegegebenheiten können ebenfalls die Rangfolge stark beeinflussen. Wandern, Skilanglauf oder Radfahren in bergigem Gelände treiben den Kraftanteil zum Teil drastisch in die Höhe und reduzieren damit die Eignung dieser Sportarten.

Auch die sportlichen Vorkenntnisse sind ein zu bedenkender Faktor. Der für Erfahrene sonst so günstige Skilanglauf ist für den Anfänger ein bedenkenswerter Kraftakt, während auf der anderen Seite das kraftaufwendige Rudern als ruhiges Wanderrudern für den technisch versierten Ruderer auch dann vertretbar ist, wenn er einen Bluthochdruck hat.

Tipps und Anregungen zu den Ausdauersportarten
Wandern und Walken sind für fast jeden Hypertoniker möglich. Wandern ist die Variante mit meist etwas weiter entfernten Zielpunkten, Walking die Variante in der näheren Umgebung. Beide Ausdauervarianten sind auch für leicht Übergewichtige geeignet. Da immer ein Bein am Boden ist, wird der Körperschwerpunkt nur wenig angehoben und fällt auch nicht tief herunter. Damit bleibt die Gelenkbelastung relativ gering. Das Abstufungsspektrum reicht vom lockereren Wanderschritt bis zum Powerwalken und bietet damit Möglichkeiten für Einsteiger und Untrainierte bis hin zum ambitionierten Sportler.

Nordic Walking ist eine Variante, die sich in den letzten Jahren aus einem Trend zu einer Ausdauersportalternative entwickelt hat. Wie beim Wandern und Walken gibt es im Bewegungsablauf keine Flugphase; ein Bein ist immer am Boden. Damit ist es auch für

Personen, die entweder nicht genügend Kraft in den Beinen haben oder die zu viel Last mit den Beinen tragen müssen, möglich, diese Sportart zu praktizieren. Die vielfach versprochene Entlastung des Bewegungsapparats durch den aktiven Stockeinsatz findet jedoch nicht statt.

Nordic Walking	dynamisch	statisch	azyklisch
Belastungsart	x		
Beanspruchungskriterien	gering	mittel	hoch
Kraftanteil	x		
Belastungsintensität	x		
Belastungsumfang		x	
emotionale Beanspruchung	x		

Das Beanspruchungsprofil für Nordic Walking.

Das Gehen mit den Stöcken ist chic und spricht vor allem Frauen in der Altersgruppe jenseits des 35./40. Lebensjahres an. Der aktive Stockeinsatz, der in der praktischen Ausführung leider häufig zu wünschen übrig lässt, bringt die Armmuskulatur und ein wenig auch die Rumpfmuskulatur mit ins Spiel. Der Kalorienverbrauch ist dadurch ein wenig höher als beim Walken ohne Stöcke, aber mehr als 10–15 % mehr an Energieverbrauch sind nicht drin. Die Gewichtsabnahme ist daher nur geringfügig größer als beim Walken.

Der aktive Einsatz von Armen und Rumpf trainiert die Muskulatur dieser Körperpartien ein wenig, was sich positiv auf die Haltungsstabilität und damit auch auf die Problemzone Rücken auswirkt. Auch Personen mit geringen Gleichgewichtsstörungen fühlen sich mit den Stöcken wohler und profitieren von dem Vierfüßlergang.

Insgesamt bringt Nordic Walking eine komplettere Beanspruchung als das Wandern oder Walken ohne Stöcke, und es stellt dabei nur mäßige koordinative Ansprüche. Es bietet ein großes Abstufungsspektrum in der Belastungsintensität, das heißt, für den Anfänger wie auch für den sportlich Ambitionierten sind viele Variationen möglich.

Laufen und Joggen sind die Klassiker – zwei Intensitätsstufen der einfachsten und auch fast überall mit wenig Aufwand zu realisierenden Ausdauersportart. Laufen egal in welchem Tempo bedeutet auch immer fliegen, das Gewicht des Körpers wird hochgeworfen und fällt auch wieder herunter. Auch wenn die »Flughöhe« selten höher als 5–10 cm ist, so ist der Kraftaufwand für die Beschleunigung und die Belastung von Muskeln und Gelenken beim wieder Auffangen nicht unerheblich. Für muskelschwache Personen und solche mit Übergewicht wird das Laufen – also immer wieder das Gewicht hochwerfen – sehr anstrengend. Die Belastungen für die Gelenke bei der Landung erreichen fast das Dreifache des Körpergewichts, was vorgeschädigten Gelenken nicht guttut. Die Einstiegsbelastung fürs Laufen ist deutlich höher als fürs Walken, die Steigerungsmöglichkeiten nach oben sind nahezu unbegrenzt.

Inlineskating, die sportliche Variante des Rollschuhfahrens. Wer Inlineskating beherrscht, für den ist das Gleiten auf den Rollen eine tolle Ausdauervariante. Der Bewegungsablauf ist wenig gelenkbelastend und bietet vom gemütlichen Rollen bis zum Speed Skaten ein breites Abstufungsspektrum für alle Leistungsklassen. Die Anforderungen an die Koordination und das Gleichgewicht sind jedoch relativ hoch, und man muss die Technik gut beherrschen und vor allem bremsen können, sonst wird es gefährlich. Nicht das Fahren birgt die Gefahren, sondern das Fallen.

Radfahren, eine Art der Fortbewegung und eine Sportart mit vielen Varianten. Da das Fahrrad das Tragen des Körpergewichts übernimmt, kann man seine Kraft fast vollständig für die Fortbewegung nutzen. Für langsames Radfahren, allerdings in der Ebene, benötigt man weniger Kraft als fürs Walken, und die Belastung für die Gelenke ist gering. Etwas Gleichgewichtsgefühl ist natürlich notwendig, aber da Radfahren quasi eine »Kulturtechnik« ist, findet man nur wenige Menschen, die nicht Rad fahren können. Bei schnellerem Radfahren, vor allem aber bei Gegenwind und wenn's bergauf geht, steigt der Kraftaufwand steil an, und das Fahrradfahren wird sehr anstrengend. Varianten wie verschiedene Arten von Mountainbiking beinhalten viele solcher Anstrengungsspitzen.

Auch wenn man gleichmäßig rollt, so ist man nicht immer in Bewegung. Radfahren beinhaltet immer Phasen, in denen nicht getreten wird, wie Kurvenfahrten, leichtes Gefälle oder Abstoppen vor Kreuzungen. Bei einer Radtour tritt man 30–40 % der Zeit nicht; um eine vergleichbare Trainingszeit zu anderen Ausdauersportarten zu erreichen, muss man 50 % mehr Zeit investieren.

Auf dem **Fahrradergometer** im Fitnessstudio oder auf dem eigenen Hometrainer tritt man die ganze Zeit, der Zeitzuschlag ist also nicht erforderlich. Diese Allwettervariante des Radfahrens ermöglicht die beste Dosierung der Intensität, da Steigungen, Gegenwind und andere Faktoren komplett wegfallen. Vor allem für Patienten mit eingeschränkter Belastbarkeit ist es ein großer Vorteil, dass man die ärztlichen Intensitätsempfehlungen exakt umsetzen kann. So einfach und ideal ein derartiges Ergometertraining auch auf den ersten Blick erscheinen mag, so erfordert es doch sehr viel Disziplin und Selbstkontrolle, denn das Aufhören wird einem sehr leicht gemacht. Der Fernsehapparat oder Musik kann zwar für Ablenkung sorgen; leider kann man jedoch jederzeit aufhören und absteigen, ohne einen längeren Rückweg mit einkalkulieren zu müssen.

Schwimmen, die nasse Ausdauervariante. Die Vorzüge des Schwimmens sind allseits bekannt: Das Wasser trägt große Teile des Körpergewichts, es sind viele Muskeln beteiligt, was das Schwimmen zu einer gelenkschonenden Ganzkörperbelastung macht. Vor dem Wasserdruck braucht auch der Hochdruckpatient keine Angst zu haben, der Druck fördert lediglich den Rückstrom des Blutes zum Herzen, was sowohl in Ruhe als auch unter Belastung zu einer im Vergleich zum Land niedrigeren Herzfrequenz führt. Dies ist bei der Umsetzung von Intensitätsvorgaben durch die Herzfrequenz zu berücksichtigen. Wer technisch gut schwimmen kann, dem steht eine breite Möglichkeit der Intensitätsabstufung zur Verfügung. Für den schlechten Schwimmer ist das Vorwärtskommen zum Teil sehr anstrengend, sodass er gar nicht lange genug schwimmen kann, um einen Trainingsreiz zu setzen. So paradox es klingen mag: Man muss schon gut schwimmen können, um langsam schwimmen zu können. Wenn man nicht nur auf die Ausdauer schaut, sondern auch auf die Belastung und Beanspruchung des Bewegungsapparats, so wären die Schwimmtechniken Kraul und Rückenkraul am geeignetsten. Da aber die meisten Menschen nur Brustschwimmen beherrschen, sollte man darauf achten, den Nacken und die Lendenwirbelsäule nicht durch zu starke Überstreckung zu stressen. Dann lieber etwas senkrechter im Wasser stehen und Tempoverlust beim Dauerschwimmen in Kauf nehmen.

Aquajogging ist eine »Schwimmvariante«; die alle Vorzüge des Schwimmens beinhaltet, einfach in der Bewegungsstruktur ist und sogar noch ein wenig Krafttraining für die Muskeln mit beinhaltet. Aquajogging ist Laufen im Wasser, der Kopf wird dabei durch eine Auftriebshilfe über Wasser gehalten, entweder durch eine Auftriebsweste oder durch einen Auftriebskörper, der mittels eines Gurtes am Körper befestigt wird. Man läuft unter Einsatz der Arme senkrecht im Wasser. Wo an Land die Arme und Beine lediglich passiv nach vorne schwingen, muss hier gegen den Wasserwiderstand gearbeitet werden, was zwar etwas anstrengender ist, aber als Trainingsreiz für die Muskeln genutzt werden kann. Zum Aquajogging benötigt man nicht einmal viel Platz; selbst in den modernen Spaßbädern, in denen Bahnenschwimmen nicht mehr möglich ist, wäre es realisierbar. Aber da vielen diese Sportvariante unbekannt ist, müsste man sich vieler Fragen und belustigter Kommentare erwehren. Deshalb findet man Aquajogging bisher fast nur im Rahmen entsprechender Kursangebote, aber in der Gruppe zu joggen ist ja auch interessanter, als alleine vor sich hin zu »strampeln«.

Skilanglauf, die Wintervariante des Ausdauersports, bringt eine gelenkschonende Ganzkörperbeanspruchung und ist damit eine Ausdauervariante von hoher gesundheitlicher Wertigkeit. Vom Skiwandern über den klassischen Skilanglauf im Diagonalschritt bis hin zum Skaten bietet sich ein breites Abstufungsspektrum. Die koordinativen Anforderungen sind nicht so, dass man diese Sportart nicht noch in höherem Alter erlernen könnte. Die Wahl des Schwierigkeitsgrades der Loipen sollte man immer unter Berücksichtigung seiner technischen und konditionellen Möglichkeiten treffen. Anstiege und Abfahrten sind Quellen von Belastungsspitzen; die Intensität ist aus dem Profil des Geländes ableitbar, die Farbbezeichnungen Blau, Rot und Schwarz helfen wie beim Skiabfahrtslauf bei der Orientierung.

Rudern ist eine gewichtsneutrale Ganzkörperbelastung und damit eine Ausdauersportart von hoher gesundheitlicher Wertigkeit. Zwei Faktoren machen diese Sportart nur wenigen zugänglich: erstens der hohe materielle Aufwand, zweitens die recht hohen Anforderungen an die Bewegungstechnik. Wer nicht rudern kann, unterliegt der Gefahr, viel zu viel Kraft einzusetzen, seinen Blutdruck hochzujagen und seinen Rücken falsch zu belasten. Dies würde dem beabsichtigten Gesundheitseffekt zuwiderlaufen. Ein guter Ruderer kann die Belastung so dosieren, dass sie auch für Hochdruckkranke vertretbar bleibt. Eine Ruderwanderfahrt auf einem geeigneten Fluss, vielleicht noch unterstützt durch die Strömung, ist noch dazu ein wunderschönes Naturerlebnis, das mit einer Wanderung oder Skiwanderung vergleichbar ist.

Für das Ruderergometer im Fitnessstudio oder als Hometrainer gilt Vergleichbares. Bei guter Bewegungstechnik – allerdings auch mit einem guten Ergometer – ist es eine diskutable Ausdaueralternative. Wer den Bewegungsablauf nicht gut beherrscht, sollte allerdings andere Ausdauervarianten bevorzugen.

> **wichtig**
>
> Suchen Sie sich die für Sie geeignete Ausdauersportart aus; vielleicht probieren Sie auch einmal Alternativen. Eine auf Ihre Voraussetzungen abgestimmte Sportart ist wichtig, aber genauso wichtig ist, dass Sie sich in der Sportart wiederfinden und sie Ihnen Spaß macht, denn nur so ist Dauerhaftigkeit erreichbar. Eine noch so ideale Sportart nutzt nichts, wenn sie nicht stattfindet.

Training im Kraftraum: eine Option für Hochdruckpatienten?

Ohne Zweifel sind hohe Kraftanstrengungen, vor allem, wenn sie mit Pressatmung verbunden sind, für den Hypertoniker weniger geeignete Beanspruchungen. Ein Verbot jeglicher Kraftanstrengung geht jedoch an der Realität des Alltags völlig vorbei. Wie viele Kraftakte sind tagtäglich zu leisten, zum Beispiel beim Heben und Tragen von Getränkekisten, bei der Gartenarbeit oder beim Schneeschaufeln im Winter!

Aufgrund der im Laufe der Zeit abnehmenden Körperkraft werden aber die Alltagskraftakte mit zunehmendem Lebensalter

Tipps und Anregungen zum Fitnesstraining

Eine sinnvolle Auswahl der Übungen trainiert den ganzen Körper. Es gibt natürlich nicht die einzige und allumfassende Fitnessübung – für ein gutes Training müssen Sie einige Übungen kombinieren. Spielen Sie doch einfach mal den folgenden Vorschlag durch und überlegen sich dann, welche Übungen Sie in Ihren persönlichen Fitnessplan integrieren wollen.

Ein Schema für den Anfang könnte sein:

- Zwei Übungen für die Arme, zwei Übungen für den Rumpf, zwei Übungen für die Beine. Derartige Schemata lassen sich steigern und variieren. Man sollte aber immer ein Auge darauf haben, ein gewisses Gleichgewicht hinsichtlich der Verteilung zu berücksichtigen. Die Trainer im Fitnessstudio können bei der Auswahl der Übungen behilflich sein und einen individuellen Trainingsplan erstellen, der unter Umständen bestimmt muskuläre Defizite oder Dysbalancen berücksichtigt.
- Die Intensität der Einzelbelastung sollte bei 40–60 % der individuellen Maximalkraft liegen. Dies gilt es gegebenenfalls auszutesten oder, falls man den Blutdruck nicht unnötig stressen möchte, über die Wiederholungszahl zu ermitteln. Wenn eine Übung gerade noch 15- bis 20-mal wiederholt werden kann, ohne dass Pressatmung notwendig wird, liegt man ungefähr im angestrebten Intensitätsbereich.

- Die Wiederholungszahl pro Übung sollte anfangs 12–15 betragen, später mit dem Trainingsfortschritt kann man die Wiederholungszahl erhöhen. Von jeder Übung sollte man zwei Durchgänge (Sätze) machen, später kann man auf drei Sätze erhöhen.
- Die Pausen zwischen den Übungen sind wichtig. Zwischen den Sätzen mindestens 2 Min. Pause, zwischen den Übungen ca. 5 Min. Bei Kraftbelastungen steigt die Herzfrequenz nicht so schnell und deutlich an. Die Herzfrequenz wird aber subjektiv immer als wichtiger Hinweis für Ermüdung/Beanspruchung angesehen. Da bei Kraftbelastungen die Herzfrequenz nur mäßig steigt und sich zudem nach einer Übung rasch erholt, fühlt man sich subjektiv relativ schnell wieder belastbar. Dies birgt die Gefahr der Überlastung. Die Herzfrequenz ist beim Krafttraining kein gutes Steuerungskriterium. Deshalb auf die Intensitätsvorgaben, die Wiederholungszahlen und die Pausen achten. Immer, wenn trotz Einhaltung der vorgegebenen Steuerungsgrößen während der Wiederholungen eine Pressatmung einsetzt, sind diese zu überprüfen.

Vergessen Sie nicht die »Aerobic Corner«

Auch wenn die Leitlinien Kraftausdauertraining als effektiven Beitrag zur Blutdruckeinstellung einstufen, deuten viele Veröffentlichungen darauf hin, dass von der Kombination Kraft- und Ausdauertraining die günstigsten Anpassungen zu erwarten sind.

- Jedes Fitnessstudio verfügt daher über eine »Aerobic Corner«, in der Geräte zum Ausdauertraining bereitgestellt werden. Dort sind Fahrradergometer, Rudergeräte und Laufbänder zu finden. Sinnvoll wäre

es, sie nicht nur, wie häufig praktiziert, für fünf Minuten zum Aufwärmen zu benutzen, sondern eine 15- bis 20-minütige Ausdauereinheit auf ihnen zu absolvieren.
- Crosstrainer, Stepper und Co. sind Ausdauerfitnessgeräte, die immer wieder in neuen Variationen von der Fitnessindustrie entwickelt und als Innovationen verkauft werden. Der Stepper – Treppensteigen auf der Stelle – hat sich als Fitnessgerät und Hometrainer etabliert und sorgt für eine dem Radfahren vergleichbare Belastung. Der Crosstrainer – eine Kombination aus Radfahren im Stehen und Armeinsatz ähnlich wie beim Skilanglauf – ist ein wirklich sinnvolles Fitnessgerät. Es ermöglicht den Einsatz großer Muskelgruppen ohne große Stauchbelastungen für den Bewegungsapparat. Dass es seinen festen Platz bei den Ausdauergeräten hat, ist daher berechtigt.

Kraftakte: nein – Krafttraining: ja

Nachstehende Tipps können Sie sozusagen als »Faustregeln« betrachten, doch auch hier ist zu berücksichtigen: Schwergradige Hypertoniker sollten jedes kräftigende Training zuvor mit ihrem Arzt besprechen. Grundsätzlich gilt:
- Von Alltagsaktivitäten mit besonderen Kraftakten, wie etwa bei schwerer Gartenarbeit, von Sportarten wie Gewichtheben, Bodybuilding und den Kampfsportarten Boxen, Ringen und so weiter ist pauschal abzuraten.
- Alltagsaktivitäten/Sportarten mit sehr hohem Krafteinsatz, auch solche, bei denen dieser Einsatz sehr schnellkräftig erfolgt wie bei einigen Übungen des Sportabzeichens (Kugelstoßen, Weit- und Hochsprung

sowie Weitwürfe), aber auch Sportarten mit schnellen Antritts- oder Stoppbewegungen sind sehr kritisch zu beurteilen.
- Hingegen können dosierte kräftigende Übungen auch für den Hypertoniker befürwortet werden. Ein dosiertes Krafttraining mit einer Intensität zwischen 40 % und 60 % der Maximalkraft und Wiederholungszahlen zwischen 12 und 30 ist also zu befürworten. Derartige kräftigende Übungen können ohne Weiteres ohne Geräte, nur mit dem eigenen Körpergewicht, durchgeführt werden. Hilfsmittel etwa wie ein Theraband, ein hochelastisches Band aus Latex, ermöglichen Kraftübungen auf kleinstem Raum (das Fitnessstudio für die Westentasche).
- Der Ort des Krafttrainings kann das Fitnessstudio, die Turnhalle, aber auch die Wiese im Garten oder das Wohnzimmer sein. Selbst im Alltag lassen sich Situationen finden, in denen man nebenbei Kräftigung betreiben kann. Regelmäßiges Treppensteigen wäre eine solche beispielhafte Aktivität.

immer größer. Ein wenig Krafterhaltung wäre demnach gar nicht schlecht, um den relativen Kraftanteil der Alltagsbelastung möglichst klein zu halten. Das Ausmaß der Blutdruckreaktion ist nämlich nicht von der absoluten Belastung abhängig, sondern davon, wie viel Prozent der individuellen Maximalkraft gefordert werden, also auch vom Trainingszustand einer Person.

Das Heben eines Kastens, gefüllt mit Getränkeflaschen, fordert beim Kräftigen 30–40 % der Maximalkraft; ein Muskelschwacher muss für die gleiche Belastung vielleicht 70–80 % oder mehr seiner

Maximalkraft investieren. Die Unterschiede in der Blutdruckreaktion sind daher leicht verständlich.

Ganz abgesehen von der Blutdruckreaktion stabilisieren und führen kräftige Muskeln auch die Gelenke besser, was wiederum den Verschleiß reduzieren oder zumindest verlangsamen kann. Die Muskelmasse ist zudem eine wichtige »Stoffwechselküche«, deren Erhaltung sich nicht nur positiv auf das Körpergewicht, sondern auch auf den Zucker- und/oder Fettstoffwechsel auswirken kann.

Keine Angst vorm Fitnessstudio

Die Fitnessstudios, in denen regelmäßig mehr als sechs Millionen Menschen trainieren, erfüllen einen Bedarf in unserer Gesellschaft, nämlich wetterunabhängig jederzeit eine individuelle Möglichkeit der Sportausübung zu gewährleisten. Fitnessstudios sind längst keine »Muckibuden« mehr, in denen junge Männer und Frauen ihre Muskeln stählen. Fitnessstudios betrachten sich heute als Anbieter des Gesundheitssports. Der Altersdurchschnitt in den Studios liegt über 40 Jahre, und der trainierende 60-Jährige ist keine Seltenheit mehr. Der gesundheitsbewusste ältere Mann ist eher mit Fitnesstraining zu motivieren. »Die Frauen kriegt man zum Gesundheitstraining an die (Nordic Walking)Stöcke, die Männer sind mehr mit Gerätetraining zu locken.«

Die vielfach noch verbreitete Angst vor den Krafttrainingsgeräten berücksichtigt nicht die Tatsache, dass sich Gewichte nicht nur nach oben abstufen lassen, sondern auch nach unten. Viele Geräte ermöglichen ein Training der Muskulatur in vorgegebenen Bewegungsbahnen, in kontrollierter Ausgangsstellung mit fein abstufbaren Belastungen. Das Fehlbelastungs- und Verletzungsrisiko ist minimal. Die orthopädische Rehabilitation nutzt seit Jahren diese Vorteile.

Aber sind die bei Kraftbelastungen im Vergleich zu Ausdauerbelastungen stärkeren Blutdruckanstiege tolerierbar, und wie sehen die Effekte auf den Blutdruck aus?

Bei Kraftbelastungen von 40–60 Prozent der individuellen Maximalkraft sind die Blutdruckanstiege moderat und kalkulierbar, vor allem, weil in diesem Intensitätsbereich noch keine Pressatmung eingesetzt werden muss. Dies setzt bei Hochdruckkranken natürlich immer eine ausreichende medikamentöse Einstellung des Blutdrucks voraus. Wenn man derartige Belastungsreize in Serie vollführt, also 15–20 (30) Wiederholungen, dann sprechen wir von einem Kraftausdauertraining, und dessen Effizienz in der Senkung des Blutdrucks ist belegt. Auch das für die Entstehung des Bluthochdrucks so ungünstige Bauchfett lässt sich durch Fitnesstraining reduzieren. In den Empfehlungen zur Blutdrucksenkung durch Sport taucht heute ergänzend zu den Ausdauerbelastungen das Kraftausdauertraining auf.

Spielt beim Spiel der Blutdruck eine Rolle?

Spielen gehört zur Natur des Menschen, auch wenn viele, vor allem ältere Menschen, glauben, in ihrem Alter würde sich so etwas nicht mehr schicken. Im Spiel liegt viel Freiraum, hier kann man Emotionen zeigen und ausleben. Dem Spiel kommt demnach eine wichtige Funktion für die Regulierung der Psyche zu. Der Spannungsabbau im Spiel hat sicherlich auch eine positive Auswirkung auf den Blutdruck. Die Vielfalt der Spielsportarten aber umfasst ein breites Spektrum: für Hypertoniker geeignete, weniger geeignete und ungeeignete Spiele.

Die Eignung von Spielen richtet sich nach einer Vielzahl von Komponenten, die in der folgenden Abbildung zusammengefasst sind. Ein Spiel ist für Hypertoniker umso geeigneter, je mehr seine Charakteristika links auf der Skala angesiedelt sind. Wertet man die einzelnen Merkmale eines Spiels und trägt sie als Punkte in die Skala ein, so erhält man sein individuelles Spielprofil und kann die Eignung besser beurteilen.

Die beiden nachstehenden Beispiele machen deutlich, auf welche Kriterien Hypertoniker bei der Auswahl einer Sportart besonders achten müssen. Zur besseren Orientierung hier also ein Negativ- und ein Positivbeispiel:

Squash mit einer hohen Anzahl von Antritts- und Stoppbewegungen, recht langen Spielaktionen, mittleren Laufbewegungen, hoher Aufeinanderfolge der Spielaktionen, hoher Intensität in den Schlagbewegungen, hoher emotionaler Beanspruchung mit ausgeprägtem Konkurrenzverhalten und geringen Spielunterbrechungszeiten liegt weit rechts in der Eignungsskala und ist daher für den Hypertoniker nicht geeignet.

Familytennis hingegen zeigt folgende Charakteristika: Kaum Antritte und Stoppbewegungen, mittlere Dauer der Spielaktion, fast keine Laufwege, nur geringe Intensität bei den Schlagbewegungen, wenig emotionsgeladen, ohne Konkurrenzverhalten sowie mittlere

Das Richtige Maß Finden

Spielsportart	gering	mittel	hoch
Anzahl der Antritte und Stoppaktionen			
Länge der Spielaktionen			
Länge der Laufwege			
Aufeinanderfolge der Spielaktionen			
Intensität der Schlag-, Wurf- oder Schussbewegung			
emotionale Beanspruchung			
Konkurrenzverhalten			
	hoch	mittel	gering
Spielunterbrechungszeiten			

Eignungsskala zur Bewertung von Spielsportarten bei Bluthochdruck.

Squash	gering	mittel	hoch
Anzahl der Antritte und Stoppaktionen			X
Länge der Spielaktionen		X	
Länge der Laufwege		X	
Aufeinanderfolge der Spielaktionen			X
Intensität der Schlag-, Wurf- oder Schussbewegung			X
emotionale Beanspruchung		X	
Konkurrenzverhalten			X
	hoch	mittel	gering
Spielunterbrechungszeiten			X

Eignungsskala für das Squash-Spiel als Negativbeispiel.

Bewegung

Familytennis	gering	mittel	hoch
Anzahl der Antritte und Stoppaktionen	X		
Länge der Spielaktionen		X	
Länge der Laufwege	X		
Aufeinanderfolge der Spielaktionen		X	
Intensität der Schlag-, Wurf- oder Schussbewegung	X		
emotionale Beanspruchung	X		
Konkurrenzverhalten	X		
	hoch	mittel	gering
Spielunterbrechungszeiten		X	

Eignungsskala für das Familytennis als Positivbeispiel.

Unterbrechungszeiten. Familytennis liegt also überwiegend links in der Skala, was eine gute Eignung für Hypertoniker bedeutet.

Auch Freizeitspiele wie Boccia, Crocket, Frisbee oder dergleichen sind für den Hypertoniker unbedenklich und gut geeignet, auch bis ins hohe Alter.

Ballsportarten

Spielsportarten wie Fußball, Handball, Basketball, Volleyball, Hockey usw. sind in der Regel für den Hypertoniker nicht oder nur wenig geeignet. In ihren Wettkampfformen erfordern alle diese Spiele eine Vielzahl von plötzlichen Antritten und Stoppbewegungen. Diese schnellkräftigen Aktionen unter Beteiligung großer Muskelgruppen lassen den Blutdruck in die Höhe schnellen.

Zudem stellt die Spielsituation einen so starken Reiz dar, dass alle guten Vorsätze, etwa sich zurückzuhalten, schnell vergessen sind. Die Warnsymptome des Körpers werden oft nicht mehr wahrgenommen. Kommt noch Ehrgeiz oder Enttäuschung ins Spiel, so jagen allein schon die Stresshormone den Blutdruck in die Höhe.

Erschwerend kommt in vielen Fällen hinzu, dass ein großer Teil der Spieler ohne körperliche Vorbereitung ins Spiel geht. Es findet weder Lockerung und Dehnung der Muskulatur statt, noch wird daran gedacht, das Herz-Kreislauf-System zunächst einmal anzukurbeln.

wichtig

Grundsätzlich gilt für Spielsportarten: Je mehr das Spielen miteinander statt gegeneinander in den Vordergrund tritt, umso geeigneter ist es für den Hypertoniker.

Als weiteres Problem ist zu sehen, dass in vielen Fällen eine geeignete konditionelle Basis fehlt, der Anstrengungsgrad daher direkt als sehr hoch einzustufen ist. Dass man einem Automotor, vor allem, wenn er einen kleinen Hubraum hat, schadet, wenn man ihn in kaltem Zustand voll beschleunigt, weiß jeder. Unserem Körper muten wir solche »Kaltstarts« jedoch häufig zu.

Rückschlagspiele sind bedenklich!

Alle Rückschlagspiele, wie Tennis, Squash, Badminton und auch Tischtennis, als Wettkampfsport auf hohem technischem Niveau gespielt, sind für den Hypertoniker ungeeignet. Belastungen wie Antritte, Stopps, ruckartige Schlagbewegungen sowie die hohe emotionale Anspannung treiben, jede für sich allein genommen, schon den Blutdruck in die Höhe.

Im breitensportlichen Rahmen lässt sich jedoch auch für den Hypertoniker über Rückschlagspiele diskutieren. Pingpong und Federball, als Varianten der Wettkampfsportart, ohne feste Regeln und häufig auch ohne Spielfeld, sind für den Hypertoniker unbedenklich.

Über Tennis lässt sich diskutieren, vor allem, wenn man sicher sein kann, dass der Ehrgeiz nicht zu groß ist, der gut getroffene Ball also wichtiger wird als der gewonnene Punkt um jeden Preis.

Squash bleibt jedoch auf der Negativliste, da aufgrund der Sprungeigenschaften des Balles und des Aufbaus des Spielraums die Intensität dieses Spiels kaum kalkulierbar ist.

Wie gefährlich ist Kegeln?

Kegler sind, mit Ausnahme der kleinen Gruppe der wettkampfmäßigen Sportkegler, überwiegend höheren Alters und damit schon stärker risikobehaftet. Auch wird häufig erst zu später Stunde gekegelt, also zu einem für den Organismus unphysiologischen Zeitpunkt. Zusätzliche Umstände wie erhöhter Alkoholkonsum, exzessives Rauchen und die Aufnahme üppiger, nicht selten sehr fettreicher Speisen – wie es für »Kegelbrüder und -schwestern« oft sprichwörtlich zu einem Kegelabend dazugehört – summieren sich zu einer Risikokonstellation, die das Auftreten von Herz-Kreislauf-Zwischenfällen begünstigt.

Die azyklische Kraftbeanspruchung mittlerer Intensität beim Kegelwurf selbst ist, allein betrachtet, für den Hypertoniker wenig bedenklich. Unter Berücksichtigung der äußeren Umstände und der nicht unbeträchtlichen Emotionen, die häufig mit im Spiel sind, ist die Belastung beim Kegeln jedoch für den Herz-Kreislauf-Vorgeschädigten, und damit auch für den Hypertoniker, ein beachtenswerter Faktor.

Vielleicht sollte man nicht gleich das Kegeln ganz aufgeben, sondern erst einmal die begleitenden Umstände wie Alkoholgenuss, Rauchen und zu üppiges Essen reduzieren.

> **wichtig**
>
> Spielen gehört zur Natur des Menschen. Lassen Sie ruhig wieder das Spielen zu. Wenn Sie ein geeignetes Spiel für sich gefunden haben, lassen Sie einmal alle Gedanken bezüglich der gesundheitlichen Effekte fallen und spielen Sie um des Spielens willen.

Ist Golf mehr als Spazierengehen?

Beim Golfspiel liegt die Belastung mehr in der immer wieder erforderlichen hohen Konzentration und weniger in der Ausdauerbelastung. Die höchsten Herzfrequenzen wurden beim Abschlag gemessen. Ein 18-Loch-Spiel dauert rund vier Stunden (vier Stunden Wandern sind immerhin auch etwas, bezogen auf den Kalorienverbrauch). Ein guter Golfschwung gelingt nur mit Lockerheit, unter Anspannung trifft man viele Bälle nicht richtig. Man muss also runterfahren, um besser zu treffen. Man könnte das Golfspielen fast als psychoregulatives Training einstufen. Neben der Selbstregulation trägt aber auch die Bewegung in der freien Natur zur Entspannung bei. Beides ist ganz im Sinne einer Senkung des Blutdrucks.

Kann man durch Bewegung und Sport Stress abbauen?

Körperliche Aktivität oder Sport ist sicherlich für viele Menschen die angenehmste Art, Dampf abzulassen, also innere Spannungen zu lösen. Die Art und Weise jedoch, in der dies oft geschieht, ist mehr dazu geeignet, die Stresswirkungen zu verlängern als abzubauen.

Ermüdung und Erschöpfung sind kein Stressabbau!

Stressabbau durch Bewegung und Sport bedeutet für viele, sich völlig zu verausgaben, also mit maximalem Einsatz bis zum Umfallen alles zu geben, was man momentan leisten kann. Es ist offenkundig, dass dabei zwar eine Befriedigung und Ermüdung eintritt, eine echte Entspannung aber ist dies nicht. Die Erregung des vegetativen Nervensystems nach intensiver körperlicher Aktivität oder Sport dauert oft Stunden an und lässt den Körper nicht zur Ruhe kommen.

Erst Entspannung ermöglicht Stressabbau, doch sie tritt nur dann ein, wenn man sich durch ausdauernde Aktivitäten wie längere Spaziergänge, Wanderungen oder durch Ausdauersportarten oder auch moderates Fitnesstraining mit mittlerer Intensität und in einem dem Können angepassten Umfang belastet. Dann werden die Stresshormone abgebaut, und es kommt zu einer tiefen, lang andauernden Entspannung.

Diese Art Sport zu treiben entspricht jedoch häufig nicht den Vorstellungen von Sport als Entspannung. Sie widerspricht zudem häufig den allgemeinen Vorstellungen von Sport, die sich im Laufe des Lebens entwickelt haben. Und Umlernen ist bekanntlich schwieriger, als etwas Neues zu lernen. Erst wenn man auch seine diesbezügliche Vorstellung umprogrammiert hat – also mit dem Kopf, nicht gegen den Kopf Sport treibt, kann man das ganze Ausmaß der Entspannung ernten.

wichtig

Beginnen Sie mit dem Stressabbau in Ihrem Kopf. Die gesundheitlich richtige Belastungsintensität liegt in der goldenen Mitte. Zufriedenheit und Entspannung treten dann ein, wenn Sie im Sport das realisieren, was Sie sich vorgestellt haben. Also justieren Sie Ihre Vorstellung, dann kommt das Wohlgefühl fast automatisch.

Klettert in den Bergen auch der Blutdruck in die Höhe?

Grundsätzlich gibt es im Ruhezustand keinen wesentlichen Unterschied zwischen dem Blutdruck im Flachland und dem Blutdruck im Bergland (bis in ca. 2 000 m Höhe).

In der Höhe fallen aber Belastungen schwerer als im Flachland, da der Teildruck des Sauerstoffs abnimmt und damit das Herz mehr pumpen muss, um die gleiche Sauerstoffmenge zu befördern.

Je höher es hinaufgeht, desto größer wird die Kreislaufbelastung, und damit steigt auch der Blutdruck. Dies gilt auch dann, wenn die zu bewältigende Arbeit selbst die gleiche bleibt, wie sie in der Ebene ausgeführt wird. Von besonderer Wichtigkeit ist dies für Patienten mit offenkundigen Herzerkrankungen. Ihre schon in der Ebene eingeschränkten Herzreserven werden in der Höhe viel früher ausgeschöpft und überschritten.

Der objektiven Abnahme der Leistungsfähigkeit steht jedoch häufig das subjektive Gefühl gegenüber, man sei besonders fit und könne geradezu »Bäume ausreißen«. Dieses Gefühl kommt nicht nur von der Urlaubsstimmung, sondern ist eine Eigentümlichkeit der Höhe. Der Aufenthalt stimmt zuweilen sogar euphorisch, und dies besonders in den ersten drei Tagen.

Üben Sie Zurückhaltung bei Ihren Wanderungen und Bergtouren, besonders in den ersten Tagen. Warten Sie die Zeit ab, bis der Körper sich an die Höhe gewöhnt hat, und richten Sie sich nach Ihren inneren Gradmessern der Belastung, wie der Atmung und der Pulsfrequenz. So lässt sich die Gefahr der Überanstrengung vermeiden.

Leichte und mittelschwere Wanderungen beziehungsweise Bergtouren, die Sie gut bewältigen können, sind Extremtouren vorzuziehen, denn sie erlauben es noch, die Landschaft zu genießen. Eine zu ehrgeizige Wanderung mit hoher körperlicher Anstrengung engt die Wahrnehmung zunehmend ein. Man hat kein Auge mehr für die Landschaft, sondern nur noch für das Ziel anzukommen. Das ist dann das Gegenteil einer entspannenden Wanderung, die ja eigentlich das Ziel sein sollte. Zügeln Sie also Ihren Ehrgeiz, und genießen Sie die Natur.

In der Höhe haben Sie mehr Durst, das ist normal. Sie atmen etwas stärker und damit auch mehr Wasserdampf aus. Trinken Sie mehr, jedoch sind Obstler und andere Alkoholika nicht die geeigneten Durstlöscher. Mit Mineralwasser und Fruchtsäften lässt sich der Flüssigkeitsverlust besser und gesünder ausgleichen.

Wie stark reizt das Reizklima am Meer?

Der Reiz, der vom rauen Klima der Nordsee, vor allem vom Herbst bis zum Frühjahr, auf den Blutdruck ausgeht, ist in einer bestimmten Größenordnung für Hypertoniker sicher vertretbar. Die Wärmeregulation des Körpers wird angeregt, und zusammen mit der meist verstärkten körperlichen Bewegung sind eher positive gesundheitliche Effekte als negative Begleiterscheinungen zu erwarten.

Bei einigen Herz-Kreislauf-Patienten führt das Seeklima zu einer Überstimulation des vegetativen Nervensystems mit Schlafstörungen und Unruhezuständen. Wenn eine derartige Reaktion, die zumeist nach ein bis drei Tagen abklingt, weiter fortbesteht, sollte man nach anderen Urlaubsorten, etwa im Mittelgebirge, Ausschau halten.

Der Aufenthalt am Meer im Hochsommer ist dagegen kritischer zu beurteilen. Hitze in Verbindung mit direkter Sonneneinstrahlung ist auch für den Gesunden nicht immer leicht zu ertragen. Sie tun nicht nur Ihrer Haut etwas Gutes, wenn Sie sich überwiegend im Schatten aufhalten, sondern auch Ihrem Kreislauf.

Wie kalt darf das Wasser beim Schwimmen sein?

In Abhängigkeit von der Aktivität im Wasser sind folgende Temperaturen ideal: 27°/28° C für jemanden, der richtig schwimmen will, und 30°/31° C sollten es für jemanden sein, der nur ein bisschen baden oder leichte (funktionelle) Gymnastik betreiben will.

> **wichtig** **Kalte Wassertemperaturen**
> - Je tiefer die Temperatur, umso langsamer sollte die Gewöhnung erfolgen und umso kürzer sollte auch der Aufenthalt im Wasser sein.
> - Auch bei vorsichtiger Gewöhnung stellen Temperaturen unter 22° C im Hallenbad und unter 18° C im Freien eine Grenze dar, bei der sich vor allem der Hypertoniker das Baden reiflich überlegen sollte.

Bei diesen Wassertemperaturen hat zum Ersten die Muskulatur für ihre Arbeit einen günstigen Temperaturbereich, zum Zweiten ist das Verhältnis zwischen Wärmeabgabe und Wärmeproduktion sehr günstig. Da diese Temperaturen mit Ausnahme von Warmbadetagen in öffentlichen Bädern eine Illusion sind, muss man jedoch mit Temperaturen von 22–24° C in Hallenbädern leben.

In Freigewässern und im Meer liegen die Temperaturen häufig unter 20° C. Auch hier ist es jedoch für einen Hypertoniker möglich zu schwimmen. Entscheidend ist die Abhärtung, die Gewöhnung an die kalten Temperaturen.

Sauna und hoher Blutdruck

Sauna und die Kneipp'schen Verfahren basieren im Wesentlichen darauf, dass die Wärmeregulation (Thermoregulation) des Körpers durch Temperaturunterschiede gezwungen wird, zu reagieren und sich unterschiedlichen Situationen anzupassen. Dies ist auch für den Hypertoniker durchaus sinnvoll.

Gegebenenfalls sind sogar positive Effekte auf den Blutdruck zu erwarten.

Milde Temperaturreize stabilisieren viele vegetativ gesteuerte Funktionen – extreme Temperaturreize sollten gerade Hypertoni-

> **wichtig** **Sauna und Kneipp'sche Anwendungen**
> - Zwei bis drei Saunagänge von nicht übertriebener Dauer bei gemäßigten Temperaturen sind vertretbar. Sie beeinflussen über den Salz- und Wasserverlust und die Entspannung unter Umständen auch den Blutdruck.
> - Für die Abkühlung nach der Sauna nehmen Sie eine Dusche von 20–22° C. Für den aufgeheizten Körper bedeutet das immer noch eine erhebliche Abkühlung. Steigen Sie daher langsam unter die Dusche!
> - Bei der Vielzahl von Kneipp'schen Kälteanwendungen lässt sich der Kälteschock durch allmählichen Übergang abschwächen, ganz vermeiden lässt er sich sicherlich nicht. Sensibel reagierende Hypertoniker sollten daher von solchen Kälteanwendungen eher Abstand nehmen.

ker jedoch meiden! Denn: Von außen wirkende Extreme ziehen extreme Reaktionen des Kreislaufs und damit des Blutdrucks nach sich.

Besondere Beachtung verdient vor allem der Kältereiz beim Saunieren, der zu plötzlichem, explosionsartigem Anstieg des Blutdrucks führen kann. Für den thermischen Wechselreiz reichen bei der Abkühlung auch Temperaturen von knapp über 20° C; sie sind gesundheitlich wirksam und im Hinblick auf die Blutdruckreaktion besser verträglich.

Beim Hitzegang in der Sauna sollten extreme Temperaturen und vor allem gehäufte Aufgüsse vermieden werden. Auf der unteren Stufe kann man schonender zum Schwitzen gelangen als auf der oberen.

Extreme meiden heißt es auch bei anderen Hitzeanwendungen, wie bei Dampfbädern, japanischen Bädern oder bei den in Mode gekommenen Whirlpools. Man bedenke, dass die hohen Umgebungstemperaturen die Wärmeabgabe des Körpers behindern. Die Kreislaufbelastung, die notwendig ist, um diese Wärme im Wasser abzugeben, ist nicht unerheblich.

▶ *Beim Saunieren sollten vor allem starke Kältereize unbedingt vermieden werden.*

Beim Eintauchen in kaltes Wasser ziehen sich die Blutgefäße zusammen, und der Blutdruck steigt. Der Blutdruckanstieg ist umso höher, je größer der Unterschied zur Körpertemperatur ist und je plötzlicher der Übergang erfolgt.

Der Sprung ins eiskalte Tauchbecken lässt schon bei Personen mit normalem Blutdruck den Druck auf Werte von systolisch über

300 mmHg hochschnellen. Ein Hypertoniker mit vorgeschädigten Gefäßen sollte daher von einem solchen, zudem noch wenig sinnvollen, Sprung besser absehen.

Also maßhalten beim Abkühlen, wählen Sie nicht zu tiefe Temperaturen und gestalten Sie den Temperaturwechsel langsam und nicht plötzlich.

Risikosportarten und hoher Blutdruck

Sportarten wie Bergsteigen, Drachenfliegen, Fallschirmspringen, Bungee-Jumping oder Tauchen beinhalten ein hohes Risiko. Kleine Fehler haben hier oft schwerwiegende Folgen!

Die körperliche Anstrengung ist bei diesen Sportarten, mit Ausnahme des Bergsteigens, nicht besonders hoch. Überwiegend bestimmt hier die psychische Anspannung das Beanspruchungsprofil.

Kritische Situationen kommen bei Anfängern häufig vor, wobei die Stressreaktion zu ausgeprägten und plötzlichen Blutdruckanstiegen führt.

Beim Bungee-Jumping kommt es, neben dem psychischen Stress, beim Abbremsen des kopfwärtigen Sprungs zu einer Blutüberfüllung im Kopf, da die Venenklappen in den Halsvenen eine derartige Blutüberfüllung nicht verhindern können. Dabei entsteht im Gehirn und in den Augen ein deutlicher Überdruck mit der Gefahr von bleibenden Schäden vor allem an den Augen. Hypertonikern ist daher von diesen Sportarten abzuraten, besonders, wenn sie erst damit anfangen möchten.

Hochdruckpatienten, die Könner in einer Risikosportart sind und aufgrund ihrer Erfahrung das Risiko begrenzen können, dürfen, mit Ausnahme des Bungee-Jumpings, unter Umständen »ihre«

Sportart weiter ausüben. Neben einer guten Blutdruckeinstellung ist es dafür allerdings unbedingt erforderlich, dass sich diese Patienten zurückhalten können.

Der Blutdruck beim Segeln, Surfen und Wasserski
Segeln – außer als Leistungssport – ist für Hypertoniker nahezu unbedenklich. Die Erfordernisse hinsichtlich der Kraft und die Stresssituationen bewegen sich im Allgemeinen in einem akzeptablen Rahmen. Dies gilt natürlich immer nur dann, wenn man sich nicht schweren Witterungsbedingungen ausliefert.

Beim Surfen hingegen ist viel mehr statische Haltearbeit er-

> **wissen** **Reiten**
> Wer hat den höheren Blutdruck, das Pferd oder der Reiter? Beim Reiten hat das Pferd natürlich den höheren Blutdruck, nicht nur, weil der Blutdruck beim Pferd ohnehin schon höher liegt als beim Menschen, sondern auch, weil das Pferd sich viel mehr belastet. Zwar muss der Reiter ein gewisses Maß an Haltearbeit leisten, um richtig zu sitzen und das Pferd zu führen. Gute Reiter reiten dynamisch, wechseln zwischen Anspannung und Entspannung. Reitanfänger und unsichere Reiter sitzen oft in Daueranspannung im Sattel, was den Blutdruck nicht unerheblich stresst. Eine gute Reittechnik und eine behutsame Herangehensweise halten die Beanspruchungen beim Reitsport in einem Rahmen, der auch für den Hypertoniker durchaus kalkulierbar ist.

forderlich als beim Segeln. Könner mit gutem Gleichgewichtsgefühl und Hilfsmitteln wie einem Trapez kommen mit relativ wenig Kraftaufwand aus. Wenn diese Umstände gegeben sind, kann auch ein Hypertoniker das Surfen weiter betreiben.

Surfanfänger hingegen müssen permanent große Kraftakte leisten: 1. wenn sie nach dem unvermeidlich häufigen Ins-Wasser-Fallen wieder aufs Brett klettern, und 2. wenn sie das Segel wieder aus dem Wasser ziehen müssen. Da auch die meist kurzen Phasen des eigentlichen Surfens auf dem Brett mit einer totalen Anspannung verbunden sind, sollte man einem Hypertoniker, der mit dem Surfen beginnen möchte, besser abraten.

Könner beim Wasserski können ihren Anstrengungsgrad gut regulieren. Für sie ist also diese Sportart vertretbar, auch wenn sie einen Bluthochdruck haben. Anfänger hingegen verspannen sich erfahrungsgemäß beim Fahren und besonders beim Starten derart, dass Hypertonikern wegen der damit verbundenen Blutdruckspitzen von dieser Sportart abzuraten ist.

Alpiner Skilauf und Bluthochdruck

Alpiner Skilauf ist wegen der Art seiner Beanspruchung für den Hypertoniker nicht besonders geeignet. Anders als beim empfehlenswerten Skilanglauf treiben beim Abfahrtsski viele azyklische Bewegungen beim Schwingen und Kanten, verbunden mit der Haltearbeit im Rumpf, den Blutdruck zeitweilig in die Höhe.

Hauptsächlich bestimmt jedoch die Art des Skilaufens die Kreislaufbelastung. Forsche, aggressive Fahrweise an steilen Buckelpisten zieht nicht kalkulierbare Blutdruckreaktionen nach sich. Ruhiges Schwingen auf leichten bis mittelschweren Pisten ist dagegen in seiner Blutdruckreaktion durchaus vertretbar.

Das in der letzten Zeit aufgekommene sogenannte Carven mit stark tailliertem Ski erlaubt wegen der speziellen Bauweise der Ski ein runderes Fahren, das Schwingen geht leichter. Allerdings verleitet das erleichterte Kurvenfahren nicht wenige Skifahrer auch zu schnellerem Fahren, und so muss den Fliehkräften in den Kurven länger und mit größerer Kraft entgegengehalten werden. Gemütlich und genussvoll Carven ist von der Intensität her vertretbar, Carven mit hoher Geschwindigkeit eher nicht.

Guten Skifahrern, die es verstehen, ihren Ehrgeiz zu zügeln, ist auch dann noch »ihr« Sport erlaubt, wenn sie Bluthochdruck haben. Skianfänger mit Bluthochdruck sollten jedoch die Belastungen, die beim Skifahren entstehen, bedenken.

Bedenkenswert beim Skifahren sind neben der Belastung selbst auch die Höhenlagen und die häufig ausgeprägten Après-Ski-Programme. Beide Faktoren können nicht unwesentlich zur Erhöhung der Belastungsintensität beim Skifahren beitragen.

Welcher Sport für unsportliche Hypertoniker?

Einige, vor allem auch ältere Menschen haben einfach Angst oder schlichtweg keine Freude daran, Sport zu treiben. Wenn jedoch der Spaß fehlt, ist eine der wesentlichen Voraussetzungen für eine erfolgreiche Therapie, nämlich die Dauerhaftigkeit, nur selten gewährleistet.

Wie wäre es also mit Tanzen oder Wandern? Hier ist kein Sportdress notwendig, und man gerät auch nicht (direkt) ins Schwitzen. Betreibt man Tanzen und Wandern einigermaßen systematisch, so handelt es sich auch hier schon um eine Form von Sport. Regelmäßig betrieben haben sie durchaus positive Effekte auf den Körper, und sei es nur durch eine bessere Körpererfahrung. Vielleicht helfen diese buchstäblich ersten Schritte auf dem Parkett oder im Wald aber auch, die Schwelle zum Sport zu senken und sich noch zu gezielteren Aktivitäten zu überwinden.

Auch das viel geschmähte Spazierengehen ist gerade für ältere Hypertoniker eine Option. Die kleine Runde um den Block reicht allerdings nicht. Bei Zuckerkranken und Patienten mit metabolischem Syndrom hat man festgestellt, dass ab fünf Stunden Spazierengehen pro Woche viele gesundheitlich relevante Parameter, so auch der Blutdruck, sich zum Positiven wenden.

Auch der Alltag bietet »sportliche Elemente«

Vor dem Hintergrund, dass sich der Kalorienverbrauch im Alltag in den letzten 20 Jahren wegen mangelnder Bewegung um rund 400 kcal pro Tag bei den Männern und um etwa 250 kcal pro Tag bei den Frauen reduziert hat, wird das Suchen nach Möglichkeiten, Kalorien umzusetzen, fast schon eine gesundheitliche Überlebensfrage. Um auf das aus präventivmedizinischer Sicht günstige Quantum von 250–300 kcal Energieverbrauch pro Tag durch körperliche Aktivität zu kommen, reicht der gelegentliche Sport allein häufig nicht aus.

Jeder Kalorienverbrauch im Alltag zählt, auch wenn man ihn aus kleinen Portionen zusammenstückelt. Hier einige Beispiele:

- Jede Treppe ist ein Herz-Kreislauf- und Kräftigungsreiz. Wenn man sie systematisch sucht und Aufzüge meidet, kommt schon einiges zusammen.
- Die Parkplätze unmittelbar vorm Eingang eines Einkaufszentrums sind immer belegt, Parkplätze in der Peripherie sind stets frei, und ohne Aufwand kommen dabei einige Meter Fußweg heraus. Das Schleppen der Taschen ist kein Argument dagegen. Der nächste Einkaufswagenstellplatz ist meist nicht weit.
- Die Gartenarbeit, etwa das Harken oder Fegen, ist ein kleines Ausdauertraining und macht, wenn man es rhythmisch gestaltet, sogar viel mehr Spaß.
- Hausarbeit zählt wenig, obwohl man »permanent auf den Beinen« ist. Mit etwas Fantasie finden sich aber auch hier längere Wege, etwa die Treppe aus dem Keller bis zum ersten Stock in einem Stück. Extrazeit für den Kreislauf sollte man jedoch zusätzlich und außerhalb der Hausarbeit einplanen.
- Entdecken Sie das Fahrrad wieder als Fortbewegungsmittel, zum Briefkasten um die Ecke ist man häufig schneller als mit dem Auto.

Wie viel ist genug? – Hilfsmittel beim Training

Eine wichtige Größe zur Rückmeldung der Belastungsintensität ist die Pulsfrequenz. Sie steht in direkter Beziehung zur Belastungsintensität, erlaubt also eine genaue Beschreibung derselben. Die Pulsfrequenz unterliegt jedoch vielen Einflüssen, wie etwa dem Alter, dem Geschlecht, dem Trainingszustand und so weiter; auch

Medikamente können die Pulsfrequenz beeinflussen. Es gibt zwar sehr viele Vorschläge, die Pulsfrequenz für ein Training mittels einfacher Formeln zu erfassen. Die einfachste ist: Trainingspuls = 180 – Lebensalter. Sie stellt nur eine grobe Annäherung dar und ist vor allem für Patienten unter Medikation nicht geeignet. Hier sollte immer auf die individuelle Herzfrequenz zurückgegriffen werden, die der Arzt im Rahmen einer Belastungsuntersuchung ermittelt hat.

Herzfrequenzmesssysteme können mehr als nur den Herzschlag zählen

Man kann den Pulsschlag am Handgelenk oder am Hals tasten und mit einer Uhr die Schläge pro Minute zählen. Das ist mühsam und ungenau, da man für die Messung die Belastung unterbricht und dann der Puls schnell abfällt. Einfacher geht es mit einem Messsystem, bestehend aus einem Brustgurt und einer Uhr am Handgelenk. Der Brustgurt nimmt die elektrischen Impulse des Herzens (EKG) auf und überträgt sie auf die Uhr. Man misst also die Herzfrequenz, die meistens mit der Pulsfrequenz identisch ist. Die Messsysteme sind sehr genau und zuverlässig. Einfache Systeme gibt es schon zum Preis eines guten Restaurantessens; sie messen meistens nur die Herzfrequenz und die Zeit. Aber man kann auch aufwendigere Systeme erwerben, mit vielen mehr oder minder nützlichen Anwendungen. Dem Spieltrieb sind dabei keine Grenzen gesetzt.

Es gibt aber auch unter gesundheitlicher Perspektive einige durchaus sinnvolle Anwendungen. Wenn man die individuellen Werte und Pulsgrenzen eingibt, können etwas aufwendigere Systeme auch näherungsweise Kalorien zählen. Da aus der Perspektive des metabolischen Syndroms der Kalorienverbrauch eine wichtige Zielgröße ist, ergibt das auch Sinn. Ziel: Als Mann sollte man pro Woche 1 600–2 000 kcal durch Bewegung verbrennen, Frauen sind schon mit 1 200–1 600 kcal pro Woche gut im Rennen.

Eine der wichtigsten Funktionen dieser Systeme ist die Funktion als Biofeedback. Man lernt sich und die Belastungsreaktion seines Körpers kennen und sollte das Belastungsgefühl bei unterschiedlicher Intensität (Herzfrequenz) so verinnerlichen, dass man sich auch ohne Messsystem einzuschätzen vermag. Man sollte nicht zum Sklaven seiner Pulsuhr werden; der Blick auf die Anzeige sollte nur das Belastungsgefühl bestätigen.

Bewegungsaufnehmer zur Messung der Schritte oder der Bewegungen

Die moderne Elektronik hat uns kleine Geräte beschert, die die Schritte und/oder die Bewegung erfassen (Pedometer, Accelerometer). Was sagt es mir, wenn ich weiß, wie viele Schritte jemand am Tag gemacht hat? Für erwachsene Menschen sind 80–90 Prozent ihrer Tagesaktivität über das Gehen erklärt. Wenn ich also die Zahl der Schritte kenne, weiß ich über knapp 90 Prozent der Tagesaktivität Bescheid. Einige Systeme messen die Schritte direkt, andere messen Körperbeschleunigungen (activity bites) und berechnen daraus Schritte und/oder wiederum näherungsweise Energieverbrauch. 8 000 Schritte pro Tag gelten als moderat aktiv, aktiv ist man erst ab 10 000 Schritten pro Tag.

In diesem Kontext wird auch die Aktion des Bundesgesundheitsministeriums »Täglich 3 000 Schritte mehr« verständlich. Viele Erwachsene erreichen nur 6000 bis 6500 Schritte pro Tag. Mit 3000 Schritten mehr wären sie dann zumindest nah an dem Bereich, den man als aktiv und damit gesundheitlich wertvoll einstufen kann.

Es gibt Schrittzähler, die mechanisch die Schritte mit einem sich bewegenden Hebel messen. Diese Systeme sind zwar billig, aber sehr störanfällig. Eine Fahrt im Bus über ein Kopfsteinpflaster wird als mehrere tausend Schritte registriert. Beschleunigungsmesser (Piezoelemente) sind teurer. Wer richtig investiert, bekommt Systeme, die Schritte, Entfernungen, Kalorien und noch weitere Parameter messen und dem Träger Rückmeldungen geben, wie viel noch an dem gesundheitlich relevanten Bewegungsausmaß fehlt. Einige Systeme unterscheiden zudem noch in moderate und forcierte Aktivität und bieten Alternativen, um das Bewegungsdefizit entweder moderat oder forciert nachzuarbeiten. Also entweder längere Zeit walken oder kürzere Zeit joggen.

Auch hier ist das Biofeedback die eigentlich wichtige Zielsetzung; man sollte lernen, sein Bewegungsausmaß verlässlich abzuschätzen. Zumindest am Anfang ist die Kontrolle der Schritte ein effektiver Motivationsfaktor.

Die Messung der Intensität und des Umfangs von körperlicher Bewegung ist durchaus sinnvoll. Man lernt sein Bewegungsverhalten besser kennen und einschätzen (Biofeedback). Solche Systeme schützen vor Selbstbetrug und helfen bei der Selbstkontrolle, vielleicht auch bei der Motivation. Bei aller Technikgläubigkeit sollte aber nicht der Mikroprozessor im Messsystem die Kontrolle übernehmen, sondern die Steuerung der Belastung sollte immer noch im Kopf erfolgen.

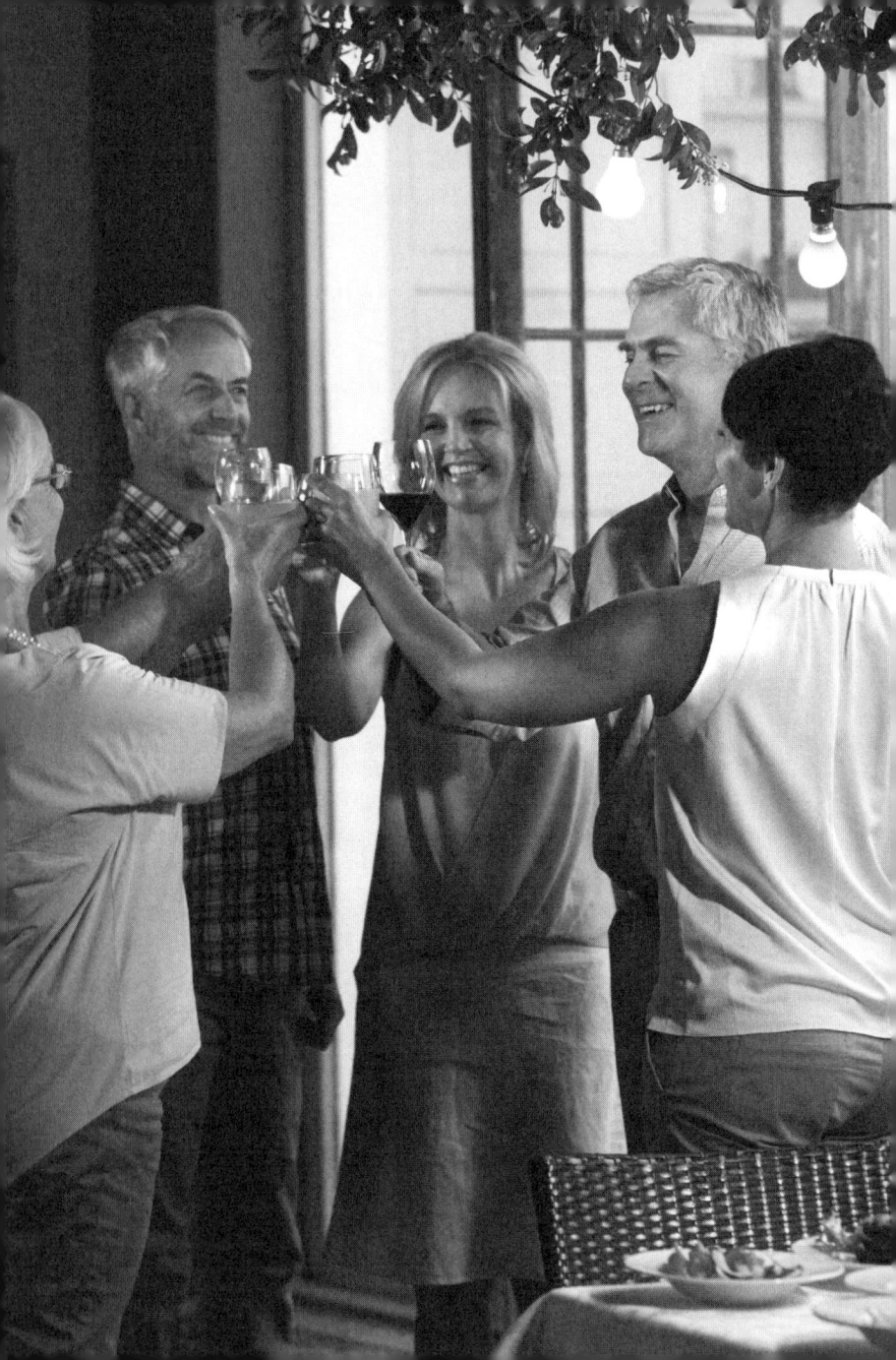

Ernährung

Ich soll meine Ernährung umstellen?
Bringt das denn was? – Ja! Mit einer gesunden
und ausgewogenen Ernährung können
Sie Ihren Blutdruck erheblich senken.
Bereits kleine Schritte zeigen Wirkung.

Packen Sie es an!

ERNÄHRUNGSTHERAPIE BEI BLUTHOCHDRUCK

Der Einfluss der Ernährung auf den Blutdruck ist in den zurückliegenden Jahren intensiv untersucht worden. Als Ergebnis der wissenschaftlichen Untersuchungen wird heute für Patienten mit Bluthochdruck die DASH-Diät empfohlen, die auf einer innovativen Studie beruht.

Die Grundlagen der »DASH-Ernährung«

Der Name DASH leitet sich von einer Studie ab (= Dietary Approach to Stop Hypertension), die vor einigen Jahren in den USA durchgeführt wurde und zu neuen ernährungsmedizinischen Erkenntnissen geführt hat. Zunächst erhielten die 459 Teilnehmer der Untersuchung über drei Wochen eine typische amerikanische Kost, die wenig Obst und Gemüse, aber reichlich Fleisch und fettreiche Milchprodukte enthielt (= Kontroll-Diät). Anschließend wurden die Teilnehmer über acht Wochen »gesund« ernährt, das heißt, sie aßen reichlich Obst, Gemüse und fettarme Milchprodukte. Durch diese Ernährungsumstellung sanken der systolische und der diastolische Druck deutlich (siehe Graphik). Eine zusätzliche Reduktion der Salzzufuhr (= kombinierte Diät) konnte zu einer weiteren deutlichen Absenkung des Blutdrucks bei den Teilnehmern beitragen.

Ernährungstherapie bei Bluthochdruck

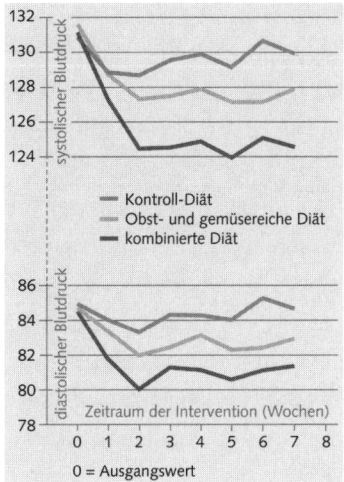

Sichtbarer Erfolg der kombinierten Diät als Mittel zur Blutdrucksenkung.

Die DASH-Ernährung ist wissenschaftlich bestens untersucht und entspricht in vielen Teilen den Grundlagen einer ausgewogenen Ernährung. Sie sollte deshalb von allen Patienten, die unter Bluthochdruck leiden, befolgt werden. Die folgenden Abschnitte enthalten Tipps und Hinweise, die Ihnen helfen, die wesentlichen Grundlagen der DASH-Ernährung zu erlernen.

Was jeder Hypertoniker über das Essen wissen sollte

Zunächst erhalten Sie allgemeine Informationen über eine blutdrucksenkende Ernährung. Anschließend geht es darum, das Essverhalten in kleinen Schritten zu verbessern. Hierzu gibt es Checklisten, die Ihnen helfen, positive Veränderungen zu erfassen und weiter auszubauen. Wenn Sie Einblick in die Zusammenhänge zwischen Nahrungseinflüssen und deren Wirkung auf Ihren Blutdruck haben, wird es Ihnen leichter fallen, die Tipps umzusetzen.

Ihre Bemühungen, das Essverhalten zu verbessern, können Sie selbstverständlich jederzeit mit dem betreuenden Arzt oder einem qualifizierten Ernährungstherapeuten diskutieren und weiterentwickeln.

Über viele Jahre hat man sich an Lebensmittel, die man gerne isst, gewöhnt. Der Tagesablauf ist zum Teil mit fest eingeplanten Mahlzeiten vorbestimmt oder bei vielen Menschen durch den Beruf chaotisch geworden. Nun ist Ihr Blutdruck erhöht, und Sie möchten eine Essstrategie entwickeln, die zu Ihnen, Ihrem Geschmack, Ihrem Tagesablauf und Ihrer familiären bzw. beruflichen Situation passt.

Bedenken Sie bei allen Änderungen des Essverhaltens, dass Sie diese nur dann langfristig beibehalten werden, wenn Sie die Umstellung nicht als Diät oder kurzfristige Maßnahme sehen. Im Idealfall empfinden Sie die neuen Essgewohnheiten nach einigen Monaten als einen Zugewinn an Lebensqualität und fühlen sich damit wohler.

> **wichtig**
>
> Mehr Abwechslung bei den Speisen, Struktur bei der täglichen Nahrungsaufnahme, reichlich Vitamine und Mineralstoffe werden Ihnen helfen, Konzentration und Leistungsfähigkeit zu erhöhen – kurzum, Sie werden sich einfach wohler fühlen.

Gehören Sie zu den Stressessern, oder greifen Sie eher aus Langeweile zur Süßigkeitenbox? Verschaffen bestimmte Speisen oder Getränke Ihnen Entspannung? Essen Sie während des Tages kaum etwas, um dann am Abend den Kühlschrank zu stürmen und alles nachzuholen? Essen Sie schnell und den Teller immer leer?

Wer schnell isst, spürt häufig während des Essens kein Sättigungsgefühl und isst deshalb mehr, als der Körper braucht. Auch Angewohnheiten wie das Gläschen Wein am Abend oder Süßigkeiten und Knabbereien vor dem Fernseher werden wir unter die Lupe nehmen, um Ihre Essgewohnheiten zu ergründen und zu verbessern.

Ernährungsgrundsätze für Hypertoniker

Sie möchten Ihr Essverhalten verbessern und fragen sich nun: »Womit soll ich anfangen?« Finden Sie heraus, ob mit der Umstellung Ihrer Essgewohnheiten eine Gewichtsreduktion verbunden sein soll. Hierzu ist es zweckmäßig, zunächst den BMI zu berechnen und die Taille zu messen (siehe S. 39).

Wenn Ihr BMI über 25 liegt, ist es ratsam, durch die Umstellung Ihrer Essgewohnheiten Gewicht zu reduzieren. Da Fettansammlungen im Bauchbereich den Stoffwechsel besonders belasten, sollte der Taillenumfang bei Frauen die 88 cm und bei Männern 102 cm nicht überschreiten.

Mit der Änderung Ihrer Essgewohnheiten werden Sie lernen, die Grundsätze der DASH-Ernährung zu berücksichtigen:

Ernährung

- reichlich Obst, Gemüse und Vollkornprodukte
- fettmodifizierte Ernährung, das heißt gezielter Einsatz von Ölen, Nüssen und Samen und eingeschränkter Verzehr fettreicher tierischer Lebensmittel
- Salzeinschränkung

Auf die Salzzufuhr achten

Wir beginnen mit der Einschränkung der Salzzufuhr, da diese bei mindestens jedem zweiten Hypertoniker zu einer Absenkung der Werte führt. Man unterscheidet zwischen salzempfindlichen, den

Kochsalzaufnahme an einem gewöhnlichen Tag mit üblicher, nicht salzreduzierter Ernährung

	Kochsalzgehalt verzehrter Lebensmittel	Kochsalzzufuhr während des Tages (aufaddiert)
Frühstück		
2 Scheiben Graubrot (90 g)	0,96 g	0,96 g
2 Teelöffel Butter	< 0,01 g	0,96 g
1 Scheibe Gouda (30 g)	0,44 g	1,40 g
1 El Magerquark	0,04 g	1,44 g
1 Tl Marmelade	< 0,01 g	1,44 g
Mittagessen		
200 g Nudeln	0,38 g	1,82 g
200 g gemischtes Gemüse	0,06 g	1,88 g
150 g Goulasch	0,13 g	2,01 g
150 g Erdbeerquark	0,09 g	2,1 g

	Kochsalzgehalt verzehrter Lebensmittel	Kochsalzzufuhr während des Tages (aufaddiert)
Nachmittag		
3 Kekse (60 g)	0,08 g	2,18 g
Abendessen		
1 Scheibe Vollkornbrot (45 g)	0,49 g	2,67 g
1 Scheibe Roggenbrot (45 g)	0,49 g	3,16 g
2 Teelöffel Butter	< 0,01 g	3,16 g
1 Scheibe Emmentaler (30 g)	0,23 g	3,39 g
2 Scheiben Salami (40 g)	1,08 g	4,47 g
3 Gewürzgurken (60 g)	0,52 g	4,99 g
1 Tomate mit Pfeffer und Salz	1 g	5,99 g

Berechnet mit Prodi®
Dieser Tag zeigt sehr schön, dass durch Brot, Nudeln, Käse bzw. das Salzen von Tomaten und Gurken ein Großteil der Salzmenge – hier 6 g (= 120 % der empfohlenen Tagesmenge) – zu sich genommen werden.

sensitiven Hypertonikern, bei denen der Blutdruck deutlich absinkt, wenn sie weniger Salz essen, und den nicht salzsensitiven Hochdruckpatienten. Letztere erblicken den Erfolg der Salzeinschränkung zwar nicht direkt am Messgerät, können aber davon ausgehen, dass die zur Blutdrucksenkung verabreichten Medikamente besser wirken und im Verlauf der Behandlung, nach Absprache mit dem betreuenden Arzt, eventuell reduziert werden können.

Derzeit gibt es leider keine einfache Untersuchung, mit der man herausfinden kann, zu welcher Gruppe Sie gehören. Aus diesem Grund wird für Hochdruckpatienten eine Einschränkung der Kochsalzzufuhr auf 5–6 g pro Tag empfohlen.

Nutzen Sie die Vielfalt frischer Kräuter und Gewürze

Mit Kräutern und Gewürzen verfeinerte Speisen sind bekömmlicher, appetitlicher und abwechslungsreicher. Ätherische Öle, Harze, Bitterstoffe, organische Säuren und Phytohormone fördern die Verdauung, weil sie die Speichel- und Magensaftausschüttung steigern.

Stöbern Sie im Kräutergarten

- **Basilikum** ist bekannt für seine verdauungsfördernden, krampflösenden und entzündungshemmenden Eigenschaften. Es passt gut zu allen Speisen mit Tomaten, Kräuterbutter und Salaten.
- **Bärlauch** enthält Vitamin C und fördert somit das Immunsystem. Er passt gut zu Gerichten mit Gemüse und Nudeln sowie zu Kartoffel- oder Eierspeisen.
- **Dill** hat verdauungsfördernde und harntreibende Eigenschaften. Man kann ihn gut zu Gerichten mit Zucchini, Essig oder Rohkost verwenden.
- **Estragon** wirkt als Teeaufguss harntreibend. Das bittere Kraut regt den Appetit und das Verdauungssystem an. Da es auch bei ausbleibender Menstruation wirksam ist, sollte es in der Schwangerschaft nicht gegessen werden. Estragon passt gut zu hellen Soßen und zu Fleischgerichten wie Kaninchen, Lamm- und Rinderbraten.
- **Ingwer, Curry, Paprika, Pfeffer und Senf** steigern den Speichelfluss und fördern die Bildung der Verdauungssäfte im Allgemeinen. Sie sind in vielen Speisen ein guter Ersatz für Salz.

Nutzen Sie die Vielfalt frischer Kräuter und Gewürze

- **Lorbeer** kann bei Magenbeschwerden Linderung verschaffen. Er passt gut zu kräftigen Gemüseeintöpfen, Sauerkraut und in Kombination mit Wacholderbeeren und Pfeffer speziell zu Wildgerichten.
- **Majoran** ist verdauungsfördernd, krampflösend und beruhigend. Es eignet sich zu Gerichten mit kräftigen Wurstwaren oder Pilzen.
- **Melisse** zeichnet sich durch ihre entspannende, entzündungshemmende und antibiotische Wirkung aus. Sie passt gut zu Gerichten mit Quark, Fisch oder zu Desserts.
- **Oregano:** Seine ätherischen Öle wirken antibakteriell, anregend, krampflösend und nervenstärkend. Er passt zu Gerichten mit Tomaten oder Käse.
- **Petersilie** enthält nennenswerte Mengen an Kalium, Kalzium, Kupfer, Provitamin A und Vitamin C und hat appetitanregende sowie entwässernde Eigenschaften.
- **Thymian** würzt nicht nur Ihre Fleischspeisen, es enthält auch antimikrobielle Wirkstoffe und wirkt desinfizierend. Er hilft bei Verdauungsschwäche, Sodbrennen, Blähungen, Magenbeschwerden, Durchfall und Mundgeruch.

Tipps zur richtigen Auswahl und Zubereitung von Kräutern:

- Nach dem Einkauf werden Kräuter am besten schnell verarbeitet. Gut gekühlt halten sie sich bis zu zwei Tagen, sofern man sie in ein feuchtes Tuch wickelt oder gewaschen und luftdicht in einem Plastikbeutel verpackt.
- Im Vergleich zu frischer Ware verlieren tiefgekühlte Kräuter etwas an Würzkraft, während einige Trockenkräuter intensiver schmecken.

Nutzen Sie die Vielfalt frischer Kräuter und Gewürze

- Wenn Sie die Stängel oder Blättchen der Kräuter erst kurz vor der Verwendung mit einem scharfen Küchenmesser schneiden, geht nur wenig Aroma verloren.
- Unempfindlichere Sorten wie Rosmarin und grobe Pflanzenteile wie Stängel können mitgekocht werden. Zarte Kräuter wie Kerbel oder Basilikum dagegen werden bei Hitze schnell braun und bitter.
- Achten Sie bei Kräutermischungen darauf, dass kein Salz oder Geschmacksverstärker zugesetzt worden sind.

Mit Kräutern richtig würzen

Gerichte	passende Kräuter
Eiergerichte, Omelett	Dill, Pfefferminze, Kerbel, Schnittlauch
Fischgerichte und Meeresfrüchte	Dill, Kerbel, Petersilie, Salbei, Zitronenmelisse; Meeresfrüchte: Basilikum
Fleischgerichte	**Geflügel:** Basilikum, Majoran, Pfefferminze, Zitronenmelisse; **Lamm:** Estragon; **Rind:** Estragon; **Schwein:** Majoran; **Wild:** Majoran, Pfefferminze, Thymian, Zitronenmelisse; **Hackfleisch:** Pfefferminze
Gemüsegerichte	Bärlauch, Estragon, Petersilie, Rosmarin, Salbei, Thymian
Kartoffelgerichte	Bärlauch, Dill, Majoran, Petersilie, Rosmarin, Schnittlauch
Nudelgerichte	Basilikum, Oregano, Rucola
Pizza	Majoran, Oregano, Rucola, Thymian
Quarkgerichte	Bärlauch, Dill, Petersilie, Pfefferminze, Rucola, Salbei, Thymian, Zitronenmelisse

Gerichte	passende Kräuter
Salate	Bärlauch, Dill, Estragon, Petersilie, Rucola, Salbei, Schnittlauch, Zitronenmelisse
Soßen	Oregano, Petersilie, Pfefferminze, Salbei, Schnittlauch, Thymian; **helle Soßen:** Estragon
Suppen und Eintöpfe	Bärlauch, Dill, Estragon, Petersilie, Pfefferminze, Salbei, Schnittlauch; **Eintöpfe:** Petersilie, Rosmarin

Die vom Bundesministerium empfohlene Lebensmittelkennzeichnung wäre ein wichtiger Schritt, damit kochsalzreiche Lebensmittel erkannt und der tägliche Salzverzehr abgeschätzt werden könnte.

Betrachten Sie die Kochsalzgehalte einer üblichen deutschen Mischkost am folgenden Beispiel. Hier sehen Sie, wie schnell man 5 Gramm Kochsalz mit einer üblichen deutschen Kost erreicht.

Wenn Sie Ihre Salzzufuhr einschränken möchten, sollten Sie wissen, dass es einige Wochen dauern kann, bis sich Ihre Geschmacksknospen an eine kochsalzarme Ernährung gewöhnt haben. Anfangs empfinden Sie vielleicht einige Speisen und Mahlzeiten als fad und geschmacklos. Ersetzen Sie Salz durch Kräuter oder Gewürze wie Pfeffer, Curry, Paprika und so weiter, um Speisen schmackhafter zu machen. Nach einiger Zeit werden Sie neue Geschmacksrichtungen entdecken, die vorher durch das Salz überlagert waren.

Ernährung

Salzgehalt häufig verwendeter Lebensmittel

Lebensmittel	Salzgehalt (in g/100 g)
Brötchen, Weißbrot, Toastbrot	1,4
Brühwürstchen, Cervelatwurst, Mettwurst, Salami	2,4–5,2
Cornflakes	2,4
Fischkonserven	0,4–1
Gemüsekonserven	0,5–0,9
Kartoffelchips, -sticks, Pommes frites u. Ä.	1,1–1,8
Ketchup	2,8
Knäckebrot	1,6
Mayonnaise, handelsüblich	1,2
Münster-, Parmesan-, Roquefort-, Schmelzkäse	2,3–3,8
Olive, mariniert	5,3
Roggenmischbrot	1,34
Roggenvollkornbrot	1,31
Salzstangen	4,5
Sauerkraut	0,8
Tomatenmark	1,5
Weizenmischbrot	1,4
Weizenvollkornbrot	1,1

Wenn Sie die Salzzufuhr einschränken möchten, ist es wichtig, dass Sie extrem salzreiche Lebensmittel meiden. Hierzu gehören beispielsweise Schafskäse, gepökelte Wurstsorten, Salzstangen und

-nüsse, Pommes frites, Gemüsebrühen und Fertigsoßen. Auch Fertiggerichte wie Pizza, Baguette und Fast Food wie Burger, Döner und Sandwiches sind häufig stark gesalzen. Die Tabelle gibt einen Überblick vieler salzreicher Speisen.

Die Verwendung eines kochsalzarmen Mineralwassers ist für Hypertoniker besonders sinnvoll. Da Kochsalz aus Natrium und Chlorid besteht, ist es wichtig, den Natriumgehalt anhand des Zutatenverzeichnisses auf dem Etikett der Wasserflasche zu überprüfen. Ideal ist ein Mineralwasser mit einem Natriumgehalt von

wissen — Checkliste zur Einschränkung der Salzzufuhr

Die folgende Checkliste hilft Ihnen, die wichtigsten Tipps zur Einschränkung der Salzzufuhr zu beachten:
- Ich bevorzuge frische, unverarbeitete Lebensmittel.
- Ich verwende kaum Salz zum Kochen.
- Ich meide salzreiche Lebensmittel wie Salzstangen, Schafskäse, gepökelte Wurst, gesalzene Nüsse oder salzreiche Fertigprodukte und -soßen.
- Ich versuche, das Essen nicht nachzusalzen.
- Ich würze reichlich mit frischen, getrockneten oder auch mit tiefgefrorenen Kräutern.
- Ich verzehre Gewürze wie Curry, Pfeffer oder Paprika anstelle von Salz.
- Ich mariniere Fleisch, um es schmackhafter zu machen, mit salzarmen Marinaden.

weniger als 20 mg pro Liter, und generell sollte der Natriumgehalt 100 mg pro Liter nicht überschreiten.

Obst und Gemüse

Obst und Gemüse sind zur Senkung des Blutdrucks interessant, weil sie wenig Natrium und reichlich Kalium enthalten. Kalium ist der Gegenspieler zum Natrium, dem Hauptbestandteil des Kochsalzes. Deshalb sollte die Einschränkung der Kochsalzzufuhr immer mit einer Erhöhung der Kaliumaufnahme einhergehen. Kalium senkt den Blutdruck sehr effektiv, weil es die Wasserausscheidung des Körpers steigert. Darüber hinaus sind Obst und Gemüse reich an Vitaminen und enthalten in der Regel weniger Kalorien als viele andere Lebensmittel. Der hohe Ballaststoffgehalt fördert die Verdauung und sorgt für eine lang anhaltende Sättigung. Obst enthält Fruchtzucker und ist deshalb eine ideale Energiespritze als Zwischenmahlzeit.

Optimal wäre es, wenn Sie fünf Portionen Obst und Gemüse über den Tag verteilt essen. Hierbei haben sich zwei Stücke bzw. Hände voll Obst, eine Portion gekochtes Gemüse, eine Portion Rohkost (Tomate, Gurke, Möhre) und ein Salat bewährt. Eine Portion Obst kann auch gelegentlich durch ein Glas Fruchtsaft, eine Portion Gemüse durch ein Glas Gemüsesaft ersetzt werden. Der ständige Verzehr von Fruchtsäften oder Schorlen ist nicht zu empfehlen.

Versuchen Sie zunächst, jede Mahlzeit mit einem Stück Obst oder Gemüse bzw. einer Portion Salat oder Rohkost zu ergänzen. Wenn Sie täglich drei Haupt- und zwei Zwischenmahlzeiten essen, könnte der Tag dann wie in folgender Tabelle aussehen.

So kommen Sie auf 5 Portionen Obst und Gemüse am Tag

Mahlzeit	1. Beispiel	2. Beispiel
Frühstück	Müsli mit Milch/Naturjoghurt dazu 1 Stück/Handvoll Obst	Belegtes Vollkornbrötchen mit 1 Glas Fruchtsaft
Zwischenmahlzeit am Morgen	1 Glas Gemüsesaft oder Rohkost (z. B. Möhren, Kohlrabi)	1 Stück Obst, evtl. dazu ein Milchprodukt wie Joghurt, Milchkaffee oder Magerquark
Mittagessen	Fleisch oder Fisch, Beilage (Kartoffeln, Nudeln, Reis) und eine Portion Gemüse	belegtes oder unbelegtes Vollkornbrötchen und ein Salatteller
Zwischenmahlzeit nachmittags	1 Stück Obst, evtl. dazu ein Milchprodukt wie Joghurt, Milchkaffee oder Magerquark	Vollkornbrot belegt mit Rohkost (z. B. Gurke, Tomate, Radieschen)
Abendessen	1 Portion Salat mit Vollkornbrot (belegt oder unbelegt)	warme Mahlzeit: Gemüsesuppe oder Gemüsepfanne

Wer mittags keine warme Mahlzeit isst, kann diese auch am Abend einplanen. Für das Büro oder die Mittagspause eignen sich besonders belegte Brote mit Rohkost oder Obst, da sie in praktischen Kunststoffdosen gut mitgenommen werden können. Süße Desserts können durch einen Obstsalat oder eine Quarkspeise mit Obst ersetzt werden. Auch wer am Wochenende ein Stück Hefekuchen mit Obst anstelle der Sahnetorte isst, erreicht seine »Fünf am Tag« leichter!

Kleine Helfer mit großer Wirkung: Vitamine und Mineralstoffe

Vitamine und Mineralstoffe sind für die Gesundheit sehr wichtig und sollten deshalb vor Zerstörung geschützt werden. Kalium ist beispielsweise ein sehr empfindlicher Mineralstoff, der durch falsches Waschen und durch das Kochen verloren gehen kann. Vermeiden Sie es, Kartoffeln zu wässern oder Gemüse in reichlich Wasser zu kochen. Am besten waschen Sie Obst immer nur kurz, mit der Schale und unter fließendem Wasser. Auch Salat darf nur kurz gewaschen werden und nicht lange im Wasser stehen, weil sonst die Nährstoffverluste groß sind. Zerkleinern Sie das Gemüse und den Salat erst nach dem Waschen. So werden die Austrittsflächen für Kalium und andere wertvolle Inhaltstoffe klein gehalten.

Generell können Verluste von Vitaminen und Mineralstoffen verringert werden, wenn Sie die folgenden Tipps beachten:
- Verwenden Sie vorwiegend frisches Obst und Gemüse der Saison entsprechend. Ideal ist es, wenn Sie alle zwei bis drei Tage einkaufen gehen.
- Lagern Sie Obst und Gemüse möglichst kühl, dunkel und trocken, das heißt im Keller oder im Kühlschrank. Verarbeiten Sie es nach dem Einkauf innerhalb von zwei bis drei Tagen.
- Bereiten Sie Obst und Gemüse erst kurz vor dem Verzehr zu. Kartoffeln beispielsweise sollten nicht über einige Stunden im Topf liegen, da so die Nährstoffe (und zum Teil auch der Geschmack) »herausgewaschen« werden.
- Waschen Sie Obst, Gemüse und Salate, bevor Sie es grob zerkleinern. Dadurch werden größere Nährstoffverluste durch Auswaschung und Sauerstoffkontakt vermieden.

Ernährungstherapie bei Bluthochdruck

▶ *Waschen Sie Obst und Gemüse nur kurz unter fließendem Wasser, damit die wichtigen Nährstoffe nicht »herausgewaschen« werden.*

wissen Obst und Gemüseprotokoll

Schaffen Sie »Fünf am Tag«? Mit einem Obst- und Gemüseprotokoll lässt sich das schnell feststellen und verbessern!
Notieren Sie genau, wie häufig Sie an den folgenden Tagen Obst, Gemüse oder Säfte essen beziehungsweise trinken! Bitte machen Sie ein »/« für Mahlzeiten ohne Obst oder Gemüse und ein »X« für ausgelassene Mahlzeiten. Das Ziel ist es, im Laufe der nächsten 4–6 Wochen den gesamten Wochenplan mit Obst und Gemüse auszufüllen!

	Frühstück	Zwischenmahlzeit	Mittagessen	nachmittags	Abendessen	Sonstiges
Montag	/	Apfel	Salat	X	Gemüsesuppe	–
Dienstag						
Mittwoch						
Donnerstag						
Freitag						
Samstag						
Sonntag						

- Garen Sie das Gemüse kurz in einem zugedeckten Topf mit wenig Wasser oder Fett.
- Mischen Sie zerkleinerte Rohkost und Salate direkt mit der Salatsoße. Dies verhindert teilweise den Abbau der Vitamine.
- Unter gegartes Gemüse (zum Beispiel vom Vortag) können Sie fein geschnittenes rohes Gemüse mischen, um so den Nährstoffgehalt zu erhöhen.
- Verfeinern Sie Ihre Speisen vor dem Servieren mit reichlich frischen Kräutern. Diese enthalten viele Vitamine und Mineralstoffe, geben dem Essen ein intensives Aroma und reduzieren die benötigte Salzmenge.
- Halten Sie das Essen nie über einen längeren Zeitraum warm. Die Speisen sollten stattdessen nach der Zubereitung schnell abgekühlt, im Kühlschrank kalt gestellt und bei Bedarf wieder aufgewärmt werden.
- Tiefgefrorenes Obst und Gemüse ist besonders in Monaten, in denen die Auswahl von frischen oder saisonalen Sorten eingeschränkt ist, eine gute Alternative. Es enthält viele Nährstoffe, da es direkt nach der Ernte eingefroren wird.

Fettarme Milch und Milchprodukte gehören täglich in den Speiseplan

Milch und Milchprodukte enthalten reichlich Kalzium. Verschiedene Untersuchungen haben gezeigt, dass Kalzium den Blutdruck günstig beeinflusst. Fettarme Milch (1,5 % Fettgehalt) und Milchprodukte (magerer Joghurt, Magerquark) enthalten darüber hinaus wertvolles Eiweiß und sind als sättigende Zwischenmahlzeit in

Kombination mit Obst oder Rohkost sehr günstig für Bluthochdruckpatienten.

Eine Zwischenmahlzeit könnte aus einem fettarmen Joghurt oder einem Glas fettarmer Milch beziehungsweise Buttermilch kombiniert mit einem Stück Obst bestehen. Auch eine Scheibe vollwertiges Brot mit Quark und wenig Marmelade oder ein kleines Müsli mit Obst und Milch sind zum Frühstück oder als Nachmittagssnack geeignet.

Die Kalziumzufuhr wird auch durch den Verzehr kalziumreicher Gemüsesorten wie Fenchel, Spinat, Grünkohl und Brokkoli gesteigert. Versuchen Sie es, diese Lebensmittel regelmäßig in Ihren Speiseplan einzubauen. Darüber hinaus gibt es Mineralwässer, die neben einem niedrigen Natriumgehalt reich an Kalzium sind (mehr als 400 mg Kalzium pro Liter).

Vollkorn und Vollkornprodukte

In einer ausgewogenen Ernährung besteht ein großer Anteil von Getreide und daraus hergestelltem Brot, Nudeln, Reis oder Müsli aus Vollkornprodukten. Diese erkennt man an der Farbe und der Struktur. Für die Herstellung eines vollwertigen Brotes wird ausschließlich Mehl verbacken, welches aus dem ganzen Korn hergestellt wurde.

Fein vermahlenes, vollwertiges Brot hat eine sehr unterschiedliche Farbstruktur, da die Frucht- und Samenschalen des Getreidekorns mitvermahlen wurden. Im Gegensatz hierzu werden die meisten von Backfabriken verkauften Brote mit erhitztem Zucker dunkel gefärbt. Werden nun noch ein paar Körner dazugemischt, so verkauft sich das Brot als Mehrkornbrot oder Körnerbrötchen.

wichtig — Vollwertiges Brot

Beim vollwertigen Brot muss man die Körner nicht sehen! Am Zutatenverzeichnis erkennen Sie, ob das Brot vollwertig oder gefärbt ist. Dazu sollten Sie Folgendes wissen: Ein vollwertiges Brot besteht zu 90 % aus Weizenvollkornmehl, Roggenvollkornmehl oder Vollkornschrot. Diese Begriffe finden Sie im Zutatenverzeichnis an erster Stelle. Zucker, Malz oder Dextrine können ein Hinweis sein, dass das Brot damit verdunkelt wurde, da erhitzter Zucker das Brot braun färbt. Ein echtes vollwertiges Brot wird ohne Zucker, Malz, Dextrose und andere Zuckerbestandteile hergestellt.

Vollwertiges Brot, Vollkornreis, Vollkornnudeln oder Vollkornmüsli sind darüber hinaus reich an Magnesium. Dieser Mineralstoff scheint ebenfalls den Blutdruck zu senken. Auch die Ballaststoffe in Vollkornprodukten haben viele günstige Effekte für Ihre Gesundheit. Sie verlängern die Sättigung, da sie in Magen und Darm aufquellen. Personen, die ballaststoffreich essen, nehmen deshalb weniger Energie auf, sodass Sie seltener Gewichtsprobleme haben. Wenn Sie reichlich trinken, das heißt mindestens zwei Liter pro Tag, fördern die Ballaststoffe darüber hinaus Ihre Verdauung.

Alkohol im richtigen Maß

Alkohol steigert dosisabhängig den Blutdruck. Aus diesem Grund sollten Hypertoniker nur geringe Mengen Alkohol zu sich nehmen. Ein übermäßiger, starker Alkoholkonsum kann Ursache einer schweren Hypertonie sein (siehe S. 43).

Empfohlene Höchstmengen für den täglichen Alkoholkonsum

Alkohol	Frauen (20 g Alkohol)	Männer (30 g Alkohol)
Bier	500 ml	750 ml
Rotwein	250 ml	375 ml
Weißwein	200 ml	300 ml
Sekt	225 ml	335 ml
Spirituosen	60 ml	90 ml
Schnaps	65 ml	100 ml
Eierlikör	150 ml	225 ml

Männern wird angeraten, maximal 20–30 g Alkohol pro Tag zu sich zu nehmen. 20 g Alkohol entsprechen 0,5 l Bier; dementsprechend sind 30 g Alkohol in 0,75 l Bier enthalten. Bei Frauen hingegen liegt die empfohlene Höchstmenge deutlich niedriger, d. h. bei maximal 10–20 g pro Tag (10 g entsprechen etwa 125 ml Rotwein). Legen Sie mehrere alkoholfreie Tage pro Woche ein!

In der Tabelle auf Seite 249 wird dargestellt, wie viel Alkohol man regelmäßig, d. h. 2- bis 3-mal pro Woche, trinken darf, ohne gesundheitliche Konsequenzen befürchten zu müssen.

Ernährung

> **wissen** **Alkoholprotokoll**
>
> Wie viel Alkohol trinken Sie? Mit diesem Protokoll können Sie überprüfen, ob Sie mit Ihrer Einschätzung richtig liegen
>
> | | Alkohol (z. B. Weißwein, Weinschorle, Bier, Schnaps) | Menge (z. B. ¼ l, 0,3 l, kleines Kölschglas, Schnapsglas) | Warum? (z. B. Geselligkeit, Lust, Durst, Frust, Langeweile) |
> |---|---|---|---|
> | Montag | | | |
> | Dienstag | | | |
> | Mittwoch | | | |
> | Donnerstag | | | |
> | Freitag | | | |
> | Samstag | | | |
> | Sonntag | | | |

Selbstkontrolle

Mithilfe dieses Ernährungschecks können Sie überprüfen, welche Maßnahmen Sie bereits mit Erfolg durchführen und woran Sie noch arbeiten möchten. Im Idealfall können Sie die meisten Punkte »abhaken«:

Ernährungstherapie bei Bluthochdruck

Checkliste

Tipps bzw. Aspekte, die ich in Zukunft berücksichtigen möchte	ja	nein
Ich meide salzreiche Lebensmittel wie Salzstangen, Schafskäse, gepökelte Wurst, gesalzene Nüsse oder salzreiche Fertigprodukte und -soßen.	☐	☐
Ich versuche so wenig Salz wie möglich zum Nachsalzen zu verwenden.	☐	☐
Ich habe mich schon an eine salzarme Ernährung gewöhnt.	☐	☐
Ich koche schmackhaft mit Kräutern und Gewürzen wie Curry, Pfeffer oder Paprika und ohne Salz.	☐	☐
Ich mariniere Fleisch, um es schmackhafter zu machen, mit salzarmen Marinaden.	☐	☐
Ich esse täglich Vollkornprodukte wie Vollkornbrot, Vollkornnudeln oder Vollkornreis, Müsli oder Vollkornhaferflocken.	☐	☐
Ich esse überwiegend frische Lebensmittel anstelle von verarbeiteten.	☐	☐
Ich esse das Obst so oft wie möglich mit der Schale.	☐	☐
Ich esse täglich 2 Portionen Obst.	☐	☐
Ich bereite Gemüse, wenn möglich, mit Schale zu und wasche es vorher gründlich.	☐	☐
Ich verzehre täglich eine Portion Gemüse und eine Portion Salat.	☐	☐
Ich bevorzuge kaliumreiche Obst- und Gemüsesorten.	☐	☐
Ich esse oder trinke täglich 2 Portionen fettarme Milchprodukte.	☐	☐

Ernährung

Tipps bzw. Aspekte, die ich in Zukunft berücksichtigen möchte	ja	nein
Ich ersetze Sahne, Kondensmilch oder Kaffeeweißer durch fettarme Milch im Kaffee.	☐	☐
Ich plane 2-mal pro Woche Hülsenfrüchte (Erbsen, Bohnen, Linsen oder Soja) in meinen Speiseplan mit ein (Achtung: nicht geeignet für Patienten mit Gicht!).	☐	☐
Ich ersetze fettreiche Wurstsorten durch fettarme.	☐	☐
Ich esse wöchentlich nur 2–3 kleine Fleischmahlzeiten (max. 120–150 g).	☐	☐
Ich wähle fettarme Zubereitungsverfahren für Fleisch- und Fischmahlzeiten.	☐	☐
Ich bevorzuge gesunde Fette wie Oliven- und Rapsöl.	☐	☐
Ich achte auf versteckte Fette in Lebensmitteln wie Backwaren, Schokolade, Keksen, Kuchen.	☐	☐
Ich trinke täglich mindestens 1,5 Liter Flüssigkeit.	☐	☐
Ich ersetze zuckerreiche und kalorienhaltige Getränke durch Mineralwasser, ungesüßte Tees sowie mit Wasser verdünnte Obst- und Gemüsesäfte.	☐	☐
Ich kaufe nur Wasser, das nicht mehr als 150 mg Natrium pro Liter enthält.	☐	☐
Ich trinke regelmäßig über den Tag verteilt etwa alle 1–2 Stunden.	☐	☐
Ich lösche nie meinen Durst mit alkoholischen Getränken.	☐	☐
Ich vermeide jede Gewöhnung an übermäßigen Alkoholkonsum.	☐	☐

Was kommt auf den Tisch?

Alte Gewohnheiten ändern sich nur langsam, und das auch nur, wenn die Motivation stark genug ist, um den Änderungswillen dauerhaft aufrechtzuerhalten. Häufig ist aber auch der gute Wille da, und es fehlen einfach nur der Impuls und die richtigen Ideen. Deshalb geben wir Ihnen hier einige Denkanstöße für die – gegenüber den bisherigen Gewohnheiten – leicht veränderte Gestaltung Ihres Speiseplans.

Die folgende Tabelle wird Ihnen helfen, häufig verzehrte Lebensmittel durch gesündere Alternativen zu ersetzen.

Bisherige Gewohnheit	Empfohlene Alternativen
Frühstück	
helle Brötchen, Weißbrot, Toast gezuckertes Müsli oder Flakes, Fruchtjoghurt, -quark gezuckerter Tee gesüßte Nusscreme, Marmelade	Vollkornbrot, -brötchen, -knäcke ungezuckertes Müsli Naturjoghurt, -quark mit Obst, ungezuckerter Tee maximal ein Teelöffel Marmelade/Honig/Nusscreme
Zwischenmahlzeit/Pausenbrot	
Teilchen, Toast, helle Brötchen Müsliriegel große Mengen Bananen, Kirschen, Trauben, Trockenobst Saft, Saftschorlen	Vollkornbrot, -brötchen, -knäcke Körnerstange (Vollkorn) Naturjoghurt, -quark mit einem kleinen Stück Obst oder Rohkost Wasser

Menüvorschlag für einen Tag

Sie haben nun zahlreiche Tipps gelesen, welche Lebensmittel geeignet sind, um den Blutdruck zu senken. Einige dieser Empfehlungen werden Sie ohne Weiteres umsetzen können, doch bei manchen Hinweisen sind Sie vielleicht unsicher, ob diese neue Ernährungsweise Ihnen zusagt oder zu Ihrem Tagesablauf passt.

Probieren Sie viel aus, und finden Sie heraus, welche Speisen Ihren Tag bereichern können. Sie werden rasch merken, dass eine gesunde Ernährung nicht Verzicht, sondern mehr Freude am Essen bedeuten kann. Der folgende Tagesplan berücksichtigt alle gegebenen Empfehlungen und zeigt, wie die Ernährung eines Hochdruckpatienten im Optimalfall aussehen könnte.

Frühstück

Herzhaft
1–2 Scheiben vollwertiges Brot, 1–2 TL Margarine,
40 g fettarmer Käse (z. B. Limburger) und Putenbrust **oder** 50 g Kräuterquark (mager) mit 1 TL Rapsöl, dazu Obst (z. B. 1 Handvoll Beeren/1 Kiwi/Orange/Mandarine) oder Rohkost (Paprika, Gurke, Tomate), Kaffee mit fettarmer Milch oder Tee

Süß
1–2 Scheiben vollwertiges Brot, 1–2 TL Margarine, 50 g Magerquark, 2–3 TL Marmelade, dazu Obst (z. B. 1 Handvoll Beeren/1 Kiwi/Orange/Mandarine) oder Rohkost (Paprika, Gurke, Tomate), Kaffee mit fettarmer Milch oder Tee oder Müsli: 3–4 EL zuckerfreies Nussmüsli, 150 ml fettarme Milch oder fettarmer Joghurt, 1 Stück/Handvoll Obst

Menüvorschlag für einen Tag

Wochenende
1–1½ vollwertige Brötchen
2–3 TL Margarine, 20 g Käse **oder** Putenbrust und 1 Ei, 50 g Magerquark, 2–3 TL Marmelade dazu Obstsalat **oder** Rohkost (z. B. Tomate – Mozzarella mit Basilikum), Kaffee mit fettarmer Milch oder Tee

Zwischenmahlzeit
- 150 g Joghurt (1,5 % Fett) oder 1 Glas fettarme Milch bzw. Buttermilch oder 3–4 EL Magerquark mit 1 Stück oder 1 Handvoll Obst
- Rohkostsalat mit 1 EL Rapsöl und 1 Scheibe (40 g) vollwertiges Brot

Mittagessen

Kalte Mahlzeit
2 Scheiben (80 g) vollwertiges Brot, 2 TL Margarine, 40 g fettarmer Käse (z. B. Limburger) und Putenbrust **oder** 50 g Kräuterquark (mager) mit 1 TL Rapsöl, dazu Rohkost (Paprika, Gurke, Tomaten ...) oder Rohkostsalat

Suppe/Eintopf
1 große Suppentasse Gemüsesuppe (z. B. Gazpacho) oder Gemüseeintopf mit wenig oder keiner Fleischeinlage
dazu eine Scheibe vollwertiges Brot oder Brötchen

Warme Mahlzeit
200 g gekochte Nudeln (am besten Vollkorn), Pellkartoffeln oder 200 g gekochter Vollkornreis, dazu eine große Portion Salat oder Gemüse (250–300 g), ca. 120–150 g Fleisch, Fisch oder Magerquark (mit Rapsöl zubereitet)

Bei Lust auf einen Nachtisch
- 150 g Obstsalat
- 100 g Sorbet

Zwischenmahlzeit

Kaffeezeit
- 1 Scheibe vollwertiges Brot mit 1 TL Margarine, 2 EL Magerquark und 1 TL Marmelade
- 1 kleines Stück Hefekuchen mit Obst

Menüvorschlag für einen Tag

Kaffeezeit
- 150 g Joghurt (1,5 % Fett) oder 1 Glas fettarme Milch bzw. Buttermilch oder 3–4 EL Magerquark mit 1 Stück oder 1 Handvoll Obst
- ein kleines Müsli: 1–2 EL zuckerfreies Nussmüsli oder Vollkornhaferflocken, 150 ml fettarme Milch oder fettarmer Joghurt, 1 Stück/Handvoll Obst

Abendessen

Warme Mahlzeit (wenn nicht zu Mittag)
150 g gekochte Nudeln (am besten Vollkorn), Pellkartoffeln oder 150 g gekochter Vollkornreis, dazu eine große Portion Salat oder Gemüse (250–300 g), ca. 120–150 g Fleisch, Fisch oder Magerquark (mit Rapsöl zubereitet)

Kalte Mahlzeit
2 Scheiben (80 g) vollwertiges Brot, 2 TL Margarine, 40 g fettarmer Käse (z. B. Limburger) und Putenbrust **oder** 50 g Kräuterquark (mager) mit 1 TL Rapsöl, dazu Rohkost (Paprika, Gurke, Tomaten …) oder Rohkostsalat

Salat
300–400 g Salat (grüne Blattsalate, Tomate, Gurke, Paprika), 120 g Fisch (Lachs, Forelle) oder fettarmes Fleisch (Hähnchen, Putenbrust, Kalbsschnitzel, Steak), eine kleine Scheibe vollwertiges Brot mit Margarine

Ernährungstherapie bei Bluthochdruck

Bisherige Gewohnheit	Empfohlene Alternativen
Mittagessen	
Pommes, Bratkartoffeln, Pfannkuchen, Reibekuchen kleine Portion Gemüse/Salat panierte oder frittierte Speisen fettes und durchwachsenes Fleisch, Brüh-/Bratwürste, Frikadellen → *Bevorzugen Sie*	kleine Portion Kartoffeln, Nudeln oder Reis (Vollkorn) große Portion Gemüse/Salat unpanierte und mit geeigneten Ölen zubereitete Speisen mageres Fleisch
Snack am Nachmittag	
Fruchtjoghurt, -quark, gezuckerter Obstsalat Kekse, Salzgebäck Kuchen, Gebäck, Süßigkeiten → *Bevorzugen Sie*	Naturjoghurt, -quark mit einem kleinen Stück Obst, Nüsse in Maßen: Obstkuchen mit Hefe zubereitet
Abendessen	
helle Brötchen, Weißbrot, Toast große Portion Nudeln, Kartoffeln, Reis, Obst → *Bevorzugen Sie*	Vollkornbrot, -brötchen, -knäcke Gemüse, Rohkost, Salat kleine Portion Kartoffeln, Nudeln oder Reis (Vollkorn)
Getränke	
alkoholische Getränke, Limonade, gesüßte Getränke, Fruchtsäfte, Saftschorlen → *Bevorzugen Sie*	Wasser, ungezuckerter Tee, in Maßen: Gemüsesäfte

ERNÄHRUNGSTIPPS FÜR HYPERTONIKER MIT ÜBERGEWICHT

Viele Untersuchungen haben gezeigt, dass Übergewicht zu einem Anstieg des Blutdrucks führt. Eine Gewichtsreduktion trägt daher entscheidend dazu bei, die Blutdruckwerte zu normalisieren, und ist aus diesem Grund die wichtigste Maßnahme zur Lebensstiländerung bei Übergewichtigen.

Übergewicht zeigt sich nicht allein an der Anzeige Ihrer Waage; von besonderer Bedeutung ist der Taillenumfang. Männer mit Bluthochdruck sollten auf jeden Fall versuchen, ihren Taillenumfang unter 102 cm abzusenken. Für Frauen liegt die für die Gesundheit optimale Taille bei weniger als 88 cm.

Dieses Kapitel wird Ihnen helfen, Ihre Essgewohnheiten Schritt für Schritt zu verbessern. Bitte bedenken Sie, dass Ihr Übergewicht nicht in den letzten Wochen und Monaten entstanden ist. Geben Sie Ihrem Körper Zeit, die überflüssigen Pfunde langsam, aber dafür gesundheitsbewusst abzubauen. Eine schnelle Gewichtsabnahme führt bei den meisten Menschen nämlich auch wieder zu einem schnellen Gewichtsanstieg. Häufig haben diese Personen dann sogar mit einem sogenannten Jo-Jo-Effekt zu kämpfen, da Ihr Gewicht über das Ausgangsgewicht vor der Diät hinaus ansteigt.

Ohne Crash-Diäten zum Wohlfühlgewicht

Eine Gewichtsreduktion sollte sinnvollerweise immer so angelegt sein, dass Sie ca. 500 g pro Woche, das heißt, etwa 2 kg im Monat oder 20–24 kg pro Jahr abnehmen. Um dieses Ziel zu erreichen, müssten Sie täglich 500 kcal weniger essen als Ihr Körper braucht. Wir können davon ausgehen, dass der Verlust eines Kilos Fett eine Energieeinsparung von 7000 kcal erfordert. Dieser rechnerische Zusammenhang zeigt, wie mühsam es ist, Fett abzubauen.

Schnelle Gewichtsverluste hingegen werden in der Regel durch eine vermehrte Wasserausscheidung oder den Abbau von Muskeln erreicht. Dies ist aber nicht Ihr Ziel! Ganz im Gegenteil, Patienten, die Muskulatur beim Abnehmen verlieren, verbrennen nach der Diät weniger Energie und haben häufig mit dem Jo-Jo-Effekt zu kämpfen. Sie nehmen dann, obwohl sie genauso viel essen wie vor der Diät, anschließend wieder kontinuierlich zu.

Selbsttest: Will ich wirklich abnehmen?
Bevor Sie den Entschluss fassen abzunehmen, sollten Sie sich die Frage stellen, ob dies wirklich Ihr sehr starker Wunsch ist. Denn wenn Sie gut motiviert sind, wird Ihnen das Abnehmen weniger schwerfallen. Der folgende Motivationstest kann Ihnen helfen herauszufinden, ob und warum Sie abnehmen möchten. Beantworten Sie die Fragen ehrlich, und überlegen Sie anhand der zutreffenden Kategorien, ob Ihre Motivation ausreicht.

Ernährung

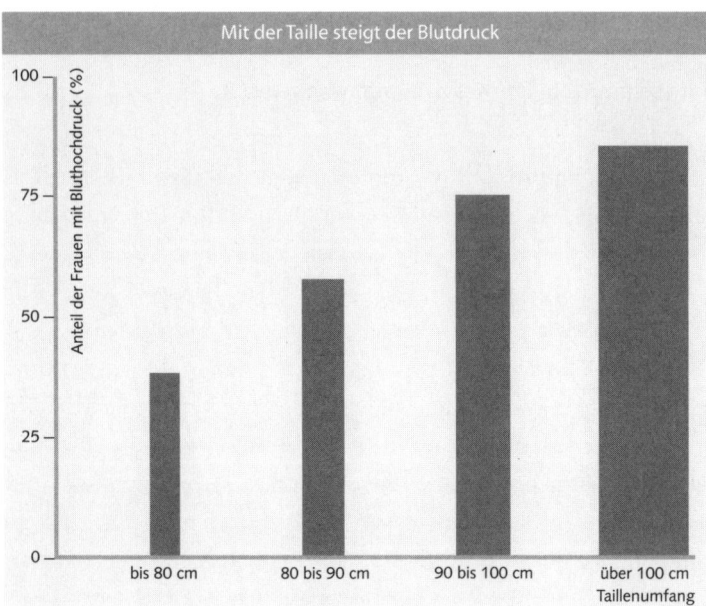

Mit dem Taillenumfang steigt der Blutdruck.

Welches Gewicht ist für mich das richtige?

Sie haben nun den Entschluss gefasst abzunehmen, weil dies einer Ihrer wichtigsten und innersten Wünsche ist. Jetzt stellt sich die Frage, welches Zielgewicht Sie erreichen möchten, das heißt, welcher Gewichtsverlust für Sie realistisch ist:

Es gibt viele Tabellen, in denen Sie ein Gewicht ablesen können, das für Ihre Körpergröße ideal wäre. Für manche Patienten sind diese Werte jedoch unerreichbar weit entfernt von ihrem tatsächlichen Gewicht. Wenn Sie über einen Gewichtswunsch nachdenken, sollten Sie zwei Aspekte berücksichtigen:

Ich möchte gerne abnehmen, ...

Antwortkategorien:
Trifft sehr zu 1, trifft etwas zu 2, trifft weniger zu 3,
trifft überhaupt nicht zu 4

Kategorien	1	2	3	4
1. weil ich mich schicker anziehen möchte	☐	☐	☐	☐
2. weil ich meinen Blutdruck senken möchte	☐	☐	☐	☐
3. weil mein Partner dies wünscht	☐	☐	☐	☐
4. weil ich körperliche Beschwerden habe	☐	☐	☐	☐
5. weil ich mich wohler fühlen möchte	☐	☐	☐	☐
6. weil ich mich im Spiegel nicht leiden kann	☐	☐	☐	☐
7. weil mein Arzt mir das geraten hat	☐	☐	☐	☐
8. weil ich sportlicher werden möchte	☐	☐	☐	☐
9. weil ich anderen besser gefallen möchte	☐	☐	☐	☐
10. weil ich selbstbewusster werden möchte	☐	☐	☐	☐
11. weil mir Bewegung schwerfällt	☐	☐	☐	☐
12. weil es mir Bekannte empfohlen haben	☐	☐	☐	☐
13. Es ist mein innerster Wunsch abzunehmen.	☐	☐	☐	☐

- Mit welchem Gewicht habe ich mich in meinem Leben am wohlsten gefühlt?
- Auch eine Verringerung des Gewichtes um 10–15 Prozent (das wären 10–15 kg bei einem Ausgangsgewicht von 100 kg) führt schon zu einer deutlichen Verbesserung der Blutdruckwerte. Dies gilt auch, wenn Sie kein Idealgewicht erreichen.

> **wichtig**
>
> Setzen Sie sich ein realistisches Zielgewicht, und bedenken Sie, dass Sie die Umstellung Ihrer Essgewohnheiten langfristig, das heißt für den Rest Ihres Lebens, beibehalten möchten.

Eine kurze und radikale Umstellung des Essens wird sich auf keinen Fall günstig auf Ihren Stoffwechsel auswirken. Planen Sie deshalb die Gewichtsabnahme in kleinen Schritten, und versuchen Sie zunächst einmal 3–5 kg abzunehmen.

Wenn Sie dies in 2–3 Monaten erreicht haben, wäre das schon ein großer Erfolg. Vergessen Sie nicht, dass ein Fettverlust von 5 kg einer Menge von 20 Päckchen Butter entspricht.

Bedenken Sie auf dem Weg zu Ihrem persönlichen Wunschgewicht immer: Der Weg ist das Ziel!

Soll man sich täglich wiegen?

Ihr Gewicht schwankt täglich um 1–3 kg. Dies hängt mit der Verdauung, der Einlagerung von Wasser und anderen Faktoren zusammen. Bei Frauen sind die Wassereinlagerungen ins Gewebe zyklusabhängig und liegen in der Regel bei 2–3 kg.

Immer wieder bringen Patienten, die sich täglich wiegen, die Zahl auf der Waage mit dem zuvor verzehrten Essen in Verbindung. Manche denken sogar, sie hätten 2 kg zugenommen, wenn sie am Morgen nach einem opulenten Menü auf die Waage steigen. Dies ist natürlich nicht der Fall, denn eine Gewichtszunahme von 2 kg Fettgewebe würde einer übermäßigen Kalorienzufuhr von 14 000 kcal entsprechen. Tägliches Wiegen kann deshalb zu Irritationen führen.

Wenn Sie sich einmal in der Woche, am gleichen Tag und zur gleichen Uhrzeit wiegen, können Sie bald Ihre langfristige Gewichtsabnahme überblicken. Wiegen Sie sich auf jeden Fall morgens nach dem Aufstehen, unbekleidet und nüchtern. Sie können die gemessenen Werte dann in einem Wiegeprotokoll notieren, das folgendermaßen aussehen könnte:

Protokoll zum Verlauf der Gewichtsentwicklung

Datum	Gewicht	Veränderung (in kg)	Woche (1, 2, 3 …)	Bemerkungen

10 Schritte auf dem Weg zum Wunschgewicht

Auf dem Weg zum Wunschgewicht gilt es nun, das Essverhalten langsam und kontinuierlich zu verändern und dann in seiner neuen Form zu stabilisieren. Im folgenden Kapitel werden zehn Schritte beschrieben, die sich in der Praxis als zielführend bewährt haben. Sinnvoll ist es, zunächst die Ursachen für das Übergewicht zu ergründen. Nach und nach werden dann die Verteilung der Mahlzeiten über den Tag, die Essmenge und die Zufuhr von Getränken thematisiert.

1. Schritt: Ich finde die Ursachen für mein Übergewicht heraus

Sind es die Gene? Bewege ich mich zu wenig? Esse ich zu viel oder falsch? Alle diese Fragen sind berechtigt, da Übergewicht meistens viele Ursachen hat. Jeder Übergewichtige hat über einen längeren Zeitraum mehr Kalorien gegessen oder getrunken, als in seinem Körper verbrannt wurden. Dieses Ungleichgewicht zwischen Energieaufnahme und dem Verbrauch führt zwangsläufig zu einer Steigerung des Körpergewichtes.

Nehmen wir einmal an, dass Sie täglich 250 kcal mehr essen, als Ihr Körper braucht. Dies entspricht einer Menge von einer Scheibe Vollkornbrot mit einem Teelöffel Butter und 30 g Gouda. In einem Monat wären das schon 7 500 kcal zu viel. Dies würde einer Gewichtszunahme von 1 kg Fettgewebe entsprechen.

Der Einfluss der Erbanlagen spielt zweifelsohne eine Rolle bei der Entwicklung des Körpergewichts. Jede Familie hat jedoch auch Lebensmittelvorlieben und Essgewohnheiten, die von den Eltern

Ernährungstipps für Hypertoniker mit Übergewicht

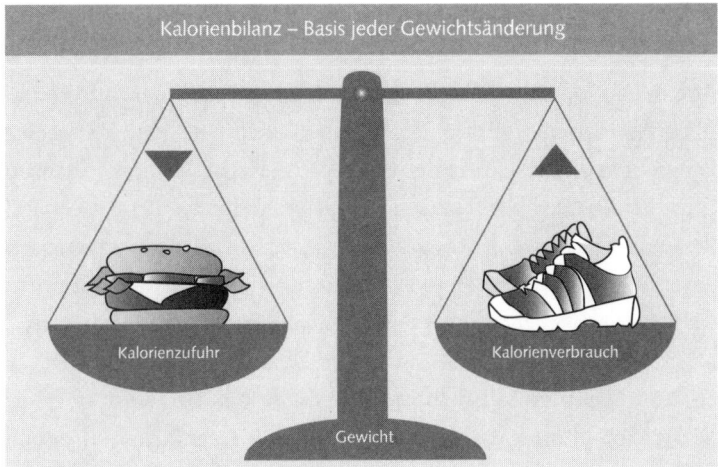

Die Kalorienbilanz: Hinter einem Kilogramm Körperfett verbergen sich etwa 7000 überschüssig verzehrte Kalorien.

auf die Kinder übertragen werden. Rituale wie »der Teller wird leer gegessen« oder »wenn du nicht aufisst, scheint morgen die Sonne nicht« entstammen einer Zeit, in der Nahrungsmittel knapp waren.

Wichtig ist, dass Sie wissen, dass trotz aller ungünstigen genetischen Voraussetzungen eine Gewichtsabnahme möglich ist.

wichtig

Wer in der heutigen Zeit alles aufisst, was ihm angeboten wird, wird zwangsläufig ein Gewichtsproblem entwickeln, da wir in einer Überflussgesellschaft leben.

Ernährung

Viele Übergewichtige haben schon eine wahre »Diät-Karriere« hinter sich gebracht. Immer wieder wurde das Gewicht radikal reduziert und nach Wochen oder Monaten umso schneller wieder aufgebaut. Dieses Phänomen wird auch als Jo-Jo-Effekt bezeichnet. Hungerkuren signalisieren Ihrem Körper, dass er sparsam mit Reserven umgehen und im Idealfall welche anlegen sollte. Dementsprechend laufen alle Stoffwechselvorgänge auf »Sparflamme«. Essen Sie nach einer Diät normal weiter, so legen Sie an Gewicht zu, da der Körper sich für eine weitere »Dürreperiode« wappnet. Hinzu kommt, dass eine niedrige Eiweißzufuhr, wie sie bei vielen Diäten üblich ist, zu einem Abbau von Muskulatur führt. Sie freuen sich dann über die verlorenen Pfunde, die auf der Waage sichtbar sind, wissen jedoch nicht, dass nicht nur Fettgewebe, sondern auch die Muskulatur abgebaut wurde. In der Folge verbrennt der Körper weniger Energie als vor der Diät, sodass Sie bei normalen Essgewohnheiten deutlich zunehmen. Last but not least sind viele Patienten, die eine Diät durchführen, mit Vitaminen und Mineralstoffen unterversorgt. Dies trägt zusätzlich dazu bei, dass der Stoffwechsel verlangsamt wird und die Gewichtszunahme nach einer Diät beschleunigt ist.

Groß ist die Verzweiflung, wenn alle durchgeführten Diäten nicht nachhaltig zum Erfolg geführt haben. Das Vertrauen in den eigenen Körper, einen Weg zu einem realistischen Wohlfühlgewicht zu finden, ist erschüttert. Patienten, die häufig eine Diät ausprobiert haben, sind daher sehr skeptisch und schwer zu motivieren.

Die folgenden Ratschläge werden Ihnen helfen, die Veränderung Ihrer Essgewohnheiten nicht als kurzfristige Diät anzusehen, sondern eine langfristige Perspektive im Umgang mit Speisen und Getränken zu finden.

> **wichtig**
>
> Versuchen Sie eine Lebensweise zu finden, die für den Rest Ihres Lebens passend sein kann, und bedenken Sie: Wer abnehmen will, muss essen!

2. Schritt: Ich esse im richtigen Maß

Wie viel Essen braucht mein Körper? Diese Frage lässt sich nicht mit einer Kalorientabelle oder dem Zählen von Punkten beantworten. Der Energiebedarf eines jeden Menschen ist unterschiedlich. Er berechnet sich aus einem Grundumsatz, dem Energieverbrauch, den Sie in totaler Ruhe, das heißt im Bett liegend, verbrauchen, und dem Leistungsumsatz. Personen, die körperlich arbeiten, haben einen höheren Leistungsumsatz als Büroarbeiter.

Je nach körperlicher Aktivität kann der Energiebedarf sehr stark schwanken. Die folgende Tabelle zeigt, wie viel Energie verschiedene Personen in unterschiedlichen Situationen ungefähr benötigen, wenn sie abnehmen möchten:

Energieempfehlung für Personen, die abnehmen möchten

Person – Tätigkeit	Energieaufnahme
Frau, 60–80 kg – leichte Hausarbeit oder Büro	1 400–1 600 kcal
Frau, > 80 kg – leichte Hausarbeit oder Büro	1 600–1 800 kcal
Frau, 60–80 kg – regelmäßig Sport (2- bis 3-mal pro Woche) oder mittelschwere körperliche Aktivität (z. B. Krankenschwester)	1 600–1 800 kcal

Ernährung

Person – Tätigkeit	Energieaufnahme
Mann, 80–100 kg – leichte Büroarbeit, Rentner	1 600–1 800 kcal
Mann, > 100 kg – leichte Hausarbeit oder Büro	1 800–2 000 kcal
Mann, 80–100 kg – regelmäßig Sport (2- bis 3-mal pro Woche) oder mittelschwere körperliche Aktivität (z. B. Hausmeister)	1 800–2 000 kcal
Mann, 80–100 kg – täglich Sport (2- bis 3-mal pro Woche) oder schwere körperliche Aktivität (z. B. Bauarbeiter)	2 000–2 200 kcal

Stärken Sie die Wahrnehmung von Hunger und Sättigung
Es wäre ideal, wenn Sie nur so viel essen würden, wie Ihr Körper braucht. Die meisten Menschen bekommen etwa 2–4 Stunden nach einer Mahlzeit ein leichtes Hungergefühl. Dieser »kleine Hunger« ist vergleichbar mit der Tanknadel eines Autos, die in den Reservebereich geht. Niemand würde dann auf der Autobahn weiterfahren und die nächste Tankstelle nach 60 Kilometern ansteuern. Auch Ihr Körper signalisiert mit diesem kleinen Hunger, dass er auf Reserve ist.

Achten Sie auf dieses Signal Ihres Körpers!

Hektik im Beruf oder im Alltag lassen es häufig nicht zu, dass Sie diesem Gefühl nachgeben und eine kleine Zwischenmahlzeit essen. Manche Diätwillige denken sogar, dass es gut sei, sich auszuhungern. Sobald man dann etwas isst, besteht jedoch die Gefahr, dass man die Kontrolle über die verzehrte Menge verliert. Schnell wird dann eine große Mahlzeit heruntergeschlungen, der Kühlschrank geplündert oder man isst Süßigkeiten, weil man den Hunger nicht länger ertragen kann. Der Körper hat dann keine Chance, ein Sät-

> **wissen** — **Tipps zur Stärkung der Wahrnehmung der Sättigung**
>
> - Ich esse viele kleine Portionen über den Tag verteilt, das heißt regelmäßig alle 3–4 Stunden.
> - Ich hungere mich nicht aus und esse eine kleine Zwischenmahlzeit, sobald ich ein wenig Hunger verspüre.
> - Ich esse langsam, kaue gut und achte auf mein Sättigungsgefühl.
> - Ich höre konsequent dann auf zu essen, wenn ich keinen Hunger mehr habe, und nicht erst dann, wenn ich pappsatt bin.
> - Ich nehme mir erst eine kleine Portion, die ich langsam esse. Nur wenn ich 20 Minuten, nachdem ich mit dem Essen begonnen habe, noch Hunger verspüre, esse ich eine zweite kleine Portion.
> - Ich höre auf zu essen, wenn ich keinen Hunger mehr habe, und esse den Teller nicht zwangsläufig leer.
> - Ich esse keine Reste von anderen Familienmitgliedern und lerne, Nahrungsmittelreste zu entsorgen.

tigungsgefühl zu signalisieren. Sie essen mehr als nötig und setzen die überschüssige Energie als Fettpolster an.

Stellen Sie sich nun einmal die Frage, ob Sie während des Essens oder nach dem Essen gesättigt sind. Kennen Sie ein angenehmes Sättigungsgefühl? Essen Sie langsam genug, das heißt länger als 15 Minuten, um Ihrem Körper die Chance zu geben, eine angenehme Sättigung zu verspüren?

Ernährung

Essen aus Frust, Lust, Langeweile oder Geselligkeit

Essen ist für viele ein Ventil, um angestauten Ärger oder Frust zu vergessen. Manche Menschen essen jedoch auch, weil sie sich gestresst fühlen, und entspannen sich, wenn sie reichlich essen oder trinken. Süßigkeiten und Alkohol sind besonders beliebt, um schlechte Gefühle zu verdrängen. Auch das Essen aus Langeweile kann dazu beitragen, dass man sich die Zeit »versüßt«.

Diese Essgewohnheiten decken sich natürlich nicht mit den Bedürfnissen unseres Körpers. Meist handelt es sich um Angewohnheiten, die im Kindesalter geprägt werden. Wenn Eltern oder Großeltern Schmerzen oder schlechte Gefühle mit Süßigkeiten oder Essen ausgleichen, so werden früh die Grundlagen für das oben beschriebene Fehlverhalten beim Essen gelegt. Gute Beispiele sind der Lolli oder die Gummibärchen, die bei Verletzungen direkt mit dem Pflaster kombiniert werden.

Überlegen Sie sich deshalb genau, warum Sie essen! Wenn Sie feststellen, dass ein Teil Ihrer Nahrungs- und Getränkezufuhr nicht aus Hunger, sondern aus Frust, Lust oder Langeweile erfolgt, dann sollten Sie über Alternativen zum Essen/Trinken nachdenken. Was machen Sie besonders gern? Einen Spaziergang, ein Bad nehmen, ein Buch lesen oder gute Musik hören?

Essen Sie häufig aus Geselligkeit? Haben Sie das Gefühl, dass es der Anstand gebietet, reichlich zu essen oder Alkohol zu trinken? Probieren Sie Ihre Bedürfnisse oder Ihre guten Vorsätze in einer Gesellschaft aus, und verzichten Sie einmal bewusst in einer Bierrunde auf das gängige Gläschen. Vielleicht werden Sie feststellen, dass Ihr Verhalten für niemanden unangenehm oder störend ist.

> **wissen** **Tipps zum Essverhalten**
> - Ich esse nicht aus Frust.
> - Wenn ich traurig bin, dann werde ich in Zukunft statt zu essen ...
> - Ich esse nicht aus Langeweile.
> - Wenn ich zu viel Zeit habe, dann werde ich in Zukunft statt zu essen ...
> - Ich überlege mir genau, was und wie viel ich esse, und vermeide unkontrolliertes Essen aus Lust.
> - Auch wenn ich in Gesellschaft bin, esse und trinke ich nicht übermäßig.
> - Ich bin auch in Gesellschaft selbstbewusst im Umgang mit Speisen und Getränken und bestimme selbst, was und wie viel ich essen oder trinken möchte.

Sicherlich gibt es auch Runden, in denen man verspottet wird und auf Unverständnis stößt. Dann sollten Sie kurz deutlich machen, dass Sie der Gesundheit zuliebe von übermäßiger Völlerei oder dem Trinken Abstand nehmen möchten. Stoßen Sie wiederholt auf Unverständnis, sollten Sie darüber nachdenken, wie wichtig Ihre Gesundheit für diesen Kreis ist. Essen und trinken Sie nicht aus Höflichkeit, Ihr Körper wird es Ihnen danken.

Überlegen Sie, bevor Sie essen, ob Ihr Körper oder Ihre Seele Hunger hat!

Was unterscheidet den natürlich Schlanken vom Übergewichtigen?

- Natürlich Schlanke essen nur, wenn sie körperlich hungrig sind.
- Sie essen, wenn möglich, genau das, worauf sie Hunger haben.
- Natürlich Schlanke essen bewusst und achten auf die Signale ihres Körpers.
- Sie hören mit dem Essen auf, sobald sie nicht mehr hungrig sind.

3. Schritt: Ich esse regelmäßig viele Mahlzeiten über den Tag verteilt

Wer abnehmen möchte, muss essen, und zwar regelmäßig. Am besten ist es, wenn Sie mit einem gesunden Frühstück in den Tag starten. Vollkornbrot oder Müsli sorgen für einen langsamen und kontinuierlichen Blutzuckeranstieg, sodass sie fit und leistungsfähig werden. Zwei bis drei Stunden nach dem Frühstück stellt sich dann häufig ein leichtes Hungergefühl ein. Sorgen Sie jetzt für Nachschub, und essen Sie ein Stück Obst, einen fettarmen Joghurt oder einen anderen kleinen Snack (siehe Rezepte, ab S. 315). Wer den ganzen Tag über leistungsfähig und konzentriert arbeiten möchte, wählt dann am besten ein leichtes Mittagessen. Gemüse mit Kartoffeln und einem Stück fettarmem Fleisch oder ein Salat mit einem belegten Brötchen belasten den Körper nicht stark. Ein großes oder fettreiches Mittagessen belastet Ihren Stoffwechsel, da es für den Körper Verdauungsarbeit, die zusätzlich geleistet werden muss, darstellt. Nachmittags fallen die meisten in das berühmte Mittagsloch, die Leistungsfähigkeit nimmt ab. Das Bedürfnis nach Kuchen oder Süßigkeiten steigt, weil man hofft, so die gewünschte Energie zu erhalten. Planen Sie am besten einen gesunden Snack für den Nachmittag ein. Ein Vollkornbrot mit Quark und Marmelade (für Rentner und Nichtberufstätige) oder ein kleines Müsli, eine Banane mit einem fettarmen Joghurt. Alles das sind günstige Alternativen, um das Nachmittagstief gut zu überstehen. Am Abend wäre es günstig, wenn Sie die Kohlenhydratzufuhr reduzieren. Schränken Sie den Verzehr von Brot, Nudeln, Kartoffeln, Reis, Obst und Süßigkeiten abends so weit wie möglich ein. Abends verzehrte Kohlenhydrate werden häufig in der Nacht in Fett umgewandelt und erschweren eine Gewichtsabnahme.

wissen — Tipps, um fit zu bleiben

- Ich frühstücke am Morgen, das heißt spätestens eine Stunde nach dem Aufstehen.
- Ich bereite mir eine Zwischenmahlzeit für den Tag vor.
- Ich esse eine Zwischenmahlzeit, wenn ich einen leichten Hunger verspüre, etwa drei Stunden nach dem Frühstück.
- Ich lasse die Mittagsmahlzeit nicht aus und wähle ein leichtes Mittagessen, damit ich nach dem Essen nicht zu müde werde.
- Ich bereite mir einen Snack für den Nachmittag vor.
- Wenn ich unterwegs bin, habe ich immer ein Stück Obst in der Tasche, das ich esse, sobald der »kleine Hunger« kommt.
- Ich hungere mich während des Tages nicht aus.
- Ich vermeide es, die Abstände zwischen den Mahlzeiten zu groß werden zu lassen, damit mich nicht der »große Hunger« überfällt.
- Ich esse abends keine großen Portionen mehr und versuche, den Verzehr kohlenhydratreicher Lebensmittel beim Abendessen möglichst einzuschränken.

Fressfallen am Abend vermeiden

Aufregung, Überlastung und Anspannung während des Tages können dazu führen, dass man am Abend, wenn der Alltagsstress von einem abfällt, die Kontrolle über die verzehrte Nahrungsmittelmenge verliert. Man findet Entspannung im Essen und möchte gar nicht mehr damit aufhören. Die folgenden Beispiele beschreiben typische Situationen, in denen Sie sich vielleicht wiederfinden.

Lust auf Süßes: Wer tagsüber nichts oder wenig isst, muss damit rechnen, dass der Blutzuckerspiegel zum Abend hin kontinuierlich abnimmt. So entsteht Heißhunger, meistens auf etwas Süßes oder kohlenhydratreiche Lebensmittel wie Nudeln, Kartoffeln, Reis oder Brot.

1. Falle: Hungrig aus dem Büro in den Abend

Hektik den ganzen Tag über: Sie hatten keine Zeit, in Ruhe etwas zu essen. Seelischer und körperlicher Stress hat sich aufgestaut. Sobald Ruhe einkehrt – zu Hause – meldet sich der Riesenhunger.

Tipps
- Versuchen Sie tagsüber Ruhepole – auch zum Essen – einzulegen.
- Überbrücken Sie die erste halbe Stunde zu Hause ohne Essen, damit Sie erst mal zur Ruhe kommen und abspannen.
- Essen Sie mit Ruhe und Genuss am Tisch ohne TV und nicht aus dem Kühlschrank bzw. auf dem Sofa.

2. Falle: Vor dem Fernseher wird der »Hunger« immer größer

Während des Abendprogramms sind die Werbepausen mit Köstlichkeiten gespickt.

Tipps
- Stellen Sie vorsorglich kalorienarme Snacks bereit: Gemüsestreifen, Kefirshake oder Buttermilch sind gute Alternativen zu Chips und Flips.
- Nutzen Sie die Pausen (Wäsche aufhängen, Blumen gießen oder Bewegung ...).

3. Falle: Essen – so ganz nebenbei
Sie naschen ständig – während des Kochens, Telefonierens, beim Lesen ... Vor dem Zubettgehen fühlen Sie sich pappsatt und wundern sich, wovon.

Tipps
Schaffen Sie ein paar feste Essregeln und Rituale für sich:
- Essen Sie immer nur im Sitzen und nie im Stehen.
- Essen Sie nie aus der Hand, sondern immer vom Teller.
- Zelebrieren Sie Ihr Abendessen mit einem hübsch gedeckten Tisch.
- Während des Essens sollte der Fernseher nicht laufen.
- Lesen Sie nicht während des Essens.

4. Falle: Gut gefüllte Vorratsschränke

Beim Einkaufen wird alles in den Wagen gepackt, was Ihnen in die Quere kommt – es könnten ja mal Gäste kommen.

Tipps
Nicht hamstern!
- Vorratsschränke müssen nicht immer voll sein.
- Kaufen Sie nur gezielt, was Sie brauchen (Einkaufszettel).

5. Falle: Futtern aus Langeweile

Es gibt Tage, an denen man zu nichts so richtig Lust hat. Sie werden die Situation bestimmt aus eigener Erfahrung kennen: Man weiß nichts mit sich anzufangen, tigert in der Wohnung herum und beginnt hier und dort etwas zu essen. Hinter Essen aus Langeweile steckt oft die Sehnsucht nach mehr Abwechslung im Leben.

Tipps
- Verabreden Sie sich mit Freunden, oder rufen Sie einen guten Freund an.
- Nehmen Sie ein Aromabad, oder pflegen sich ausgiebig.
- Gehen Sie spazieren oder zum Sport. Selbst der kurze »Gang um den Block« ist besser als der Weg zum Kühlschrank oder zum Schrankfach mit den Süßigkeiten.
- Schreiben Sie einen Brief oder eine E-Mail (gerne auch an die Autorin).

4. Schritt: Ich trinke reichlich

Ihr Körper besteht zu mehr als der Hälfte aus Wasser. Um einen optimalen Wassergehalt im Körper zu haben, ist es wichtig, dass Sie regelmäßig und reichlich trinken. 1,5 bis 2,5 Liter Flüssigkeit sollten Sie täglich in Form kalorienarmer Getränke wie Leitungswasser, Mineralwasser, ungesüßte Kräuter- und Früchtetees, verdünnten Obst- und Gemüsesäften zuführen. Limonaden, Cola, Fruchtsaftgetränke, Nektare oder unverdünnte Fruchtsäfte sind keine gute Alternative. Sie liefern viel Energie und sind deshalb für den täglichen Verzehr ungeeignet.

Hitze, schwere körperliche Arbeit, sportliche Aktivität, Saunabesuche sowie alle Erkrankungen, die mit einem starken Flüssigkeitsverlust einhergehen (z. B. Fieber, Durchfall, Erbrechen) steigern Ihren Flüssigkeitsbedarf erheblich. Es kann durchaus sinnvoll werden, dann auch mehr zu trinken. Übermäßige Flüssigkeitszufuhr von 4–5 Litern pro Tag kann bei Patienten mit einer hypertensiven Herzkrankheit zu Gesundheitsschäden (= akute Dekompensation) führen.

▶ *Wer den ganzen Tag über kaum Durst verspürt, kann es dem Körper antrainieren, nach Flüssigkeit zu verlangen.*

Verlassen Sie sich nicht auf Ihr Durstempfinden! Viele Menschen klagen schon darüber, dass sie eigentlich nie richtig durstig sind. Im Alter nimmt dieses Phänomen noch zu. Dies zeigt, dass unser Körper uns nicht ausreichend signalisiert, dass er mehr Flüssigkeit braucht. Am besten kontrollieren Sie einmal die tägliche Trinkmenge mit einem Trinkprotokoll. Sollten Sie feststellen, dass Sie zu wenig trinken, dann versuchen Sie, stündlich ein Glas Wasser zu leeren. Nach 4–6 Wochen werden Sie merken, dass Ihr Körper nach mehr Flüssigkeit verlangt. Sie haben es ihm regelrecht antraininert.

Trinktagebuch

Wann haben Sie gestern etwas getrunken?	Was haben Sie getrunken?	Bei welcher Gelegenheit war das?	Wie viel haben Sie etwa getrunken? (Mengen eintragen)			
			kleine Tasse	Becher	kleines Glas	großes Glas
morgens						
vormittags						
mittags						
nachmittags						
abends						
spätabends						
Außerdem noch etwas?						
Summe Getränke						

Mengeneinheiten: *kleine Kaffeetasse: 0,15 l; Becher: 0,3 l; kleines Glas: 0,2 l; großes Glas: 0,3 l.*

5. Schritt: Ich esse täglich fünf Portionen Obst und Gemüse

Für Patienten mit Übergewicht haben Obst und Gemüse deshalb eine herausragende Bedeutung, weil sie wenig Kalorien liefern und zugleich reich an lebenswichtigen Vitaminen, Mineralstoffen und Ballaststoffen sind. Wer abnehmen möchte, wird versuchen, den Speiseplan so zusammenzustellen, dass er wenig Energie und reichlich Nährstoffe zu sich nimmt. Obst und Gemüse erfüllen diese Voraussetzungen und haben somit eine hohe Nährstoffdichte. Deshalb sind sie zum Abnehmen bestens geeignet!

Gemüse, Salate und Rohkost sind aufgrund des niedrigen Kaloriengehaltes besonders wichtig. Alle drei sollten deshalb täglich auf dem Speiseplan stehen. Versuchen Sie täglich eine große Portion gekochtes Gemüse und eine Portion Salat zu essen. Wer mittags zur warmen Mahlzeit Gemüse isst, kann am Abend einen Beilagensalat zum Brot ergänzen. Essen Sie abends eine warme Mahlzeit, sollten Sie versuchen, am Mittag einen Salat in den Speiseplan einzubauen. Tipps für Rohkostsalate finden Sie im Rezeptteil. Ideal wäre es, wenn Sie zu einer Zwischenmahlzeit eine kleine Portion Rohkost (Tomate, Gurke, Möhre, Paprika) hinzufügen. Auch als Spätmahlzeit oder zum Knabbern vor dem Fernsehen ist Rohkost mit einem kalorienarmen Dipp ideal.

Auf Seite 243 erhalten Sie Anregungen, wie Sie es schaffen können, fünf Portionen Obst und Gemüse über den Tag verteilt zu essen. Ein Obst- und Gemüseprotokoll wird Ihnen helfen, den eigenen Verzehr zu überprüfen und zu steigern.

6. Schritt: Ich schöpfe täglich aus dem vollen Korn

Vollwertige Lebensmittel wie Vollkornbrot, Müsli aus Vollkornhaferflocken, Vollkornreis oder Vollkornnudeln haben viele Vorteile für Ihre Gesundheit und erleichtern das Abnehmen:
- Sie enthalten reichlich Ballaststoffe. Diese sind kein unnötiger Ballast, sondern sie quellen in Ihrem Darm auf und sorgen für

eine lang anhaltende Sättigung. Zwei Scheiben vollwertiges Brot sättigen etwa so lange wie vier Scheiben Weißbrot; das heißt, Sie müssen weniger essen, um satt zu sein.

- Vollkornprodukte enthalten deutlich mehr Vitamine und Mineralstoffe als Weißmehlprodukte; sie haben eine hohe Nährstoffdichte.

Nährstoffvergleich zwischen Vollkorn- und Weißmehlprodukten

	100 g Roggenvollkornbrot (= 2 Scheiben)	100 g Weißbrot (= 4 Scheiben Baguette)
Ballaststoffe	8,5 g	2,99 g
Eisen	2,7 mg	1,25 mg
Zink	2,4 mg	0,87 mg
Vitamin B_6	0,15 mg	0,1 mg

Verzehren Sie täglich, am besten zu jeder Hauptmahlzeit, ein Vollkornprodukt!

7. Schritt: Ich esse fettbewusst

Beim Thema Fett sind Übergewichtige häufig sehr verunsichert. Weil ein Gramm Fett doppelt so viel Energie wie Eiweiß und Kohlenhydrate liefert, hat es ein negatives Image und wird in den Medien häufig pauschal als Dickmacher bezeichnet. Die meisten Diätprogramme sind deshalb darauf ausgerichtet, den Fettverzehr generell stark einzuschränken. Doch schauen Sie die Amerikaner an, die uns perfekt vorleben, wie man mit immer fettärmeren Lebensmitteln immer dicker wird. Fett erfüllt viele wichtige Funktionen in unserem Körper und sollte nicht pauschal verteufelt werden! Im folgenden Kapitel werden Sie die Bedeutung der Fette für Ihre Ernährung, die Qualität von Fetten und deren Vor- und Nachteile für die Gesundheit kennen lernen.

Fett ist ein wichtiger Bestandteil Ihrer Nahrung. Es ist Träger von Aromastoffen und verleiht vielen Lebensmitteln (z. B. Sahne oder Schokolade) ihren typischen Geschmack. Fette transportieren die fettlöslichen Vitamine A, D, E und K in unseren Körper und werden darüber hinaus auch für den Aufbau von Zellen im Körper gebraucht.

Wie viel Fett brauchen Sie?

Im Idealfall beträgt die tägliche Fettaufnahme weniger als 30 Prozent der Gesamtenergiezufuhr. Dies entspricht etwa 60–80 g pro Tag (= 6–8 EL Öl), berücksichtigt jedoch nicht, dass Fett auch versteckt in Lebensmitteln vorkommt. Im Durchschnitt verzehrt ein erwachsener Mann in Deutschland etwa 120 g, eine Frau 90 g. Dies zeigt, dass wir in der Regel zu viel Fett essen.

Für Personen, die Gewicht reduzieren möchten, ist eine tägliche Zufuhr von ca. 40–50 g für Frauen und 50–60 g für Männer empfehlenswert. Die folgenden Tipps werden Ihnen helfen, Fett an der richtigen Stelle einzusparen:

- Ersetzen Sie fettreiche Milch und Milchprodukte wie Vollmilch, fettreiche Käsesorten, Sahne und Butter durch fettarme Varianten.
- Bevorzugen Sie fettarme Wurstsorten wie gekochten Schinken, Roastbeef, Geflügelaufschnitt und pflanzliche Brotaufstriche anstelle von Schmierwürsten, Mett, Fleischwurst oder Salami.

- Ersetzen Sie fettes oder durchwachsenes Fleisch wie Kotelett, Haxe, Wiener Würstchen oder Fleischkäse durch fettarmes Muskelfleisch wie Schweinelende, Kalbsschnitzel, Lammfilet, Geflügel oder Wild.
- Wählen Sie fettarme Zubereitungsverfahren wie Grillen, Dämpfen, Dünsten oder Garen in Folie.
- Dicken Sie Bratensoßen mit püriertem Gemüse anstelle einer Mehlschwitze an.
- Verringern Sie den Verzehr fettreicher Backwaren wie Croissants, Torten, Rührkuchen und Kekse. Mit Obst belegter Hefekuchen, Brot mit Magerquark und einem Teelöffel Marmelade oder Honig sind eine gute Alternative.

Fett ist nicht gleich Fett

Wir unterscheiden gesättigte und ungesättigte Fette. Gesättigte kommen häufig versteckt in tierischen Lebensmitteln wie Käse, Gebäck, fettreichem Fleisch und Wurst oder Sahneprodukten vor. Diese Fette sind ungünstig, da sie den Cholesterinspiegel erhöhen und das Immunsystem schwächen. Auch gehärtete Fette, die häufig in verarbeiteten Lebensmitteln wie Chips, Backwaren und Fertigsuppen vorkommen, sind ungesund und sollten gemieden werden. Beachten Sie deshalb immer das Zutatenverzeichnis von Lebensmitteln.

Ungesättigte Fette hingegen in Ölen, Nüssen und Samen (z. B. Sonnenblumen-, Pinien-, Kürbiskernen oder Sesam) haben einen guten Einfluss auf die Gesundheit. Übergewichtige meiden diese Fette leider häufig, indem Sie beschichtete Pfannen wählen, um möglichst wenig Öl zu benötigen, oder auf den Verzehr von Nüssen und Samen verzichten.

Wer fettmodifiziert essen möchte, sollte die ungünstigen gesättigten Fettsäuren reduzieren und die günstigen ungesättigten reichlich essen. Beachten Sie die folgenden Tipps:
- Ich verwende hochwertige Öle zum Kochen oder Braten von Speisen anstelle von Schmalz, Plattenfetten, Butter oder Palmkernfett.
- Ich esse regelmäßig Oliven- und Rapsöl sowie damit zubereitete Lebensmittel.
- Ich verfeinere meine Salate mit Saatmischungen (z. B. Sonnenblumen-, Pinien-, Kürbiskernen oder Sesam).
- Ich ersetze eventuell Butter durch eine Margarine mit der Aufschrift »reich an ungesättigten Fettsäuren«.
- Ich esse regelmäßig Kaltwasserfische wie Lachs, Makrele oder Hering.
- Ich ersetze rotes Fleisch so oft wie möglich durch helles Fleisch oder Fisch.

Mein persönlicher Fettcheck
- Ich ersetze so oft wie möglich gebackene oder gebratene Produkte wie z. B. Pommes frites, Bratkartoffeln oder Pfannkuchen durch Kartoffeln.
- Torten, Kekse und andere Backwaren versuche ich häufiger durch ein Stück Obstboden ohne Sahne oder eine Portion Obst auszutauschen.
- Ich ersetze Schokolade häufiger durch ein Stück Obst.
- Ich benutze ausschließlich fettarme (1,5 %) oder entrahmte Milch.
- Ich verwende Joghurt und Dickmilch anstelle von saurer Sahne.

- Ich verzehre nur Käse mit einem Fettgehalt von weniger als 30 % i.Tr.
- Ich ersetze Sahne, Kondensmilch oder Kaffeeweißer durch fettarme Milch im Kaffee.
- Ich wähle fettarme Zubereitungsverfahren für Fleisch- und Fischmahlzeiten.
- Ich ersetze fettreiche Wurstsorten durch fettarme.
- Ich esse nicht täglich Wurst.
- Ich verwende für Salatsoßen vorwiegend Öle anstelle von Sahne.
- Ich meide Palmkernfett und Kokosfett und daraus hergestellte Produkte.
- Ich meide Speisefette und Margarinesorten mit unbekannter Zusammensetzung.
- Ich verzichte auf die Verwendung tierischer Fette, z. B. Schmalz.
- Ich schränke den Verzehr von Süßigkeiten sowie fettreichen Soßen und Dressings ein.

8. Schritt: Ich esse Süßigkeiten bewusst und ohne Reue

Vielleicht sind Sie es gewohnt, Süßigkeiten unbewusst nebenbei zu essen, und das gleich mehrmals am Tag. Essen Sie Süßes aus Frust oder Langeweile? Belohnen Sie sich mit Süßigkeiten, wenn Sie etwas geleistet haben, auf das Sie stolz sind? Essen Sie eine kleine Menge Süßigkeiten oder gleich die ganze Packung Gummibärchen oder die ganze Tafel Schokolade? Finden Sie zunächst mit einem Süßigkeitenprotokoll heraus, wie viele Süßigkeiten Sie essen und warum Sie dies tun.

Protokoll zur Erfassung der verzehrten Süßigkeiten

	Süßes (z. B. Gummibären, Schokolade, Bonbons)	Menge (z. B. 1 Handvoll, die ganze Tüte, eine Rippe, 10 g)	Warum? (z. B. Hunger, Frust, Langeweile, Lust, weil es alle gegessen haben)
Montag			
Dienstag			
Mittwoch			
Donnerstag			
Freitag			
Samstag			
Sonntag			

Warum sind Zucker und Süßigkeiten so schlecht für mein Gewicht?

Zucker lässt Ihren Blutzuckerspiegel unkontrolliert ansteigen, da er sehr schnell aus dem Darm ins Blut aufgenommen wird. Ein hoher Blutzuckerspiegel schadet Ihren Gefäßen, sodass die Bauchspeicheldrüse Insulin ausschüttet, um den Zucker schnell aus dem Blut in die Zellen zu transportieren. Eine hohe Insulinausschüttung ist nun wieder aus zwei Gründen schlecht für Ihren Stoffwechsel:

Ernährung

- Der Blutzuckerspiegel sinkt sehr stark ab, sodass Sie nach kurzer Zeit wieder Lust auf Süßigkeiten haben. Die Berg- und Talfahrt Ihres Blutzuckerspiegels führt dazu, dass Sie ständig Süßes essen.
- Süßigkeiten haben viel Energie und erschweren das Abnehmen.

Zuckergehalt verschiedener Lebensmittel

Lebensmittel	Zuckergehalt	Zuckerwürfel	Kaloriengehalt
1 EL Bienenhonig (30 g)	0,68 g	0,2	91,8 kcal
1 Bonbon (10 g)	7,11 g	2,4	44,9 kcal
20 g Gummibärchen	4,95 g	1,7	37,6 kcal
200 ml Limonade	0,8 g	0,3	84 kcal
200 ml Cola	11,84 g	4	122 kcal
1 EL Marmelade, Gelee (30 g)	19,5 g	6,5	83,7 kcal
½ Tafel Schokolade	22,29 g	7,4	268 kcal
1 Kugel Speiseeis (60 g)	5,93 g	2	51 kcal

Versteckten Zucker erkennen

Die Lebensmittelindustrie versucht mit immer mehr Tricks, die Nahrung schmackhaft zu machen, damit wir mehr dieser Produkte essen. Neben Geschmacksverstärkern, Aromen und Salz wird auch häufig Zucker zugesetzt. Nehmen Sie sich einmal die Zeit, um das Zutatenverzeichnis der Lebensmittel und Getränke, die Sie regelmäßig verzehren, unter die Lupe zu nehmen. An erster Stelle finden Sie den Inhaltsstoff, der den größten Anteil hat. Beim Vollkornbrot ist dies häufig das Vollkornmehl oder Vollkornschrot. In absteigender Reihenfolge wird nun aufgezeigt, welche weiteren Inhaltsstoffe im Lebensmittel enthalten sind.

Wie viel Zucker brauche ich wirklich?

Versuchen Sie zunächst einmal, für einige Tage keine Süßigkeiten zu essen. Jetzt werden Sie feststellen, dass Ihr Bedürfnis nach Süßem zurückgeht. Dies liegt in erster Linie daran, dass Ihr Blutzuckerspiegel nicht mehr so stark schwankt.

Wenn Sie es nicht schaffen, eine Woche auf Süßigkeiten zu verzichten, dann könnte das damit zusammenhängen, dass die Abstände zwischen den Mahlzeiten zu groß sind. Versuchen Sie alle 2–3 Stunden eine Mahlzeit bzw. einen kleinen Snack zu essen.

Wenn Sie eine Woche auf Süßigkeiten verzichtet haben, sollten Sie darüber nachdenken, zu welcher Tageszeit es Ihnen am schwersten gefallen ist. Dann überlegen Sie, wann es Ihnen am leichtesten fällt, eine kontrollierte Menge Süßigkeiten zu essen.

Zucker versteckt sich hinter folgenden Begriffen:

Begriff	Zuckerart
Glucose	= Traubenzucker
Fruktose	= Fruchtzucker
Saccharose	= Haushaltszucker
Dextrose	= Traubenzucker
Maltose	= Malzzucker
Laktose	= Milchzucker

Alle diese Begriffe erkennt man daran, dass sie mit -ose enden.

Ernährung

> **wissen** **Süßigkeitencheck**
>
> Die folgenden Tipps werden Ihnen helfen, Ihren Süßigkeitenkonsum besser zu kontrollieren; mit der Zeit werden Sie bestimmt noch die eine oder andere eigene Idee zusätzlich entwickeln, um Ihren Verzehr von Süßigkeiten zu zügeln:
> - Ich kaufe Süßigkeiten in kleine Portionen verpackt (zum Beispiel kleine Tüten Gummibärchen oder kleine, einzeln verpackte Schokoladentäfelchen).
> - Ich kaufe keine großen Mengen Süßigkeiten auf Vorrat.
> - Ich esse Süßigkeiten immer im Anschluss an eine Mahlzeit, am besten im Anschluss an das Mittagessen.
> - Ich esse Süßes nicht nebenbei, während ich arbeite oder fernsehe.
> - Wenn ich Süßes essen möchte, überlege ich mir vorher, welche Menge ausreichend ist, und lege diese separat auf einen Teller. Den Rest rühre ich heute nicht mehr an.
> - Wenn ich meine Lust auf Süßes nicht bremsen kann, suche ich andere Möglichkeiten, wie ich mich entspannen beziehungsweise zufriedenstellen kann.
> - Ich lasse Süßigkeiten nicht offen in der Wohnung herumliegen. Hinter einer Schranktür sind sie außer Sicht.

Am besten wäre es, wenn Sie eine kleine Menge Süßes direkt nach einer Mahlzeit essen. Zwei Stückchen Schokolade (15 g) oder eine Praline nach dem Mittagessen. Eine kleine Packung Gummibärchen nach dem Vollkornbrot mit Quark und Marmelade am

Nachmittag. Nach 18 Uhr sollten Sie keine Süßigkeiten mehr essen, weil ein starker Blutzuckeranstieg am Abend dafür sorgt, dass Sie nachts kein Fett mehr verbrennen, weil zu viel Insulin ausgeschüttet wurde.

Wie schaffe ich es, die Menge an Süßigkeiten zu kontrollieren? Es muss nicht immer die ganze Packung Kekse sein und auch nicht die ganze Tüte Lakritzschnecken. Häufig merkt man erst, dass die verzehrte Süßigkeitenmenge viel zu groß war, wenn der Bauch weh tut. Wer unbewusst nebenbei, zum Beispiel gemütlich auf dem Sofa liegend, während eines spannenden Films Süßes oder Knabbereien isst, greift in die Tüte, ohne darüber nachzudenken.

Überlegen Sie sich deshalb, bevor Sie etwas Süßes essen, ob Sie Ihren Hunger oder Ihre Lust auf Leckeres nicht besser mit einem Stück Obst oder einem belegten Brot stillen können. Legen Sie sich dann die Menge an Süßigkeiten, die Sie essen möchten, separat auf einen Teller, und essen Sie nicht aus der Tüte oder Packung. Genießen Sie dann die verzehrten Süßigkeiten, ohne ein schlechtes Gewissen dabei zu haben. Wenn Sie nach einer kleinen Menge Süßem noch nicht zufrieden sind, dann wäre es sinnvoll, über Alternativen zu Süßigkeiten nachzudenken. Machen Sie einen kleinen Spaziergang, oder lassen Sie sich ein Bad ein. Überlegen Sie genau, was Ihnen guttut und eine Alternative zu Süßigkeiten sein könnte.

9. Schritt: Kritische Situationen

Jeder kennt die kritischen Situationen, in der die guten Vorsätze zu wanken beginnen. Im Urlaub, auf Feiern, während der Weihnachtstage oder bei Einladungen verändern sich Ihre Möglichkeiten, selbstbestimmt zu essen. Reichlich leckere, zum Teil sehr fette oder kalorienreiche Speisen werden angeboten. Der Gastgeber wäre enttäuscht, wenn Sie nichts oder sehr wenig essen würden.

Vielleicht erhalten Sie durch die folgenden Tipps Anregungen, diese Situationen in Zukunft besser zu bewältigen:

- Essen Sie im Restaurant oder auf Feiern immer einen Salat vorweg, wenn die Möglichkeit besteht. Dieser füllt den Magen, sodass vom Hauptgericht etwas weniger gegessen werden kann.
- Lassen Sie sich Soßen zum Salat (oder auch zum Fleisch oder Fisch) extra reichen. So können Sie die Menge selbst bestimmen, und die Speise wird nicht zur Salz- bzw. Kalorienfalle.
- Meiden Sie am Salatbuffet fett- und zuckerreiche Dressings (zum Beispiel Mayonnaisesalate oder auch Cocktailsoße oder French Dressing). Bevorzugen Sie stattdessen eine Vinaigrette oder ein leichtes Joghurtdressing.
- Bei Buffets, Einladungen oder im Restaurant gilt folgende Faustregel: Viel Gemüse oder Salat, in Maßen Kartoffeln, Nudeln oder Reis. Achten Sie darauf, dass Sie diese Lebensmittel »pur« genießen und nicht mit viel Soße. Zwei Esslöffel Soße über Kartoffeln, Nudeln oder Reis genügen völlig.
- Auf Fleisch müssen Sie nicht verzichten. Wählen Sie jedoch eine magere Fleischsorte wie Pute, Hähnchenbrust, Schweinelendchen oder Steak. Schneiden Sie sichtbares Fett ab, und achten Sie auf den Soßenanteil.
- Wenn Sie noch gerne einen Nachtisch essen möchten, so können Sie sich Obstsalat, rote Grütze (ohne Sahne und Vanilleeis) oder ein Sorbet bestellen.
- Meist sind die Portionen im Restaurant groß und mächtig. Fragen Sie, ob Sie die halbe Portion bestellen können oder teilen Sie

sich ein Gericht mit jemandem. Lässt sich dies nicht durchführen, lassen Sie getrost etwas zurückgehen.
- Beim Brunchen oder im Urlaub lockt meist ein leckeres Frühstücksbuffet. Greifen Sie hier zu Vollkornbrot oder -brötchen und fettarmem Belag. Wenn Sie dagegen lieber Müsli essen, können Sie sich dies mit Joghurt und einem Stück Obst zurechtmachen.

Seien Sie nicht zu streng mit sich, und bedenken Sie, dass jedes abgespeckte Kilogramm Fett einer Energieeinsparung von 7000 kcal gleichkommt; diese können Sie auf keinen Fall an einem Abend zu sich nehmen. Essen Sie langsam, und kauen Sie gut, damit Sie aufhören können, wenn Sie sich gesättigt fühlen. Versuchen Sie selbstbewusster zu bestimmen, wie viel und was Sie essen möchten.

10. Schritt: Stolpersteine ausschalten

Auf dem Weg zum Wohlfühlgewicht können Sie über viele Steine stolpern:

1. Stolperstein: Die Motivation

Wiederholen Sie den Motivationstest (siehe S. 261), der Ihnen hilft herauszufinden, warum Sie überhaupt abnehmen möchten, drei bis vier Monate, nachdem Sie begonnen haben, das Gewicht zu reduzieren. Was stellen Sie fest? Sind durch die ersten Erfolge Begehrlichkeiten bei Ihnen geweckt worden? Ist es immer noch Ihr innerster Wunsch abzunehmen? Nur wer wirklich motiviert ist, wird es schaffen, das Gewicht nachhaltig zu reduzieren.

2. Stolperstein: Ein unrealistisches Zielgewicht

Wie viel Gewicht möchten Sie verlieren? Bedenken Sie, dass schon eine Gewichtsreduktion von 10–15 % Ihres Ausgangsgewichts zu einer deutlichen Verbesserung Ihrer Blutdruckwerte führen kann.

Kalorieneinsparung bei realistischem Abnehmen

Ausgangsgewicht	minus 10–15 %	Energieeinsparung (kcal)
80 kg		
100 kg		
120 kg		
140 kg		

Versuchen Sie, die Gewichtsreduktion in kleinen Schritten, das heißt immer eine Abnahme von 5 kg, als nächstes Ziel im Auge zu haben.

3. Stolperstein: Falsche Zeitvorstellung

Wer sein Gewicht gesund reduzieren möchte, sollte Geduld mitbringen. Bitte bedenken Sie, dass eine Einsparung der Energiezufuhr von 500 kcal pro Tag zu einer Gewichtsreduktion von einem Pfund pro Woche und zwei Kilogramm pro Monat führt. Wenn Sie es wirklich schaffen, vier Kilogramm in zwei Monaten abzuspecken, dann entspricht dies einer Buttermenge von 16 Päckchen. Stellen Sie sich eine Tüte mit der entsprechenden Menge Butter vor, die Ihre Gewichtsabnahme widerspiegelt, dann können Sie sich darüber freuen, was Sie geleistet haben.

4. Stolperstein: Zu starke Konzentration auf die Ernährung

Wenn Sie den ganzen Tag darüber nachdenken, was Sie als Nächstes essen könnten, dann wäre es sinnvoll, den Essalltag erneut zu überprüfen. Sind die Abstände zwischen den Mahlzeiten zu groß? Haben Sie Sorgen, die Sie mit dem Essen zu verdrängen versuchen? Nutzen Sie neben der Verbesserung Ihres Essverhaltens die Möglichkeiten der Bewegung ausreichend, um Ihr Gewicht in den Griff zu kriegen? Bedenken Sie, dass die Ernährung nicht alles ist.

5. Stolperstein: Kontrolliertes Essen

In Ihrem neuen Speiseplan sollte es keine verbotenen Lebensmittel geben. Achten Sie vielmehr auf den richtigen Zeitpunkt (zum Beispiel nicht abends vor dem Fernseher) und das richtige Maß (vielleicht eine kleine Tüte Gummibärchen oder 1–2 Riegel Schokolade). Essen Sie dann ohne schlechtes Gewissen, und lassen Sie jeden Bissen genussvoll auf der Zunge zergehen.

ERNÄHRUNGSTIPPS FÜR HYPERTONIKER MIT METABOLISCHEM SYNDROM

Das metabolische Syndrom beschreibt ein Zusammenspiel verschiedener Krankheiten – Hypertonie, Diabetes mellitus und Fettstoffwechselstörungen –, die meistens in Kombination mit Übergewicht auftreten. Dieses Zusammenspiel von Erkrankungen begünstigt die Entstehung von Herz- und Kreislauf-Erkrankungen wie Herzinfarkt und Schlaganfall.

Jede dieser Krankheiten stellt an sich bereits einen Risikofaktor dar; das Risiko für Herz und Kreislauf steigt um ein Vielfaches, wenn sie in Kombination auftreten – diese risikoreiche Kombination bezeichnet der Begriff metabolisches Syndrom. Die Ernährungsempfehlungen in diesem Buch werden deshalb so erweitert, dass auch Hochdruckpatienten, die neben der Hypertonie noch an einer Stoffwechselstörung leiden, Tipps zur Verbesserung ihres Essverhaltens bekommen.

Wann liegt ein metabolisches Syndrom vor?

Der Begriff metabolisches Syndrom wurde erstmals 1969 erwähnt und bezeichnet das für Herz und Kreislauf gefährliche Zusammenwirken mehrerer Faktoren. In der Praxis heißt das: Neben einem Taillenumfang von mehr als 102 cm für Männer bzw. 88 cm für

Frauen werden erhöhte Triglyceride, ein niedriges HDL-Cholesterin, erhöhte Nüchternblutzuckerwerte und Bluthochdruck berücksichtigt.

Kriterien für ein Vorliegen des metabolischen Syndroms

Kriterium	Höchst- bzw. Mindestwerte
weiter Taillenumfang	Männer > 102 cm, Frauen > 88 cm
erhöhte Triglyceride (nüchtern)	> 150 mg/dl oder Medikamenteneinnahme
niedriges HDL-Cholesterin	Männer < 40, Frauen < 50 mg/dl oder Medikamenteneinnahme
Bluthochdruck	> 130 mmHg systolisch, > 85 mmHg diastolisch oder Medikamenteneinnahme
erhöhte Nüchternglucosewerte	> 110 mg/dl oder Diabetes Typ 2 oder Medikamenteneinnahme

Treffen drei oder mehr der aufgeführten Kriterien auf Sie zu, haben Sie ein metabolisches Syndrom.

Wenn drei der in der obenstehenden Tabelle aufgeführten Voraussetzungen erfüllt sind, so haben Sie ein metabolisches Syndrom.

Die beschriebenen Stoffwechselstörungen des metabolischen Syndroms gelten als Risikofaktoren für die Entstehung von Herz-Kreislauf-Erkrankungen. Patienten mit metabolischem Syndrom haben ein vielfach erhöhtes Risiko, einen Herzinfarkt oder einen Schlaganfall zu erleiden. Die Ernährungsempfehlungen in diesem Buch sind daher auch für Patienten geeignet, die außer dem Bluthochdruck noch an einer weiteren Stoffwechselstörung leiden, denn es geht in diesem Fall darum, die Blutfettwerte (Cholesterin, Triglyceride) zu senken und das Auftreten eines Diabetes wenn möglich zu vermeiden.

Übergewicht. Die Stoffwechselveränderungen des metabolischen Syndroms treten meist als Folge des Übergewichts auf. Besonders Fettanlagerungen im Bauchbereich führen zur Aktivierung verschiedener Hormone, die bei der Regulation des Fett- und Zuckerstoffwechsels sowie für den Blutdruck eine wichtige Rolle spielen.

Bei Übergewicht reicht die von der Bauchspeicheldrüse produzierte Menge an Insulin nicht aus, um den Zuckerstoffwechsel im Gleichgewicht zu halten. Man spricht von einer Insulinresistenz, das heißt, es besteht ein relativer Insulinmangel. Die Bauchspeicheldrüse versucht diesen durch eine erhöhte Insulinproduktion auszugleichen. Dies gelingt auch bis zu einem gewissen Grad, hat aber leider negative Folgen, wie eine weitere Gewichtszunahme und Fetteinlagerung. So entsteht ein Teufelskreis, der nur durch eine Gewichtsreduktion (und gesteigerte körperliche Aktivität beziehungsweise Sport) durchbrochen werden kann. Die Gewichtsabnahme beeinflusst die Insulinresistenz und führt zu einer Normalisierung des Stoffwechsels. Die zusätzliche Gabe von Insulin bei übergewichtigen Patienten mit Diabetes Typ 2 kann den Blutzuckerspiegel zwar senken und eventuell sogar normalisieren, führt aber leider auch in den beschriebenen Teufelskreis. So wird verständlich, warum trotz gutem Blutzuckerspiegel das Herz-Kreislauf-Risiko nicht sinkt, sondern als Folge der Gewichtszunahme

In Studien nachgewiesene Veränderungen bei einer Gewichtsabnahme von 10 kg

Faktoren	Details	Veränderungen
Sterblichkeit	Gesamtsterblichkeit mit Diabetes verbundene Sterblichkeit mit Krebs verbundene Sterblichkeit	−20 % −30 % −40 %
Diabetes	Nüchternblutzucker (mg/dl) Hb_{a1c} (%)	−30 % bis −40 % −1 bis −2
Blutdruck	systolisch diastolisch	−15 mmHg −7 mmHg
Lipide	Gesamtcholesterin LDL-Cholesterin Serumtriglyceride HDL-Cholesterin	−10 % −7 % bis −15 % −20 % bis −30 % +2 % bis +8 %

sogar ansteigt. Das wichtigste Therapieziel für übergewichtige Patienten mit Diabetes Typ 2 ist, durch Gewichtsreduktion und körperliche Aktivität den Stoffwechsel zu normalisieren.

Eine dem Energiebedarf entsprechende Zufuhr und ausreichende körperliche Aktivität sind die wichtigsten beeinflussbaren Faktoren für die Reduktion des Übergewichts. Die obige Tabelle zeigt die günstigen Wirkungen einer Gewichtsreduktion von 10 kg auf den Stoffwechsel und die Entstehung verschiedener Krankheiten. Wissenschaftliche Studien belegen, dass bei Übergewichtigen eine Senkung des Körpergewichtes um 10 kg die Gesamtsterblichkeit um 20 % und die mit Diabetes verbundene Sterblichkeit um 30 % verringert. Auch der Einfluss auf die Stoffwechsellage des Diabetes, die Höhe der systolischen und diastolischen Druckwerte bei Hypertonie und die Parameter des Fettstoffwechsels ist erheblich!

Um Folgekrankheiten zu vermeiden und die Lebensdauer zu verlängern, sollten Übergewichtige dringend eine Veränderung des Lebensstils anstreben!

Ernährungsempfehlungen zur Verbesserung der Symptome des metabolischen Syndroms werden in den entsprechenden Kapiteln dieses Buches beschrieben:
- Übergewicht (ab S. 258)
- Diabetes (ab S. 306)
- Fettstoffwechselstörungen (ab S. 308)

Die Rolle der Kohlenhydrate

Lebensmittel und deren Inhaltsstoffe spielen eine Schlüsselrolle bei der Entstehung des Übergewichts und des metabolischen Syndroms. Da die Nahrungsbestandteile unterschiedlich auf den Blutzuckerspiegel wirken, ist es zweckmäßig, Lebensmittel, die zu einem starken und schnellen Anstieg führen, zu meiden. Von allen Hauptnährstoffen haben die Kohlenhydrate den stärksten Einfluss auf den Blutzucker.

Viele ernährungswissenschaftliche Studien zeigen, dass eine kohlenhydratreduzierte und modifizierte Ernährung einen günstigen Beitrag zur Verbesserung der Insulinresistenz leisten kann. Diese Ernährungsformen werden in der Literatur häufig als Low-Carb-Diäten, also als Ernährungsformen mit einer Verringerung des Kohlenhydratanteils der Mahlzeiten, bezeichnet. Neben der Kohlenhydratmenge wird bei diesen beliebten Ernährungsformen auch die unterschiedliche Wirkung der kohlenhydratreichen Lebensmittel auf den Blutzuckerspiegel berücksichtigt.

Ziel Ihrer Bemühungen sollte es nicht sein, eine Diät zu machen. In diesem Kapitel können Sie sich über die Menge und Wirkung der Kohlenhydrate verschiedener Lebensmittel informieren. Eine Einschränkung der Kohlenhydratzufuhr am Abend führt schon bei vielen Patienten zu einer Gewichtsreduktion.

Bedeutung der Kohlenhydrate in der Ernährung

Kohlenhydrate sind neben Eiweiß und Fett die wichtigsten Energielieferanten. Im Darm werden alle Kohlenhydrate in kleinste Bausteine (Einfachzucker) zerlegt, durch die Darmwand transportiert und dann zur Energiegewinnung in Traubenzucker umgewandelt. Dieser wird mit dem Blut zum Gehirn, in die Muskeln und in viele andere Körperzellen transportiert. Traubenzucker ist wichtig für Konzentration und Leistungsfähigkeit, da er die wesentliche Energiequelle für unser Gehirn ist.

In den zurückliegenden Jahren wurde Patienten mit Übergewicht oder Diabetes mellitus Typ 2 häufig zu einer fettarmen und kohlenhydratreichen Ernährung geraten. Zahlreiche wissenschaftliche Studien deuten jedoch darauf hin, dass diese Ernährung nicht immer zum gewünschten Erfolg führt. Es konnte allerdings gezeigt werden, dass eine Verringerung der Kohlenhydratzufuhr durchaus günstige Effekte auf die Gewichtsentwicklung und den Stoffwechsel haben kann.

Eine Einschränkung der Kohlenhydratzufuhr könnte auch für Sie gesundheitliche Vorteile bieten!

Ernährung

Kohlenhydratgehalt häufig verzehrter Lebensmittel

Lebensmittel	Kohlenhydrate
Kartoffeln (1 kleine Portion = 150 g)	21,35 g
Nudeln gekocht (200 g)	54,52 g
Reis (200 g gekocht)	47,92 g
Getreide (150 g gekocht)	28,62 g
1 Scheibe Vollkornbrot (40 g)	15,03 g
1 Scheibe Graubrot (40 g)	17,74 g
1 Scheibe Vollkorntoast (30 g)	12,88 g
1 Scheibe Knäckebrot (10 g)	7,34 g
4 EL Früchtemüsli (40 g)	24,13 g
4 EL Haferflocken (40 g)	25,32 g
1 Banane (150 g)	32,09 g
1 Apfel (150 g)	17,14 g
1 Kiwi (60 g)	6,46 g
1 Orange (200 g)	18,38 g
30 g Trockenfrüchte	19,75 g
25 g Schokolade	13,53 g
30 g Kekse	17,87 g
1 Handvoll Gummibärchen (30 g)	13,50 g
1 Stück Würfelzucker (2,5 g)	2,49 g
1 TL Zucker (5 g)	4,99 g

Lebensmittel	Kohlenhydrate
1 geh. EL Zucker (20 g)	19,96 g
1 geh. EL brauner Zucker (20 g)	19,48 g
1 Glas Cola (200 ml)	21,70 g
1 Glas Cola light (200 ml)	0,20 g

Kohlenhydrate finden wir in allen süß schmeckenden und stärkereichen Lebensmitteln. Besonders Getreide und daraus hergestellte Produkte wie Brot, Nudeln oder Backwaren enthalten reichlich Kohlenhydrate. Auch Obst, Fruchtsäfte und Süßigkeiten liefern viele Kohlenhydrate.

Die nebenstehende Tabelle gibt einen Überblick darüber, wie viele Kohlenhydrate in einer normalen Portion der bei uns häufig verzehrten Lebensmittel enthalten sind.

Kohlenhydrate führen zu einem Anstieg des Blutzuckerspiegels und werden in der Leber in Triglyceride umgewandelt. Aus diesem Grund kann eine Einschränkung der Zufuhr kohlenhydratreicher Lebensmittel und Getränke zu einer Verbesserung der diabetischen Stoffwechsellage und einer Normalisierung der Triglyceride beitragen.

Der neue Trend: kohlenhydratarme Diäten
In den letzten Jahren sind kohlenhydratarme Diäten zur Behandlung von Übergewicht und Diabetes populär geworden. Grundsätzlich wird der Begriff »kohlenhydratarme Diät« sehr unterschiedlich verwendet, und es gibt unter Experten keine abgestimmte, akzep-

tierte Definition. Das Spektrum für eine kohlenhydratarme Diät reicht von 20 g pro Tag bis zu 40 % der Gesamtenergiezufuhr, was bei täglich verzehrten 2000 kcal einer Zufuhrmenge von knapp 200 g Kohlenhydraten entspricht. Dieses Beispiel zeigt sehr eindrucksvoll, wie groß die Verwirrung ist, die derzeit im »Kohlenhydrat-Diät-Dschungel« herrscht.

Verschiedene wissenschaftliche Studien zeigen, dass sich der Zuckerstoffwechsel von Diabetikern mit einer sinkenden Aufnahme von Kohlenhydraten zunehmend verbessert. Hier gilt es jetzt individuell herauszufinden, welche Kohlenhydratmenge optimal ist. Würde man nach dem Motto »je weniger, desto günstiger« verfahren, würde unsere Nahrung nur noch aus Fleisch, Fisch, Salat und Gemüse bestehen. Diese Ernährung wird jedoch schnell einseitig und kann den Stoffwechsel aus dem Gleichgewicht bringen. Hinzu kommt eine zum Teil unzureichende Zufuhr lebenswichtiger Vitamine, Mineralstoffe und Ballaststoffe, da die Auswahl der verzehrten Lebensmittel stark eingeschränkt ist.

Wie viele Kohlenhydrate sollte man täglich essen?
Das optimale Maß für die günstigste Kohlenhydratzufuhr für Patienten mit metabolischem Syndrom liegt wahrscheinlich in einem Bereich zwischen 35 und 40 % der Gesamtenergiezufuhr. Bei einem Übergewichtigen, der im Rahmen einer Diät seine Energiezufuhr auf 1400–1600 kcal einschränken möchte, entspricht dies einer absoluten Zufuhr von 130–150 g Kohlenhydrate pro Tag.

Sicherlich ist es nicht zweckmäßig, nun mit dem Zählen und Zusammenrechnen von Kohlenhydraten zu beginnen. Versuchen Sie daher, die folgenden fünf Tipps zu beachten:

- Reduzieren Sie die Brotmenge auf 1–2 Scheiben pro Mahlzeit, und vermeiden Sie es, große Brotmengen am Abend zu verzehren.
- Essen Sie zu den warmen Mahlzeiten nur eine kleine Portion Kartoffeln, Nudeln oder Reis (150–200 g gekocht). Versuchen Sie, diese Lebensmittel am Abend nur sehr eingeschränkt zu essen.
- Begrenzen Sie den Verzehr von Süßigkeiten.
- Bis zu zwei Stücke bzw. Hände voll Obst pro Tag sind günstig. Größere Mengen sollten jedoch vermieden werden.
- Schränken Sie die Kohlenhydratzufuhr bei den Abendmahlzeiten so gut wie möglich ein.

Der glykämische Index

Neben der Gesamtkohlenhydratzufuhr spielt die Wirkung der Kohlenhydrate auf den Blutzuckerspiegel eine große Rolle für unseren Stoffwechsel. Wir unterscheiden zwischen Lebensmitteln, die zu einem schnellen Blutzuckeranstieg führen, und solchen, die einen verzögerten Anstieg auslösen.

Der glykämische Index (GI) wird in Prozent ausgedrückt und zeigt an, wie stark der Blutzuckerspiegel ansteigt, wenn man 50 g eines Lebensmittels verzehrt. Als Referenzwert gilt der Blutzuckeranstieg nach dem Verzehr von 50 g Traubenzucker, der gleich 100 Prozent gesetzt wird.

Die nachfolgende Tabelle zeigt Lebensmittel mit einem hohen glykämischen Index wie Baguette, Cornflakes oder Kartoffelpüree.

Diese »schießen« gewissermaßen ins Blut und führen so zu einem schnellen Anstieg des Blutzuckerspiegels, was für den Stoffwechsel besonders ungünstig ist. Einen mittleren GI haben Vollkornbrot, Müsli und Haferflocken sowie Haushaltszucker. Kartoffeln, Mais und Linsen sind zwar kohlenhydratreich, führen jedoch nur zu einem langsamen Anstieg des Blutzuckerspiegels – sie »fließen« ins Blut.

Der glykämische Index (GI) ausgewählter Lebensmittel

Lebensmittel	glykämischer Index
Lebensmittel mit hohem GI (>70)	
Traubenzucker	100
Baguette	95
Cornflakes	81
klebriger weißer Reis	87
Kartoffelpüree	85
Kräcker = Salzstangen	71
Lebensmittel mit mittlerem GI (55–70)	
Vollkornbrot, fein vermahlen	70
Zucker	68
Cola	63
Müsli mit Trockenfrüchten	61
Basmatireis	58
Haferflocken	55

Lebensmittel	glykämischer Index
Lebensmittel mit niedrigem GI (<55)	
Haferkekse	54
Mais	53
Vollkornbrot mit Körnern	52
Salzkartoffeln	50
Erbsen	48
Parboiled Reis	47
Apfel	38
Spaghetti, weiß al dente	38
Vollkornspaghetti	37

Diese Zusammenstellung der Lebensmittel zeigt, dass deren Verarbeitung und Zubereitung einen großen Einfluss auf den Blutzuckerspiegel hat. Weißer klebriger Reis ist ungünstiger als Basmatireis. Den günstigsten Einfluss auf den Blutzuckerspiegel von allen aufgeführten Reissorten hat Parboiled Reis. Gleiches gilt für gut gekochte Spaghetti, al dente gekochte und Vollkornspaghetti sowie für Weißbrot, Graubrot und Vollkornbrot. Diese Beispiele zeigen, dass weniger verarbeitete beziehungsweise gekochte Lebensmittel einen niedrigeren glykämischen Index haben. Eine Ausnahme bilden industriell hergestellte Nahrungsmittel, die mit Kleie oder Ballaststoffkonzentraten angereichert wurden, um einen schnellen Blutzuckeranstieg zu vermeiden oder eine längere Sättigung zu fördern.

Versuchen Sie bei der Umstellung Ihrer Essgewohnheiten, Lebensmittel mit einem niedrigen glykämischen Index vorzuziehen, und verzehren Sie vermehrt wenig verarbeitete Lebensmittel.

Diabetes mellitus

Wenn Sie neben dem Bluthochdruck einen Diabetes mellitus Typ 2 haben, so gibt es noch einige Ernährungstipps, die Sie zusätzlich beachten können. Die Ursache des Diabetes ist eine verminderte Herstellung bzw. Wirkung des Insulins in Ihrem Körper. Dieses Hormon reguliert Ihren Blutzuckerspiegel, sodass Lebensmittel, die einen starken Einfluss auf diesen haben, besonders beachtet werden müssen.

Den Zuckerstoffwechsel auf natürlichem Weg verbessern

Optimieren Sie Ihr Gewicht: Die ideale Voraussetzung für eine gute Stoffwechseleinstellung ist das Normalgewicht. Bei Typ-2-Diabetikern im Anfangsstadium kann eine Reduktion des Körpergewichts davor bewahren, Medikamente zu benötigen.

Kohlenhydrate im richtigen Maß: Kohlenhydrate in Kartoffeln, Nudeln, Reis und Brot werden von Diabetikern häufig zu strikt gemieden. Es gibt die »einfachen« Kohlenhydrate in Obst, Säften und Süßigkeiten, die gewissermaßen ins Blut »schießen«. Haushaltszucker ist in kleinen Mengen erlaubt – bis zu 30 g Zucker täglich schaden Ihrem Körper nicht, wenn sie gut, zum Beispiel mit ballaststoffreichen Lebensmitteln, kombiniert werden. Komplexe Kohlenhydrate hingegen in Vollkornbrot, Müsli, Kartoffeln, Vollkornnudeln und Vollkornreis »fließen« ins Blut und sind deshalb im richtigen Maß für Ihren Stoffwechsel und das Sättigungsgefühl besonders günstig.

Ballaststoffhaltige Lebensmittel essen: Ballaststoffe wirken sich positiv auf Ihren Blutzuckerspiegel aus. Sie führen zu einem langsamen Anstieg des Blutzuckers und helfen, starke Schwankungen zu vermeiden. Essen Sie täglich Vollkorngetreideprodukte, frisches Obst mit Schale und Gemüse oder Salat. Hülsenfrüchte wie Erbsen, Bohnen, Linsen und Soja sind besonders gesund. Sofern die Harnsäurewerte nicht erhöht sind, sollten sie zweimal pro Woche in den Speiseplan eingebaut werden.

Achten Sie auf Ihre Eiweißzufuhr: Eine über Ihren Bedarf hinausgehende, zu hohe Eiweißaufnahme belastet auf Dauer Ihre Nieren. Vermeiden Sie, täglich große Mengen Fleisch, Fisch oder Wurst zu essen. Günstig sind fettarme Milch und Milchprodukte sowie pflanzliche Lebensmittel wie Getreideprodukte, Hülsenfrüchte und Kartoffeln. Wer abnehmen möchte, sollte jedoch darauf achten, dass er nicht mit Eiweiß unterversorgt ist, sonst stellt sich schnell der »Jo-Jo-Effekt« ein.

Ungesunde Fette meiden: Sparen Sie tierische Fette wie in fettreichem Käse, Sahne, Wurst und fettreichem Fleisch ein. Auch »versteckte« Fette in Schokolade, Keksen oder Soßen sowie »gehärtete Fette« in Chips und Fertiglebensmitteln sind ungünstig für Ihren

Stoffwechsel. Pflanzliche Öle hingegen wie Oliven- oder Rapsöl enthalten reichlich gesunde »einfach ungesättigte Fettsäuren«. Auch Nüsse, Sonnenblumenkerne und Avocados sowie Margarinesorten mit der Aufschrift »reich an mehrfach ungesättigten Fettsäuren« sind in kleinen Mengen für Sie gesund.

Alkohol nur selten: Alkohol behindert die Stabilisierung des Blutzuckerspiegels durch die Leber. Eine gefährliche Unterzuckerung kann die Folge von starkem Alkoholkonsum sein. Trinken Sie deshalb nur maßvoll Alkohol, das heißt höchstens ein Glas Wein oder Bier pro Tag, und halten Sie dabei mehrere alkoholfreie Tage in der Woche ein. Am besten genießen Sie den Alkohol zu einer kohlenhydrathaltigen Mahlzeit. Bei der Einnahme von Antidiabetika sollten Sie auf alle Fälle ganz auf Alkohol verzichten.

Sicherlich ist Ihnen aufgefallen, dass einige dieser Tipps auch schon in den Ernährungsempfehlungen für Hypertonie aufgeführt waren. Eine hypertoniegerechte Ernährung ist also bis auf die kleine Ausnahme, viel Obst zu essen, auch für Typ-2-Diabetiker bestens geeignet. Obst enthält viel Kalium und ist deshalb zur Senkung des Bluthochdrucks ideal. Aufgrund des hohen Zuckergehaltes ist es jedoch nicht in großen Mengen für Diabetiker geeignet.

Fettstoffwechselstörungen

Wir unterscheiden bei den Fettstoffwechselstörungen im Wesentlichen zwei große Gruppen:

- Patienten mit einem erhöhten Cholesterinspiegel (= Hypercholesterinämie) und
- Patienten mit erhöhten Triglyceriden (= Hypertriglyceridämie).

Wenn der Cholesterinspiegel erhöht ist

Sofern Ihr Cholesterinspiegel bei über 200 mg/dl liegt, sollten Sie sich informieren, ob es günstig zusammengesetzt ist. Wir unterscheiden gewissermaßen ein »böses« Cholesterin, das LDL, und ein »gutes« Cholesterin, das HDL. Sollten Sie neben dem Bluthochdruck keinen weiteren Risikofaktor haben, darf das LDL-Cholesterin bis 160 mg/dl betragen. Ein höherer Wert bedarf einer besonderen Betrachtung Ihrer Ernährung. Haben Sie neben der Hypertonie noch einen weiteren Risikofaktor wie das Übergewicht, so sollte Ihr LDL-Cholesterin 130 mg/dl nicht überschreiten. Diabetiker oder Patienten mit Arteriosklerose sowie Herz- und Kreislauferkrankungen wie Herzinfarkt oder Schlaganfall sollten ein LDL-Cholesterin unter 100 mg/dl erreichen.

Generell sollte das HDL-Cholesterin über 40 mg/dl liegen.

Der Mythos, dass der Cholesterinspiegel im Wesentlichen durch den Verzehr von Eiern oder Butter erhöht wird, ist längst widerlegt. Wissenschaftliche Studien belegen, dass ein bestimmter Typ Fett, die gesättigten Fettsäuren, für einen Anstieg der Cholesterinwerte im Blut verantwortlich ist. Wer seine Gesundheit und die Blutwerte verbessern möchte, sollte deshalb nicht alle Fette einsparen, sondern lernen, geeignete und ungeeignete Fette (Fettsäuren) zu unterscheiden.

Ernährung

Ihr Cholesterinspiegel: die wichtigsten Richtwerte

Gesamt-Cholesterin	LDL-Cholesterin	HDL-Cholesterin
• unter 200 mg/dl (5,2 mmol/l) • Wenn Ihr Wert höher als 200 mg/dl liegt, sollten Sie mit Ihrem Arzt darüber sprechen.	• max. 160 mg/dl (4,1 mmol/l) (wenn höchstens ein weiterer Risikofaktor vorliegt) • max. 130 mg/dl (3,4 mmol/l) (wenn zwei oder mehr weitere Risikofaktoren vorliegen) • max. 100 mg/dl (2,6 mmol/l) (bei Vorerkrankungen oder Typ-2-Diabetes)	• min. 40 mg/dl (1 mmol/l) (je höher dieser Wert, desto größer der Schutz für Ihre Blutgefäße)

Als »weitere Risikofaktoren« gelten höheres Alter, Bluthochdruck, Diabetes mellitus, Übergewicht, Nikotinkonsum und frühzeitige Herzerkrankung bei nahen Familienangehörigen; mit »Vorerkrankungen« sind Herzinfarkt, Schlaganfall und Angina pectoris gemeint.

Reduzieren Sie Ihr Gewicht: Bei Übergewicht trägt schon eine Reduktion weniger Kilos bei vielen Patienten dazu bei, die Cholesterinwerte deutlich zu senken.

Ungesunde Fette meiden: Gesättigte Fettsäuren (= die »bösen«) sollten nur in kleinen Mengen gegessen werden. Wählen Sie fettarme Käse- und Wurstsorten. Meiden sollten Sie auch in Fett gebackene und frittierte Speisen sowie mayonnaisehaltige Lebensmittel und Fertiggerichte.

Gesunde Fette bevorzugen: Achten Sie auf »gute« Fette, das heißt einfach und mehrfach ungesättigte Fettsäuren. Margarine mit der

Aufschrift »reich an mehrfach ungesättigten Fettsäuren«, Oliven- und Rapsöl sowie Samen und Nüsse sind für Sie gesund.

Cholesterin in Lebensmitteln beachten: Butter und Eier gelten bei einem zu hohen Cholesterinspiegel meistens als Tabu. In Maßen, das heißt maximal drei Eier pro Woche und gelegentlich dünn aufgestrichene Butter, können Sie sie allerdings in Ihren Speiseplan einbauen. Schalen- und Krustentiere wie Muscheln und Krabben sowie Innereien sollten Sie aufgrund des hohen Cholesteringehalts nur zu besonderen Anlässen verzehren.

Fünf am Tag: Essen Sie täglich fünf Portionen Obst und Gemüse, denn diese gelten als die idealen Fitmacher. Schon zum Frühstück kann eine Kiwi, Tomate oder ein Glas Obstsaft den Speiseplan ergänzen. Als Zwischenmahlzeit ist ein Stück Obst immer eine gute Energiespritze. Täglich Salat und Gemüse sollten den Speiseplan abrunden. Obst und Gemüse sind kalorienarm, reich an Vitaminen und Mineralstoffen und gut sättigend.

Essen Sie täglich Vollkornprodukte: Vollkornbrot, -reis und -nudeln enthalten viele wertvolle Ballaststoffe. Diese wirken positiv auf die Darmflora und senken darüber hinaus den Cholesterinspiegel. Vollkornprodukte enthalten deutlich mehr Vitamine und Mineralstoffe als Weißmehlprodukte und sättigen länger.

Trinken Sie reichlich: Versuchen Sie, täglich 1½–2 l Wasser, verdünnte Obst- und Gemüsesäfte sowie ungezuckerte Kräuter- und Früchtetees zu trinken.

Bleiben Sie in Bewegung: Körperliche Aktivität wirkt sich besonders positiv auf das »gute« HDL-Cholesterin aus. Besonders die Ausdauersportarten (siehe S. 192) sind günstig für den Stoffwechsel und zur Gewichtsreduktion.

Wenn die Triglyceridwerte erhöht sind

Der Arzt hat bei Ihnen erhöhte Triglyceridwerte (= Hypertriglyceridämie) im Blut festgestellt. Dies kann ihr Risiko erhöhen, an einem Herzinfarkt oder Schlaganfall zu erkranken. Die wirksamste Behandlungsmethode, um die Triglyceridwerte zu verbessern, ist eine Anpassung der Essgewohnheiten.

Reduzieren Sie Ihr Gewicht: Bei Übergewicht trägt jedes reduzierte Kilo dazu bei, die Triglyceridwerte deutlich zu senken. Insbesondere eine Verringerung des Bauchumfangs ist sehr effektiv.

Verzichten Sie auf Alkohol: Alkohol wird in der Leber direkt in Triglyceride umgewandelt und erhöht dadurch den Triglyceridspiegel erheblich.

Kohlenhydrate haben einen ungünstigen Einfluss auf die Triglyceride. Besonders die schnell resorbierbaren Kohlenhydrate wie Haushaltszucker (= Saccharose) und Fruchtzucker (= Fructose) lassen die Triglyceridkonzentration im Blut steigen. Diese findet man vor allem in Fruchtsaft, Limonaden, Kuchen und Honig und allen zuckerhaltigen Süßigkeiten. Wählen Sie hier geeignete, zuckerarme Alternativen aus, zum Beispiel ungezuckerte Kräuter- oder Früchtetees oder zuckerarme Vollkornbackwaren. Auch der Verzehr von

Kartoffeln, Nudeln, Reis, Müsli und Brot sollte eine mit der Beraterin abgesprochene Menge nicht überschreiten.

Setzen Sie auf das volle Korn: Vollkornbrot, -reis und -nudeln enthalten viele Ballaststoffe, mehr Vitamine und Mineralstoffe und weniger schnell resorbierbare Kohlenhydrate als Weißmehlprodukte. Wählen Sie daher möglichst die Vollkornvariante.

Fett ist nicht gleich Fett: Gesättigte Fettsäuren sollten nur in kleinen Mengen gegessen werden. Wählen Sie fettarme Käse- und Wurstsorten und meiden Sie frittierte Speisen ebenso wie mayonnaisehaltige Lebensmittel und Fertiggerichte. Bevorzugen Sie gesunde Fette – einfach und mehrfach ungesättigte Fettsäuren finden Sie in Raps- und Olivenöl sowie in Samen, Kernen und Nüssen. Auch Margarinen mit der Aufschrift »reich an ungesättigten Fettsäuren« sind geeignet.

Trinken Sie reichlich, aber das Richtige:
- Versuchen Sie täglich 1½–2 l Wasser, verdünnte Gemüsesäfte sowie ungezuckerte Kräuter- und Früchtetees zu trinken. Nicht geeignet für Sie sind alle süßen und alkoholischen Getränke sowie Fruchtsäfte.

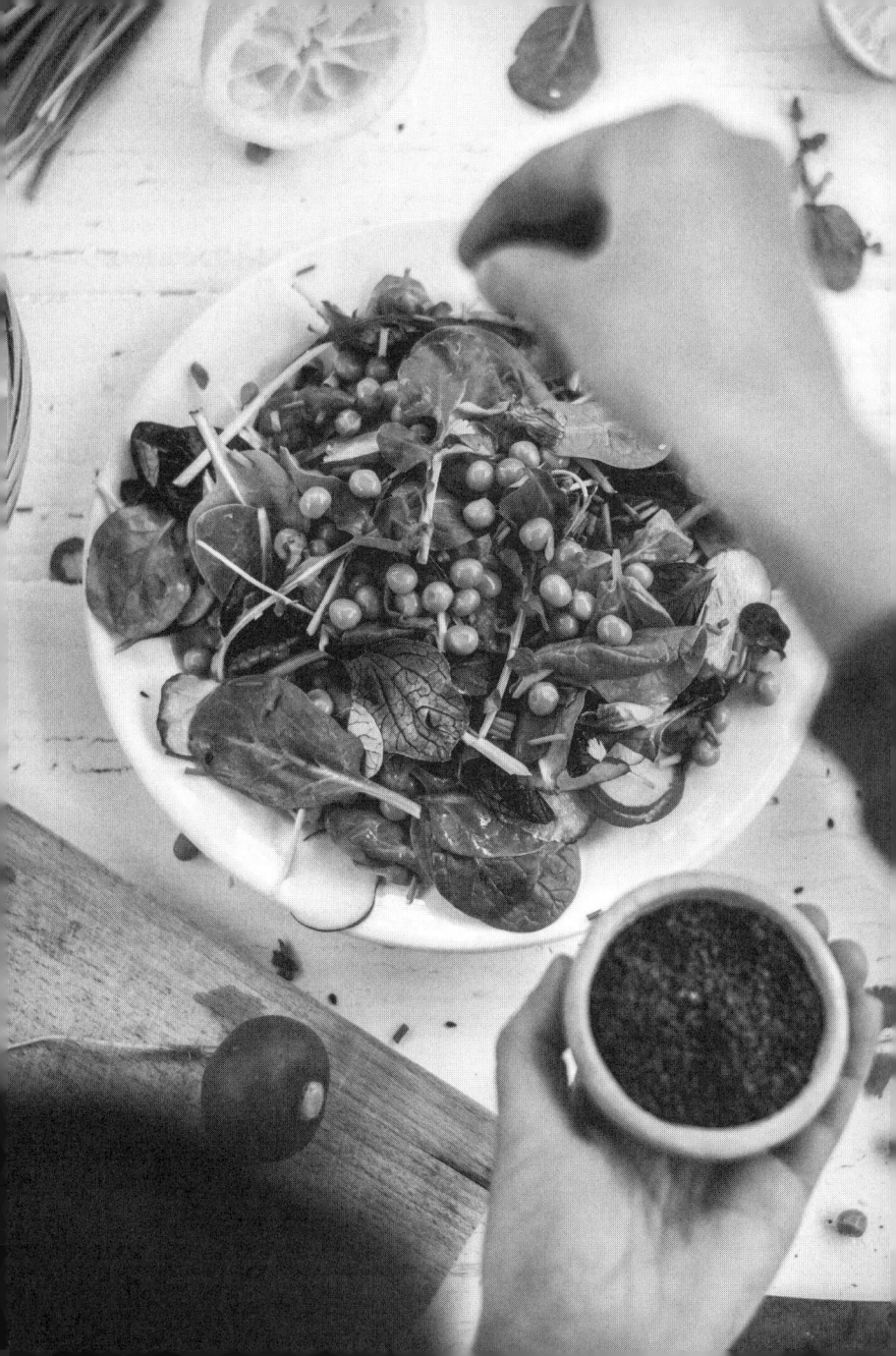

Rezepte

Stöbern Sie in der Vielfalt leckerer mediterraner Rezepte. Die wichtigste Zutat ist Gemüse, aber auch Fisch und Geflügel kommen nicht zu kurz.
Probieren Sie die schmackhaften Gerichte einfach aus.

Hauptgerichte

Gemüsebrühe

▶ **Zutaten für einen Vorrat von ca. 3 l Brühe**
150 g rote Zwiebeln · 200 g Möhren · 100 g Knollensellerie · 1 Stange Lauch · 1 große reife Tomate · 2 Knoblauchzehen · 1 Lorbeerblatt · 2 Gewürznelken · je 1 Zweig frischer Thymian und Liebstöckl · 5 Stängel frische Petersilie · ½ TL getr. Majoran · grob gemahlener schwarzer Pfeffer

Geputztes Gemüse grob zerkleinern und mit 3 l Wasser zum Kochen bringen. Restliche Zutaten hinzufügen und die Brühe bei schwacher Hitze im halb geschlossenen Topf etwa 45 Min. kochen lassen. Durch ein Sieb gießen und Gemüse abtrennen.

▶ **Variante**
Gemüsecremesuppe. Gekochtes Gemüse (Lorbeerblatt entfernen) mit etwas Brühe im Mixer pürieren und mit Sauerrahm (10 % Fett) verfeinern. Mit frisch gehackten Kräutern wie Petersilie, Schnittlauch oder Gartenkresse bestreuen und servieren.

Lauch-Möhren-Gemüse

▶ **Zutaten für 2 Portionen**
200 g Möhren · 250 g Lauch · 150 g Bananen · 1 EL Zitronensaft · 1 EL Sonnenblumenöl · 2 Knoblauchzehen · je ½ TL Kurkuma, Kreuzkümmel und gemahlener Koriander · 2 Nelken · 1 Pr. Cayennepfeffer
40 g Kokosraspeln · ¼ l Wasser

- Kokosraspeln in Wasser aufkochen, zugedeckt auf ausgeschalteter Herdplatte dämpfen lassen. Im heißen Öl zunächst gehackten Knoblauch kurz anbraten, dann Lauchringe und grob geraspelte Möhren zugeben, kurz mitbraten.
- Kokosraspeln samt Flüssigkeit sowie Gewürze zugeben und zugedeckt bei schwacher Hitze etwa 10 Min. dünsten.
- Bananenscheiben mit Zitronensaft beträufeln und unterheben. Zugedeckt weitere 5 Min. dünsten.

- Dazu passt Naturreis, Buchweizen oder Hirse.

Gefüllte Zucchini in Tomatensoße

▶ **Zutaten für 2 Portionen**
300 g Zucchini (1 große oder 2 kleinere) · 100 g Champignons · 1 Knoblauchzehe · 1 EL Olivenöl · frisch gemahlener schwarzer Pfeffer · 1 Pr. frisch geriebene Muskatnuss · ¼ TL getr. Rosmarin · 1 Pr. Pilzpulver · 60 g Naturreis · 400 g ganze, geschälte Tomaten (kleine Dose) · je ½ TL getr. Thymian und Oregano · frische Petersilie · 2 geh. TL geriebener Parmesan

- Naturreis in 150 ml kochsalzfreier Gemüsebrühe oder Wasser aufkochen, bei geringer Hitzezufuhr etwa 30 Min. quellen, dann abkühlen lassen.
- Zucchini halbieren, das Fruchtfleisch mit einem Teelöffel herausnehmen, sodass eine etwa 1 cm dicke Schale entsteht. Fruchtfleisch würfeln, Champignons in feine Blättchen schneiden und beides im heißen Öl andünsten, dann abkühlen lassen. Reis mit Champignons, durchgepresstem Knoblauch, Parmesan, Pfeffer, Muskat und Rosmarin vermischen und in die Zucchinischalen füllen. Geschälte Tomaten samt Saft im Mixer pürieren, mit Pfeffer, Thymian und Oregano würzen. Gefüllte Zucchini in eine feuerfeste Auflaufform setzen, mit pürierten Tomaten übergießen und im vorgeheizten Backofen bei 200° C etwa 40 Min. zugedeckt, danach 5–10 Min. offen garen. Mit frisch gehackter Petersilie bestreut servieren.

▶ Am besten mit Parmesan

Geriebener Parmesan gibt vielen Gerichten einen besonders würzigen Geschmack. Mehr als 2 gehäufte Teelöffel (5 g) sind hierfür nicht erforderlich. Der Natriumgehalt liegt bei 35 mg, was einem Kochsalzgehalt von weniger als 0,1 g entspricht.

Ratatouille

▶ **Zutaten für 2 Portionen**
200 g grüne Paprikaschoten · 300 g Auberginen · 200 g Zucchini · 200 g Tomaten · 100 g Zwiebeln · 2 Knoblauchzehen · 2 EL Olivenöl · 1 TL getr. Kräuter der Provence (Oregano, Thymian, Rosmarin) · frisch gemahlener schwarzer Pfeffer

- Im heißen Öl zuerst Zwiebelwürfel und gehackten Knoblauch kurz anbraten, dann nach und nach Paprika-, Zucchini- und Auberginenwürfel zugeben. Alles etwa 5 Min. dünsten. Dann Tomatenwürfel und gerebelte Kräuter der Provence zugeben und bei kleiner Hitze zugedeckt etwa 10 Min. dünsten. Mit frisch gemahlenem Pfeffer würzen.

- Dazu passen Spaghetti oder (selbst gebackenes) Baguette.

▶ **Auf frische Ware achten**
Kaufen Sie Gemüse stets frisch, und lagern Sie es nicht länger als 2–3 Tage. So schmeckt es nicht nur am besten, sondern verliert auch nicht seine wertvollen Inhaltsstoffe.

Folienkartoffeln mit Tzatziki

▶ **Zutaten für 2 Portionen**
2 große Kartoffeln · 1 kleine Salatgurke · 1 Becher Sauerrahm (10 % Fett) · 2 Knoblauchzehen · frisch gemahlener weißer Pfeffer · frischer Dill

- Kartoffeln abbürsten, rundherum mit einer Gabel einstechen, in Alufolie einwickeln und im vorgeheizten Backofen bei 220° C etwa 45 Min. backen. Für den Tzatziki die Gurke schälen, raspeln und einige Minuten stehen lassen, bis sie auswässert. Gurkenraspeln mit der Hand auspressen, mit Sauerrahm, durchgepresstem Knoblauch, frisch gehacktem Dill und Pfeffer verrühren.

- Dazu passt gegrilltes Lammfleisch.

Rote Linsen

▶ **Zutaten für 2 Portionen**

150 g Lauch · 150 g Möhren · 1 Knoblauchzehe · 1 EL Sesamöl, ersatzweise anderes Pflanzenöl · 120 g rote Linsen · 1 TL Kurkuma · je ¼ TL gemahlener Koriander und Kreuzkümmel · ¼ l selbst gemachte Gemüsebrühe oder Wasser · 1 geh. EL Dickmilch oder Joghurt (1,5 % Fett) · 2 EL Schnittlauchröllchen

- Gemüse putzen und waschen. Möhren raspeln, Lauch in feine Ringe schneiden, Knoblauch fein hacken. In einer Kasserolle Öl erhitzen und das Gemüse darin glasig dünsten. Linsen in einem Sieb unter fließendem Wasser abspülen und zugeben. Gewürze und Gemüsebrühe zufügen und zum Kochen bringen. Zugedeckt bei kleiner Hitze etwa 15 Min. garen, bis die Flüssigkeit vollkommen aufgenommen ist. Mit einer Haube aus Dickmilch und Schnittlauchröllchen servieren.

- Dazu passt (selbstgebackenes) Brot oder Naturreis.

Weiße Bohnen mit Tomaten und Salbei

▶ **Zutaten für 2 Portionen**
120 g weiße Bohnen · 1 Zweig frisches Bohnenkraut · 1 EL Olivenöl · 2 Knoblauchzehen · 3 frische oder getr. Salbeiblätter · 400 g ganze, geschälte Tomaten (1 kleine Dose) · 1 Zweig frischer oder ¼ TL getr. Thymian · frisch gemahlener weißer Pfeffer

- Bohnen über Nacht einweichen, danach im Einweichwasser mit Bohnenkraut etwa 1½ Stunden garen. Durch ein Sieb gießen und gut abtropfen lassen. In einer Kasserolle Olivenöl leicht erhitzen und durchgepressten Knoblauch und Salbei bei schwacher Hitze kurz ziehen lassen. Gekochte Bohnen dazugeben und zusammen weitere 5 Min. ziehen lassen. Tomaten mit einer Gabel leicht zerdrücken und samt Saft zu den Bohnen gießen. Thymian zugeben, mit Pfeffer würzen und zugedeckt bei schwacher Hitze etwa 20 Min. schmoren lassen.

- Dazu passt kurz gebratenes oder gegrilltes Fleisch oder einfach nur (selbst gebackenes) Brot.

Spiralnudeln mit Tomaten-Champignon-Soße

▶ **Zutaten für 2 Portionen**

120 g Spiralnudeln · 200 g Champignons · 400 g Tomaten · 100 g Zwiebeln · 2 Knoblauchzehen · 2 EL Olivenöl · frisch gemahlener schwarzer Pfeffer · frische Petersilie und Basilikum

- Nudeln in 1¼ l Wasser bissfest kochen, in einem Sieb abtropfen lassen. In der Zwischenzeit Zwiebelwürfel in heißem Öl anbraten, in Blättchen geschnittene Champignons zugeben und mitbraten, bis alle Flüssigkeit verdampft ist. Gewürfelte Tomaten zugeben und zugedeckt 10 Min. dünsten. Mit durchgepresstem Knoblauch und Pfeffer würzen. Abgetropfte Spiralnudeln mit Soße verrühren und mit frisch gehackten Kräutern bestreuen.

- Dazu passt Blattsalat.

Spaghetti mit Brokkoli

▶ **Zutaten für 2 Portionen**
125 g Spaghetti · 500 g Brokkoli · 2 EL Olivenöl · 1 Knoblauchzehe · frisch gemahlener weißer Pfeffer · 1 kleine Chilischote · 2 geh. TL geriebener Parmesan

- Brokkoli in Röschen teilen, Stiele schälen und in kleine Stücke schneiden. Beides im Siebeinsatz eines Dämpftopfes 10 Min. im Wasserdampf (oder im anderen Topf in wenig Wasser) garen. In der Zwischenzeit Spaghetti in 1¼ l Wasser »al dente« (bissfest) kochen, in einem Sieb abtropfen lassen. Im heißen Öl durchgepressten Knoblauch kurz anbraten, Brokkoli zugeben und unter Rühren vermischen, dabei mit dem Kochlöffel die Röschen etwas zerdrücken. Abgetropfte Spaghetti unterheben, mit Pfeffer und zerriebener Chilischote würzen. Mit Parmesan bestreut servieren.

- Dazu passt Blattsalat.

Seelachs portugiesisch

▶ **Zutaten für 2 Portionen**
250 g Seelachsfilet · 300 g Tomaten · 100 g Zwiebeln · 150 g grüner Paprika · 1 EL Zitronensaft · frisch gemahlener schwarzer Pfeffer · 2 Knoblauchzehen · 1 EL Olivenöl · 1/8 l heißes Wasser · frische Petersilie

- Gemüse putzen, waschen und in Scheiben schneiden. Eine kleine feuerfeste Form mit etwa der Hälfte des Gemüses auslegen. Fisch darauflegen, mit Zitronensaft beträufeln und mit Pfeffer würzen. Den Fisch mit restlichem Gemüse bedecken. Olivenöl mit Wasser und durchgepresstem Knoblauch verrühren und darübergießen. Mit Alufolie abdecken und im auf 200° C vorgeheizten Backofen etwa 40 Min. garen. Vor dem Servieren mit frisch gehackter Petersilie bestreuen.

- Dazu passt Naturreis.

Florentiner Spinat mit Kabeljau

▶ **Zutaten für 2 Portionen**
300 g TK-Blattspinat · 1 EL Olivenöl · 2 EL Zitronensaft · 1 Knoblauchzehe · frisch gemahlener weißer Pfeffer · frisch geriebene Muskatnuss · 250 g Kabeljaufilet · 4 Scheiben Diät-Knäckebrot · 2 geh. TL geriebener Parmesan

- Aufgetauten Blattspinat in Olivenöl kurz dünsten, mit Zitronensaft, durchgepresstem Knoblauch, Pfeffer und Muskatnuss würzen. Fisch in eine feuerfeste Gratinform legen, mit Zitronensaft beträufeln und mit Pfeffer würzen. Spinat auf dem Fisch verteilen. Knäckebrot mit einem Nudelholz oder im Mixer zerbröseln, mit Parmesan vermischen und über den Spinat streuen. Mit Alufolie abdecken und im vorgeheizten Backofen bei 200° C etwa 20 Min. garen. Die letzten 5 Min. ohne Alufolie überkrusten lassen.

- Dazu passen Pellkartoffeln.

Kräuterforelle aus der Folie

▶ **Zutaten für 2 Portionen**
1 küchenfertige Forelle (etwa 300 g) · 1 EL Zitronensaft · frisch gemahlener weißer Pfeffer · frische Kräuter (Basilikum, Dill, Salbei) · 1 EL Olivenöl · 1 Schalotte · 1 ungespritzte Zitrone

- Forelle innen und außen gründlich waschen, trockentupfen und mit Zitronensaft beträufeln. Die Bauchhöhle mit Pfeffer ausstreuen. Kräuter grob zerkleinern. Ein großes Stück Alufolie mit Olivenöl einfetten (matte Seite), ein Drittel der Kräuter auf die Folie verteilen. Fisch darauflegen, restliche Kräuter in die Bauchhöhle und auf den Fisch verteilen. Schalotte in dünne Ringe schneiden, darauflegen und mit Olivenöl beträufeln. Von der Zitrone 3–4 dünne Scheiben schneiden und den Fisch damit bedecken. Die Alufolie locker über die Forelle schlagen, die Ränder gut verschließen. Auf dem Rost im vorgeheizten Backofen auf der mittleren Schiene bei 220° C in etwa 20 Min. garen.

- Dazu passen neue Kartoffeln und Salat.

Hähnchen aus dem Tontopf

▶ **Zutaten für 2 Portionen**
2 Hähnchenkeulen · edelsüßes Paprikapulver · 2 Scheiben Ananas im eigenen Saft, ungesüßt (Dose) · 1 EL Weinbrand · 300 g Rosenkohl · 1 kleine Banane · 1 gestr. EL Pflanzenmargarine · 1 Pr. Cayennepfeffer · 1 EL Zitronensaft

- Tontopf 15 Min. wässern. Hähnchenkeulen mit Paprika einreiben, in den Tontopf legen, Ananaswürfel rundherum verteilen und mit dem Weinbrand übergießen. Tontopf mit Deckel in kalten Backofen unten stellen. Bei 240° C in etwa 1 Stunde garen.
- In der Zwischenzeit Rosenkohl putzen, Strünke kreuzweise einschneiden und im Dämpftopf im Siebeinsatz im Wasserdampf oder in einem anderen Topf mit gut sitzendem Deckel in wenig Wasser 20 Min. garen. Banane längs halbieren, mit Cayennepfeffer sparsam (scharf!) bestreuen und in erhitzter Margarine von beiden Seiten goldgelb braten. Herausnehmen, mit Zitronensaft beträufeln und mit Ananas-Hähnchen und Rosenkohl anrichten. Den Bananen-Bratenfond mit 6 EL Ananassaft ablöschen und dazu reichen.

- Dazu passt Naturreis.

Möhren-Apfel-Rohkost

▶ **Zutaten für 2 Portionen**
200 g Möhren · 200 g Äpfel · 2 EL Zitronensaft · 1 EL Sesamöl (aus gerösteten Sesamsamen in Asia-Läden) · frisch gemahlener weißer Pfeffer · 2–3 Tropfen flüssiger Süßstoff · 2 geh. TL Sesamsamen

- Möhren und Äpfel raspeln, mit Zitronensaft und Sesamöl verrühren, mit Pfeffer und flüssigem Süßstoff abschmecken. Mit in einer Pfanne frisch geröstetem Sesamsamen bestreuen.

- Dazu passt kurz gebratenes oder gegrilltes Fleisch.

Käse-Dip

▶ **Zutaten für 2 Portionen**
100 ml SojaCrèmig neutral (Reformhaus) · 4 geh. TL geriebener Parmesan · 1 geh. EL Weizenkeim-Flocken · 1 EL Zitronensaft oder Balsamessig · ½ TL edelsüßes Paprikapulver · frisch gemahlener weißer Pfeffer · 1 Pr. Cayennepfeffer

- SojaCrèmig mit Parmesan und Weizenkeim-Flocken verrühren, mit Zitronensaft und Gewürzen kräftig würzen.

Fischsalat

▶ **Zutaten für 2 Portionen**

2 EL getr. Suppengemüse · 1 Lorbeerblatt · 4 Wacholderbeeren · 4 Pfefferkörner · 2 TL Essig · 150 g Fischfilet (Kabeljau, Rotbarsch oder Seelachs) · 200 g Kirschtomaten · 150 g Salatgurke · 100 g grüner Paprika · 150 g Joghurt (1,5 % Fett) · 2 EL Zitronensaft · frisch gemahlener weißer Pfeffer · 2 EL Schnittlauchröllchen

- Sud aus ¼ Liter Wasser, Suppengemüse, Lorbeerblatt, Pfefferkörnern, Wacholderbeeren und Essig aufkochen und Fisch darin etwa 10 Min. garen. Den Fisch herausnehmen und abkühlen lassen. Fisch, Tomaten, Gurke und Paprika in mundgerechte Stücke schneiden. Joghurt, Zitronensaft und Schnittlauch verrühren, Fisch und Gemüse unterheben. Mit Pfeffer würzen und 30 Min. ziehen lassen.

- Dazu passt (selbstgebackenes) Brot.

Waldorfsalat mit Hühnerbrust

▶ **Zutaten für 2 Portionen**
150 g Hühnerbrust · 1 TL Currypulver · 1 EL Pflanzenöl · 200 g Knollensellerie · 100 g Möhren · 100 g Äpfel · 100 g Dickmilch (1,5 % Fett) · 100 g Sauerrahm (10 % Fett)
1 EL Zitronensaft · frisch gemahlener weißer Pfeffer · 2 TL gehackte Walnüsse

- Hühnerbrust mit Currypulver bepudern, im heißen Öl von beiden Seiten braten, dann abkühlen lassen. Sellerie, Möhren und Äpfel raspeln, Hühnerbrust in mundgerechte Stücke schneiden. Dickmilch, Sauerrahm und Zitronensaft verrühren und die vorbereiteten Zutaten unterheben. Mit Pfeffer würzen und 30 Min. ziehen lassen. Mit gehackten Walnüssen bestreut servieren.

- Dazu passt (selbstgebackenes) Brot oder Diät-Vollkorn-Knäckebrot.

Kräuter-Dip

▶ **Zutaten**

100 g Magerquark · kohlensäurehaltiges Mineralwasser · 2 EL fein gewiegte frische Kräuter (Petersilie, Schnittlauch, Dill, Basilikum) oder ½ Pk. TK-Kräutermischung · 1 TL Edelhefe-Flocken · 1 TL Essig · ¼ TL gemahlener Kümmel · frisch gemahlener weißer Pfeffer

Magerquark mit etwas kohlensäurehaltigem Mineralwasser zu einer glatten Creme verrühren, Kräuter darunterziehen, mit Hefeflocken, Essig und Gewürzen abschmecken.

Chinakohl-Obst-Salat

▶ **Zutaten für 1 Portion**

50 g Chinakohl · 100 g frisches Obst (Mandarine, Birne, Banane) · 100 g Dickmilch (1,5 % Fett) · 1 TL Zitronensaft · 1 Pr. Zimt · Vanille-Aroma · flüssiger Süßstoff · 1 TL gehackte Haselnüsse

- Chinakohl in feine Streifen, Obst in mundgerechte Stücke schneiden. Dickmilch mit Zitronensaft verrühren, mit Zimt, Vanille und flüssigem Süßstoff abschmecken und darunterziehen. Mit Haselnüssen bestreuen.

Moccacreme

▶ **Zutaten für 2 Portionen**

2 geh. TL fein gemahlene Kaffeebohnen · 2 Blatt weiße Gelatine · 200 g Magerquark · 100 g Dickmilch (1,5 % Fett) · 2 geh. TL Kakaopulver, stark entölt · Rum-Aroma · flüssiger Süßstoff · frisches Obst (Kiwi, Bananen, Erdbeeren oder Himbeeren)

- Kaffeepulver mit 4 EL Wasser aufkochen und abkühlen lassen. Gelatine in kaltem Wasser 5 Min. einweichen. Magerquark mit Dickmilch, Kaffee samt Flüssigkeit und Kakaopulver verquirlen. Eingeweichte Gelatine tropfnass in ein Töpfchen geben, erwärmen und unter Rühren auflösen. Unter die Creme ziehen, mit Rum-Aroma und Süßstoff abschmecken. Im Kühlschrank 1–2 Stunden fest werden lassen. Mit frischen Früchten garniert servieren.

Apfelgelee mit Vanillecreme

▶ **Zutaten für 2 Portionen**
Apfelgelee
2 Blatt Gelatine · 200 ml Apfelsaft · 1 EL Zitronensaft · flüssiger Süßstoff · 100 g geraspelte Äpfel

Vanillecreme
¼ l Milch (1,5 % Fett) · 1 TL Vanillearoma · flüssiger Süßstoff · 6 ML Nestargel oder Biobin (pflanzliche Bindemittel), ersatzweise Mondamin

- Gelatine im kalten Wasser 5 Min. einweichen. Apfelsaft erwärmen, ausgedrückte Gelatine darin auflösen, mit Zitronensaft und flüssigem Süßstoff abschmecken. Geraspelten Apfel unterheben, in zwei Schälchen füllen und im Kühlschrank erstarren lassen. Milch mit Vanillearoma, flüssigem Süßstoff und Nestargel oder Biobin aufkochen und ohne Hitzezufuhr unter Rühren zu einer Creme eindicken lassen. Apfelgelee auf Teller stürzen und mit heißer Vanillecreme übergießen.

Vitamin-Cocktail

▶ **Zutaten für 1 Portion**

100 ml Karottensaft · 100 ml Orangensaft · 50 g Bananen · 10 g Schmelz-Haferflocken

Gemüse-Cocktail

▶ **Zutaten für 1 Portion**

50 g Knollensellerie · 50 g Möhren · 150 ml Tomatensaft, ohne Salzzusatz · 10 g Schmelz-Haferflocken (1 geh. EL) · 1 TL Edelhefe-Flocken · ½ Kästchen Gartenkresse

Bananen-Buttermilch

▶ **Zutaten für 1 Portion**

150 ml Buttermilch · 50 g Bananen · 10 g Schmelz-Haferflocken (1 geh. EL) · 2 EL Sanddornsaft

Möhren-Mandel-Milch

▶ **Zutaten für 1 Portion**

100 ml Milch (1,5 % Fett) · ⅛ l Möhrensaft · 1 geh. TL Mandelmus, ungesüßt · 1 geh. EL Weizenkeim-Flocken · flüssiger Süßstoff

Die Abkürzungen in den Rezepten bedeuten

Abkürzung	Einheit
Be.	Becher
EL	Esslöffel
Fett i. Tr.	Fett in der Trockenmasse
g	Gramm
mg	Milligramm
ML	Messlöffel
geh.	gehäuft
gestr.	gestrichen
getr.	getrocknet
l	Liter
ml	Milliliter
Msp.	Messerspitze
na-arm	natriumarm*
Pk.	Packung (Päckchen)
Pr.	Prise
Sch.	Scheibe
St.	Stück
TK	Tiefkühlware
TL	Teelöffel

* *Bei Lebensmitteln, die als »natriumarm« oder »kochsalzarm« deklariert sind, handelt es sich um diätetische Lebensmittel. Sie enthalten höchstens 120 mg Natrium (entsprechend 0,3 g Kochsalz) in 100 g bzw. 100 ml.*

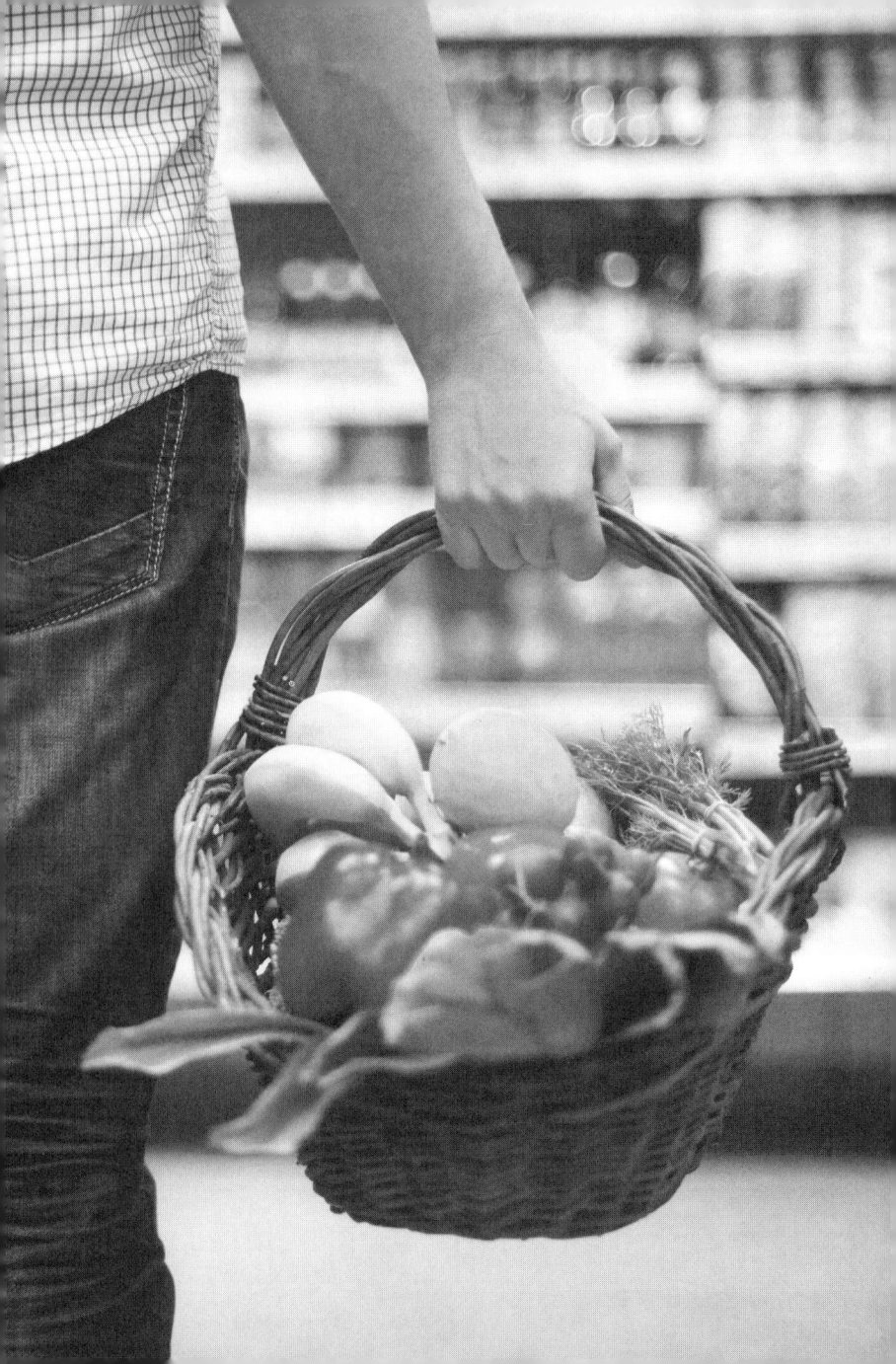

Anhang

GOLDENE REGELN ZUR RICHTIGEN ERNÄHRUNG BEI BLUTHOCHDRUCK

Grundsätzlich gilt: Achten Sie auf eine ausgewogene Ernährung. Insgesamt sollten die Energiezufuhr und der -verbrauch im Gleichgewicht stehen. Hier finden Sie die wichtigsten Ernährungsgrundsätze, die Ihren Blutdruck langfristig auf einem normalen Niveau stabilisieren:

- **Kochsalz:** Senken Sie die Zufuhr an Kochsalz durch den Verzehr frischer Lebensmittel anstelle von Konserven, Fast Food und Tiefkühlgerichten.
- **Kalium:** Steigern Sie die Zufuhr durch den täglichen Verzehr von zwei Portionen Obst sowie einer Portion Salat und Gemüse.
- **Pflanzliche Fette:** Bevorzugen Sie pflanzliche Fette wie Öle, Nüsse und Samen (z.B. Sonnenblumen-, Kürbis- und Pinienkerne).
- **Gesättigte Fettsäuren:** Schränken Sie Ihren Konsum an gesättigten Fettsäuren aus fettreicher Wurst, fettreichem Fleisch und fettreichen Milchprodukten, wie z. B. Käse oder Sahne ein. Auch Backwaren und Süßigkeiten, wie Kekse und Schokolade, können reichlich gesättigte Fettsäuren enthalten.
- **Ballaststoffe:** Erhöhen Sie Ihre Zufuhr an Ballaststoffen durch den regelmäßigen Verzehr vollwertiger Produkte wie Vollkornbrot, -nudeln oder -reis.
- **Süßes:** Sparen Sie an Zucker.
- **Achtung Trinken:** Decken Sie Ihren täglichen Flüssigkeitsbedarf von 1,5–2 Litern durch kalorienfreie und natriumarme Getränke und schränken Sie einen übermäßigen Alkoholkonsum ein.

RICHTIG EINKAUFEN

Hier finden Sie häufig verwendete Lebensmittel mit den Angaben zu ihrem Gehalt an Natrium, Kalium, Ballaststoffen und gesättigten Fettsäuren. Die Austauschtabellen geben Tipps, welche Nahrungsmittel Sie als Bluthochdruckpatient gegenüber anderen bevorzugen sollten. Eine weitere Tabelle bietet Ihnen eine Übersicht über den Kochsalzgehalt wichtiger Nahrungsmittel.

Austauschtabelle mit den wichtigsten Lebensmitteln

statt	lieber
Brot, Backwaren, Getreide	**Brot, Backwaren, Getreide**
Weißbrot, Toast, helle Brötchen, Gebäckteilchen, Croissant	Vollkornbrot, Vollkornknäckebrot, Vollkornbrötchen
Müsli (gezuckert) oder Flakes	Müsli (ungezuckert), Haferflocken
Milcherzeugnisse	**Milcherzeugnisse**
Fruchtjoghurt, Früchtequark, Sahnequark	Naturjoghurt, Magerquark mit frischem Obst
fette Käsesorten (Rahm-/Doppelrahmstufe)	fettarmer Schnittkäse, magerer Frischkäse
Fleisch, Wurst	**Fleisch, Wurst**
fettes bzw. durchwachsenes Fleisch, Innereien	mageres Fleisch, z.B. Hühner- oder Putenbrust
Fleischwaren, fette Wurst, Salami, Pasteten, Fleischsalat	Geflügelwurst, Rinderrauchfleisch, Schinken ohne Fettrand

statt	lieber
Fette, Frittiertes	**Fette, Frittiertes**
tierische Bratfette (Schweineschmalz, Gänseschmalz, Talg), Butter, Kokosfett	pflanzliche Fette (Oliven-, Raps-, Sonnblumen-, Weizenkeim-, Sojaöl)
Pommes frites, Nudeln	Pellkartoffeln, Vollkornnudeln, Vollkornreis
Mayonnaise, Sahnedressings	Dressings auf Joghurt- oder Essig-Öl-Basis
Süßes	**Süßes**
Kuchen, Torten, Schokolade, Süßigkeiten	Obstkuchen, mit Hefe- oder Quark-Öl-Teig *(in Maßen!)*
Müsliriegel, Kekse	Körnerstange (Vollkorn), Nüsse
Obstsalat (gezuckert), Obstkonserve (gezuckert)	frisches oder tiefgekühltes Obst
Getränke	**Getränke**
Gesüßte Getränke, Limonaden, Säfte (Fruchtsaft, Fruchtsaftgetränke, Nektar), Saftschorlen	Mineralwasser (natriumarm), Tee (ungesüßt), Früchte- oder Kräutertee (ungezuckert), Gemüsesäfte *(in Maßen!)*
alkoholische Getränke (Wein, Sekt, Bier) in größeren Mengen und täglich	alkoholische Getränke in kleinen Mengen (nicht täglich), Mineralwasser (natriumarm), Tee (ungezuckert)

Natriumarme Lebensmittel

statt	lieber
Getränke	
heiße Schokolade (73 mg Na/100 g)	ungezuckerter Früchtetee (1 mg Na/100g)
Gemüse / Salat	
Bohnen, grün, Konserve (217 mg Na/100g)	Bohnen grün, frisch gegart (2 mg Na/100g)
Kartoffelpüree (150 mg Na/100g)	Pellkartoffeln (1 mg Na/100g)
Endiviensalat (53 mg Na/100g)	Kopfsalat (10 mg Na/100g)
Obst	
Pflaume, getrocknet (11 mg Na/100g)	Pflaume, frisch (2 mg Na/100g)
Sultaninen (21 mg Na/100g)	Weintrauben (2 mg Na/100g)
Brot / Backwaren / Getreide	
Brötchen, hell (450 mg Na/100g)	Vollkorn(Roggen-)brot (330 mg Na/100g)
Butterkeks (266 mg Na/100g)	Müsliriegel (5 mg Na/100g)
Fleisch / Wurstwaren	
Plockwurst (1632 mg Na/100g)	Bierschinken (685 mg Na/100g)
Milch / Milchprodukte	
Butterkäse (800 mg Na/100g)	Frischkäse, mager (390 mg Na/100g)
Kondensmilch (140 mg Na/100g)	Kuhmilch (50 mg Na/100g)

Anhang

statt	lieber
Fett zum Braten	
Margarine, gehärtet (101 mg Na/100 g)	Pflanzenöl (1 mg Na/100 g)

1 mg Na/100 g bedeutet 1 Milligramm Natrium ist in 100 g des Lebensmittels enthalten.

Kaliumreiche Lebensmittel

statt	lieber
Getränke	
Limonade (1 mg K/100 g)	Möhrensaft (274 mg K/100 g)
Gemüse/Salat	
Porree, gegart (132 mg K/100 g)	Spinat, gegart (393 mg K/100 g)
Rosenkohl, gegart (182 mg K/100 g)	Brokkoli, gegart (298 mg K/100 g)
Eisbergsalat (160 mg K/100 g)	Feldsalat (420 mg K/100 g)
Obst	
Erdbeeren (147 mg K/100 g)	Himbeeren (434 mg K/100 g)
Apfel (144 mg K/100 g)	Kiwi (314 mg K/100 g)
Wassermelone (158 mg K/100 g)	Aprikose (280 mg K/100 g)
Brot/Backwaren/Getreide	
Baguette (100 mg K/100 g)	Vollkorn(Mehrkorn-)brot (284 mg K/100 g)
Nudeln, mit Ei (40 mg K/100 g)	Nudeln, Vollkorn (348 mg K/100 g)

statt	lieber
Milch/Milchprodukte	
Hüttenkäse (80 mg K/100 g)	Quark, halbfett (120 mg K/100 g)
Schmand (80 mg K/100 g)	saure Sahne (140 mg K/100 g)

1 mg K/100 g bedeutet 1 Milligramm Kalium ist in 100 g des Lebensmittels enthalten.

Gesättigte fettsäurenarme Lebensmittel

statt	lieber
Getränke	
Trinkschokolade (2,15 mg gFS/100 g)	Tee (0 mg gFS/100 g)
Gemüse / Salat	
Kartoffelkroketten (5,34 mg gFS/100 g)	Kartoffel, gekocht (0,02 mg gFS/100 g)
Brot / Backwaren / Getreide	
Sachertorte (7,58 mg gFS/100 g)	Apfelkuchen (Hefeteig) (1,79 mg gFS/100 g)
Fleisch / Fisch / Wurstwaren	
Gans (6,11 mg gFS/100 g)	Ente (2,08 mg gFS/100 g)
Hering (3,56 mg gFS/100 g)	Kabeljau (0,15 mg gFS/100 g)
Schweinefleisch (3,35 mg gFS/100 g)	Rindfleisch (1,67 mg gFS/100 g)
Salami (11,57 mg gFS/100 g)	Vegetarische Pasten (4 mg gFS/100 g)

Anhang

statt	lieber
Milch / Milchprodukte	
Schmand (24,26 mg gFS/100 g)	Saure Sahne (1,99 mg gFS/100 g)
Limburger, Vollfettstufe (13,34 mg gFS/100 g)	Limburger, Halbfettstufe (5,46 mg gFS/100 g)
Fette / zum Braten	
Palmkernfett (78,1 mg gFS/100 g)	Olivenöl (14,66 mg gFS/100 g)
Süßes	
Kakaopulver (14,42 mg gFS/100 g)	Ovomaltine (2,23 mg gFS/100 g)

1 mg gFS/100 g bedeutet 1 Milligramm gesättigte Fettsäuren ist in 100 g des Lebensmittels enthalten.

Ballaststoffreiche Lebensmittel

statt	lieber
Gemüse / Salat	
Linsen, gegart (4,08 g BS/100 g)	Bohnen, dick, frisch gegart (12,11 g BS/100 g)
Kohlrabi, gegart (1,48 g BS/100 g)	Blumenkohl, gegart (2,86 g BS/100 g)
Tomate, frisch (0,95 g BS/100 g)	Paprika, frisch (3,59 g BS/100 g)
Obst	
Erdbeere, frisch (2 g BS/100 g)	Brombeere, frisch (6,6 g BS/100 g)

statt	lieber
Sauerkirsche, frisch (1,04 g BS/100 g)	Johannisbeere, frisch (7,4 g BS/100 g)
Brot / Backwaren / Getreide	
Weißbrot (2,99 g BS/100 g)	Vollkornbrot Roggen (8,66 g BS/100 g)
Knäckebrot (4,6 g BS/100 g)	Knäckebrot mit Mehrkorn (7,5 g BS/100 g)
Nudeln (1,88 g BS/100 g)	Vollkornnudeln (10,12 g BS/100 g)
helles Brötchen (3,14 g BS/100 g)	Roggenbrötchen (6,04 g BS/100 g)
Milch / Milchprodukte	
Frischkäse (0 g BS/100 g)	Quark mit Kräutern (1,99 g BS/100 g)
Sahnejoghurt (0 g BS/100 g)	Fruchtjoghurt (0,92 g BS/100 g)
Süßes	
Butterkeks (2,7 g BS/100 g)	Vollkornkeks (8,5 g BS/100 g)

1 g BS/100 g bedeutet 1 Gramm Ballaststoffe ist in 100 g des Lebensmittels enthalten.

Salzgehalt häufig verwendeter Lebensmittel

Lebensmittel	Salzgehalt (g) pro 100 g
Olive, mariniert	5,3
Brühwürstchen, Cervelatwurst, Mettwurst, Salami	2,4–5,2
Salzstangen	4,5

Lebensmittel	Salzgehalt (g) pro 100 g
Münster-, Parmesan-, Roquefort-, Schmelzkäse	2,3–3,8
Ketchup	2,8
Cornflakes	2,4
Kartoffelchips, -sticks, Pommes frites u. Ä.	1,1–1,8
Knäckebrot	1,6
Tomatenmark	1,5
Brötchen, Weißbrot, Toastbrot	1,4
Weizenmischbrot	1,4
Roggenmischbrot	1,34
Roggenvollkornbrot	1,31
Mayonnaise, handelsüblich	1,2
Weizenvollkornbrot	1,1
Fischkonserven	0,4–1
Gemüsekonserven	0,5–0,9
Sauerkraut	0,8

Lebensmittel von A-Z

Lebensmittel-gruppe	Natrium (mg) pro 100 g	Kalium (mg) pro 100 g	Ballast-stoffe (g) pro 100 g	gesättigte Fettsäuren (mg) pro 100 g
nicht alkoholische Getränke				
Apfelsaft	3	126	0	0,07
Cola	4	1	0	0
Cola – light	6	0	0	0
Früchtetee	1	9	0	0
Grapefruitsaft	2	154	0,05	0,02
Johannisbeernektar	1	47	0	< 0,01
Kaffee (Bohnenkaffee)	1	66	0	0
Kaffee (entkoffeiniert)	3	35	0	0
Kräutertee	1	9	0	0
Limonade	7	1	0	0
Malzkaffee	4	24	0	0
Möhrensaft	274	271	0,37	0,03
natürliches Mineralwasser	12	1	0	0
Quellwasser	1	1	0	0
Rote-Bete-Saft	272	314	0,26	0,01
Sauerkirschsaft	2	98	0	0,07

Lebensmittelgruppe	Natrium (mg) pro 100 g	Kalium (mg) pro 100 g	Ballaststoffe (g) pro 100 g	gesättigte Fettsäuren (mg) pro 100 g
Schokolade (mit Milch)	73	173	0,78	2,15
Tafelwasser	20	2	0	0
Tee (schwarz)	1	17	0	0
Tee (grün)	1	17	0	0
Tomatensaft	218	221	0,09	0,03
Traubensaft	2	163	0	0,09
Zitronensaft (frisch gepresst)	2	111	0,11	0,09
alkoholische Getränke				
Apfelwein	2	97	0	0
Berliner Weiße mit Schuss	4	36	0,03	< 0,01
Bier (alkoholfrei)	3	40	0	0
Bier (alt)	6	49	0	0
Bier (Hefeweizen)	4	35	0	0
Bier (Pils – hell)	4	55	0	0
Bier (Kölsch)	6	48	0	0
Bowle Punsch	7	95	0,46	< 0,01
Glühwein	3	63	0,05	< 0,01
klare Branntweine	1	1	0	0
Liköre	1	2	0	0

Lebensmittel-gruppe	Natrium (mg) pro 100 g	Kalium (mg) pro 100 g	Ballast-stoffe (g) pro 100 g	gesättigte Fettsäu-ren (mg) pro 100 g
Malzbier	4	35	0	0
Rotwein (mittelschwer)	4	93	0	0
Rum	1	2	0	0
Sekt	3	50	0	0
Weinbrand	2	2	0	0
Weißbier	4	35	0	0
Weißherbst	4	73	0	0
Weißwein (lieblich)	13	110	0	0
Weißwein (trocken)	2	95	0	0
Whisky	1	3	0	0
Gemüse				
Artischocke (gegart)	39	195	11,18	0,03
Aubergine (gegart)	2	187	2,91	0,03
Bambussprossen	6	470	2,6	0,06
Bleichsellerie	132	344	2,54	0,03
Blumenkohl (gegart)	13	261	2,86	0,05
Bohne (dick, frisch gegart)	4	386	12,11	0,1

Anhang

Lebensmittel-gruppe	Natrium (mg) pro 100 g	Kalium (mg) pro 100 g	Ballast-stoffe (g) pro 100 g	gesättigte Fettsäu-ren (mg) pro 100 g
Bohne (dick, Konserve)	197	271	6,86	0,06
Bohne (grün, frisch gegart)	2	202	4,54	0,08
Bohne (grün, Konserve)	217	140	2,85	0,04
Broccoli (roh)	19	373	3	0,03
Broccoli (frisch gegart)	15	298	2,96	0,03
Brunnenkresse	12	276	3	0,09
Chicoree (frisch)	4	194	1,3	0,03
Chinakohl (frisch)	19	144	1,9	0,07
Chinakohl (gegart)	15	76	1,86	0,07
Eisbergsalat (frisch)	12	160	1,8	0,03
Endiviensalat (frisch)	53	346	1,22	0,05
Erbse (grün, frisch gegart)	2	259	5,29	0,18
Erbse (grün, Konserve)	222	177	4,89	0,17
Feldsalat	4	420	1,8	0,06
Fenchel (frisch)	86	494	4,19	0,06

Lebensmittel-gruppe	Natrium (mg) pro 100 g	Kalium (mg) pro 100 g	Ballast-stoffe (g) pro 100 g	gesättigte Fettsäu-ren (mg) pro 100 g
Fenchel (gegart)	73	276	4,35	0,06
Grünkohl (frisch gegart)	28	216	3,43	0,09
Gurke (frisch)	8	141	0,54	0,06
Gurke (milch-sauer)	680	77	0,29	0,03
Kartoffel (gekocht mit Schale)	1	296	1,8	0,02
Kartoffel (gekocht ohne Schale)	2	333	2,27	0,02
Kartoffelpüree	150	321	1,6	1,48
Kartoffelknödel/ Semmelknödel	203	119	1,27	2,19
Kartoffelkrokette	135	278	2,07	5,34
Kichererbse (frisch)	19	53	5	0,49
Kichererbse (Konserve)	240	33	5,02	0,48
Knoblauch (frisch)	19	530	1,81	0,02
Kohlrabi (frisch)	32	380	1,5	0,01
Kohlrabi (gegart)	15	182	1,48	0,01
Kohlrübe (gegart)	5	109	2,38	0,02
Kopfsalat (frisch)	10	242	1,6	0,03

Lebensmittel-gruppe	Natrium (mg) pro 100 g	Kalium (mg) pro 100 g	Ballast-stoffe (g) pro 100 g	gesättigte Fettsäu-ren (mg) pro 100 g
Kresse (frisch)	5	550	3	0,21
Kürbis (frisch)	7	351	0,78	0,04
Limabohne (gegart)	3	167	3,09	0,04
Linsen (Samen, gekocht)	10	261	4,08	0,07
Löwenzahn (frisch)	76	440	2,58	0,1
Mangold (gegart)	85	234	2,98	0,06
Meerrettich (frisch)	9	554	7,5	0,04
Möhre (frisch)	60	290	3,63	0,03
Möhre (gekocht)	29	141	3,64	0,03
Möhre (Konserve)	253	164	3,47	0,03
Paprika (frisch)	4	220	3,59	0,05
Paprika (gegart)	2	148	3,7	0,05
Paprika (gesäuert)	157	79	1,79	0,02
Pastinake	8	469	4,3	0,05
Petersilienblatt	33	1000	4,25	0,05
Porree (gegart)	4	132	2,28	0,05
Radicchio	10	240	1,6	0,04
Radieschen (frisch)	17	255	1,63	0,03

Lebensmittel-gruppe	Natrium (mg) pro 100 g	Kalium (mg) pro 100 g	Ballast-stoffe (g) pro 100 g	gesättigte Fettsäu-ren (mg) pro 100 g
Rettich (frisch)	18	322	2,5	0,03
Rosenkohl (gegart)	8	182	3,84	0,05
Rote Rübe (= Rote Bete, frisch)	58	363	2,5	0,02
Rote Rübe (=Rote Bete, gegart)	27	157	2,42	0,01
Rotkohl (frisch)	4	266	2,5	0,03
Rotkohl (gegart)	3	135	2,36	0,02
Sauerkraut (frisch)	355	288	3,5	0,05
Sauerkraut (gegart)	296	160	3,62	0,05
Schnittlauch (frisch)	3	434	6	0,08
Schwarzwurzel (gegart)	2	153	4,23	0,07
Sojabohne (frisch)	2	250	3	0,7
Spargel (frisch)	4	203	1,4	0,03
Spargel (gekocht)	3	114	1,45	0,03
Spargel (Konserve)	217	113	1,32	0,03
Spinat (frisch)	65	633	2,58	0,03
Spinat (gegart)	61	393	2,97	0,04

Anhang

Lebensmittelgruppe	Natrium (mg) pro 100 g	Kalium (mg) pro 100 g	Ballaststoffe (g) pro 100 g	gesättigte Fettsäuren (mg) pro 100 g
Tomate (frisch)	6	242	0,95	0,03
Tomate (gegart)	6	226	1,09	0,04
Tomatenmark	240	1150	2,8	0,03
Weißkohl (frisch)	12	208	2,95	0,03
Weißkohl (gegart)	9	108	2,84	0,03
Wirsingkohl (gegart)	7	128	2,42	0,05
Zucchini (frisch)	1	200	1,1	0,09
Zucchini (gegart)	1	167	1,13	0,09
Zuckererbsen (frisch)	4	300	5	0,04
Zuckermais (gegart)	1	250	2,89	0,16
Zwiebel (frisch)	9	135	1,81	0,05
Zwiebel (gegart)	8	76	1,89	0,06
Obst und Früchte				
Acerola-Kirsche	3	83	1,6	0,05
Ananas	2	173	1,4	0,01
Apfel (frisch)	3	144	2	0,09
Apfel (gegart)	2	127	2,13	0,09
Aprikose (frisch)	2	280	1,9	< 0,01
Aprikose (getrocknet)	12	1654	11,22	0,04

Lebensmittel-gruppe	Natrium (mg) pro 100 g	Kalium (mg) pro 100 g	Ballast-stoffe (g) pro 100 g	gesättigte Fettsäu-ren (mg) pro 100 g
Aprikose (Dose)	2	163	1,67	< 0,01
Avocado	3	503	3,3	3,52
Banane	1	393	2	0,06
Banane (getrocknet)	3	1201	6,11	0,2
Beerenobst (gemischt)	2	190	0,8	0,11
Birne (frisch)	2	125	2,8	0,02
Birne (gegart)	2	110	2,98	0,02
Birne (Dose)	2	74	2,49	0,02
Boysenbeere (frisch)	3	150	6,2	0,01
Boysenbeere (Konserve)	3	86	5,41	0,01
Brombeere (frisch)	3	190	6,6	0,06
Brombeere (Konserve)	3	108	5,69	0,04
Clementine (frisch)	2	180	2	0,06
Dattel (frisch)	5	648	8,7	0,11
Dattel (getrocknet)	5	659	8,84	0,12
Erdbeere (frisch)	3	145	2	0,02

Anhang

Lebensmittel-gruppe	Natrium (mg) pro 100 g	Kalium (mg) pro 100 g	Ballaststoffe (g) pro 100 g	gesättigte Fettsäuren (mg) pro 100 g
Erdbeere (tiefgefroren)	3	152	2,09	0,02
Erdbeere (Dose)	3	57	1,17	0,01
Erdnuss (geröstet)	11	777	11,35	9,02
Feige (frisch)	2	240	2,04	0,08
Feige (getrocknet)	9	1082	9,2	0,4
Granatapfel (frisch)	7	290	2,24	0,14
Guave	4	290	5,2	0,14
Hagebutte	85	350	6	0,03
Heidelbeere (frisch)	1	73	4,9	0,03
Heidelbeere (Dose)	2	35	3,45	0,02
Himbeere (frisch)	1	170	6,7	0,01
Himbeere (Dose)	2	66	3,93	< 0,01
Holunderbeere (frisch)	1	303	4	0,03
Johannisbeere (frisch)	2	240	7,4	0,02
Johannisbeere (Dose)	2	111	5,21	0,01
Kaki	3	149	3,19	0,07
Kirsche (sauer)	2	115	1,04	0,08

Lebensmittel-gruppe	Natrium (mg) pro 100 g	Kalium (mg) pro 100 g	Ballast-stoffe (g) pro 100 g	gesättigte Fettsäu-ren (mg) pro 100 g
Kirsche (süß)	3	210	1,5	0,06
Kirsche (süß, Dose)	3	125	1,34	0,05
Kiwi (frisch)	4	295	3,9	0,14
Kiwi (Dose)	3	172	3,46	0,12
Limette (frisch)	2	82	1	0,43
Mandarine (frisch)	1	210	1,7	0,06
Mandarine (Dose)	2	124	1,5	0,05
Mandel (süß)	5	835	15,18	4,54
Mango	5	190	1,7	0,1
Melone (frisch)	1	158	0,24	0,06
Mirabelle (frisch)	0	230	1,3	0,03
Mirabelle (Dose)	0	137	1,16	0,03
Nektarine	9	212	2,2	< 0,01
Orange (frisch)	1	177	2,2	0,03
Papaya	3	211	1,9	0,02
Passionsfrucht	28	340	1,45	0,09
Pfirsich (frisch)	1	176	2,3	< 0,01
Pfirsich (getrocknet)	6	1073	14,04	0,05
Pfirsich (Konserve)	2	102	2,02	< 0,01
Pflaume (frisch)	2	220	1,7	0,03

Anhang

Lebensmittel-gruppe	Natrium (mg) pro 100 g	Kalium (mg) pro 100 g	Ballast-stoffe (g) pro 100 g	gesättigte Fettsäu-ren (mg) pro 100 g
Pflaume (getrocknet)	11	1218	9,41	0,19
Pflaume (Dose)	2	130	1,5	0,02
Pistazie	6	1020	10,61	6,78
Preiselbeere (frisch gegart)	2	62	3,1	0,02
Preiselbeere (Dose)	2	41	2,53	0,01
Quitte (frisch)	2	200	5,8	0,03
Quitte (frisch gegart)	2	176	6,18	0,03
Rhabarber (gegart)	2	239	2,46	0,02
Sanddornbeere	4	133	3	0,42
Sauerkirschen (frisch)	2	115	1,04	0,08
Sauerkirsche (Konserve)	2	68	0,92	0,07
Stachelbeere (frisch)	2	200	2,9	0,01
Stachelbeere (Konserve)	2	117	2,55	0,01
Sultanine	21	782	5,4	0,21
Süßkirschen (frisch)	3	210	1,5	0,06

Lebensmittel-gruppe	Natrium (mg) pro 100 g	Kalium (mg) pro 100 g	Ballast-stoffe (g) pro 100 g	gesättigte Fettsäuren (mg) pro 100 g
Wassermelone (frisch)	1	158	0,24	0,04
Weintraube (rot, frisch)	2	190	0,8	0,11
Weintraube (weiß, frisch)	2	190	0,8	0,11
Weintraube (getrocknet)	9	813	3,42	0,5
Zitrone (frisch)	3	149	1,3	0,13
Zuckermelone (frisch)	12	309	1	0,03
Zwetschge (frisch)	2	240	2,3	0,01
Zwetschge (getrocknet)	12	1402	13,43	0,1
Brot, Getreide, Reis, Nudeln, Kartoffeln				
Baguette	451	100	3,15	0,33
Brötchen (hell)	450	100	3,14	0,34
Brötchen – Roggenbrötchen	452	229	6,04	0,14
Brötchen – Weizen mit Rosinen	414	160	3,36	0,32
Fladenbrötchen	428	95	3	0,32
Früchte-Müsli	44	451	8,48	0,82

Anhang

Lebensmittel-gruppe	Natrium (mg) pro 100 g	Kalium (mg) pro 100 g	Ballast-stoffe (g) pro 100 g	gesättigte Fettsäu-ren (mg) pro 100 g
Gerste (ganzes Korn)	18	444	9,8	0,38
Gerstengrütze	3	160	10,3	0,28
Getreidemischung (Flocken)	5	335	10	0,51
Getreidemischung (Schrot)	7	400	11	0,3
Grahambrot	424	222	6,42	0,2
Graubrot – Mehrkornbrot	396	162	4,8	0,14
Graubrot – Roggenbrot	428	217	5,8	0,12
Graubrot – Weizenmischbrot	421	157	4,2	0,12
Hafer (Grütze)	6	308	4	1,06
Hafer (Mehl)	6	268	5	1,32
Hirse (ganzes Korn)	3	430	13	0,8
Hirseflocken	3	43	3,8	0,86
Hirse (Mehl)	2	370	2	0,36
Kartoffel (Pellkartoffel, gegart)	1	296	1,8	0,02
Kartoffel (geschält, gegart)	2	333	2,27	0,02

Lebensmittel-gruppe	Natrium (mg) pro 100 g	Kalium (mg) pro 100 g	Ballast-stoffe (g) pro 100 g	gesättigte Fettsäuren (mg) pro 100 g
Kartoffelstärke (Mehl)	8	15	0,1	0,02
Kartoffelpüree	106	328	1,59	3,39
Kartoffelkroketten	135	278	2,07	5,34
Kartoffelklöße	80	247	1,95	0,06
Knäckebrot	653	145	4,6	0,5
Knäckebrot leicht und kross	664	247	6,6	0,2
Knäckebrot mit Mehrkorn	622	254	7,5	0,2
Kommissbrot	422	153	4,72	0,12
Nudeln (mit Ei, gegart)	3	40	1,88	0,14
Nudeln (eifrei, gegart)	1	59	2,31	0,07
Nudeln (Vollkorn, gegart)	6	348	10,12	0,38
Reis, gekocht	153	18	0,42	0,24
Reis ungeschält, gegart (Vollkornreis)	4	59	0,81	0,19
Parboiled Reis	2	57	0,49	0,04
Vollkornbrot – Mehrkorn	434	284	8,22	0,2

Lebensmittel-gruppe	Natrium (mg) pro 100 g	Kalium (mg) pro 100 g	Ballast-stoffe (g) pro 100 g	gesättigte Fettsäu-ren (mg) pro 100 g
Vollkornbrot – Roggen	330	290	8,66	0,14
Vollkornbrot – Weizen	424	22	6,42	0,2
Weißbrot	428	95	2,99	0,32
Weißbrot – Toastbrot	435	125	2,94	
Weizenvollkornmehl	3	337	10	0,34
Ei				
Hühnerei (gegart)	73	97	0	3,2
Spiegelei	306	133	0	6,1
Rührei	266	134	0	4,92
Fleisch, Fisch, Geflügel				
Aal (gegart)	62	194	0	5,66
Aal (geräuchert)	68	180	0	6,62
Auster (frisch)	112	229	0	0,28
Auster (gegart)	111	228	0	0,3
Barsch (gegart)	43	286	0	0,14
Bismarckhering (Konserve)	448	201	0,47	2,32
Brathähnchen (gegart)	69	255	0	2,83

Lebensmittel-gruppe	Natrium (mg) pro 100 g	Kalium (mg) pro 100 g	Ballast-stoffe (g) pro 100 g	gesättigte Fettsäu-ren (mg) pro 100 g
Brathering (Konserve)	422	185	0,93	2,1
Bückling	123	299	0	3,22
Ente (gegart)	42	230	0	2,08
Fischstäbchen, (paniert, tief-gefroren)	248	247	0,8	0,26
Flunder (gegart)	104	298	0	0,8
Forelle (gegart)	58	357	0	0,75
Forelle (geräu-chert)	67	346	0	0,92
Gans (gegart)	97	470	0	6,11
Garnele (frisch)	148	185	0	0,27
Garnele (Präserve, abgetropft)	1884	144	0	0,84
Hecht (gegart)	69	263	0	0,13
Hering (gegart)	129	314	0	3,56
Hering (gesalzen)	5517	371	0	3
Hering (Konserve in Öl)	907	301	0	2,34
Heringsfilet in Tomatensoße	107	351	0,49	2,62
Hummer (gegart)	269	219	0	0,12

Lebensmittel-gruppe	Natrium (mg) pro 100 g	Kalium (mg) pro 100 g	Ballast-stoffe (g) pro 100 g	gesättigte Fettsäu-ren (mg) pro 100 g
Kabeljau/ Dorsch (gegart)	88	289	0	0,15
Kalb (Bratenfleisch, mager, gegart)	69	210	0	0,84
Kalb (Filet)	69	218	0	0,93
Kalb (Hirn, gegart)	126	312	0	2,26
Kalb (Leber, gegart)	60	283	0	1,2
Kalb (Niere, gegart)	174	267	0	2,05
Karpfen (gegart)	29	337	0	0,86
Kaviar (echt)	1940	164	0	2,75
Krabbe (klein, frisch gegart)	146	265	0	0,24
Lachs (gegart)	56	310	0	0,35
Makrele (gegart)	105	347	0	3,48
Matjeshering (frisch, Fischzuschnitt)	117	390	0	4,61
Matjeshering (Konserve, abgetropft)	913	327	0	4,55

Lebensmittel-gruppe	Natrium (mg) pro 100 g	Kalium (mg) pro 100 g	Ballast-stoffe (g) pro 100 g	gesättigte Fettsäu-ren (mg) pro 100 g
Miesmuschel (gegart)	294	276	0	0,27
Plattfische (gegart)	130	262	0	0,3
Pute/Truthahn gegart)	60	284	0	5,38
Reh (gegart)	87	351	0	1,88
Rind (Fleisch, mager, gegart)	49	242	0	1,67
Rind (Leber, gegart)	112	282	0	1,28
Rind, Roastbeef	41	239	0	1,73
Rotbarsch (gegart)	91	275	0	0,9
Rotbarsch (geräuchert)	85	258	0	0,8
Roter Thun (frisch)	43	252	0	1,5
Sardelle (Anchovis, frisch)	104	383	0	0,76
Sardine (gegart)	113	374	0	1,82
Sardine (Konserve in Öl)	840	330	0	3,48
Schaf (Fleisch gegart)	62	222	0	3,13

Lebensmittel-gruppe	Natrium (mg) pro 100 g	Kalium (mg) pro 100 g	Ballast-stoffe (g) pro 100 g	gesättigte Fettsäu-ren (mg) pro 100 g
Schellfisch (gegart)	132	272	0	0,15
Scholle (gegart)	119	279	0	0,38
Schwein (Bauchspeck)	4	8	0	33,55
Schwein (Eisbein, mager, gegart)	49	218	0	2,14
Schwein (Gulasch, mager, gegart)	55	232	0	3,35
Schwein (Hackfleisch, frisch)	46	327	0	7,22
Schwein (Schnitzel)	72	290	0	0,66
Seezunge (gegart)	114	279	0	0,23
Sprotte	100	300	0	4,72
Sprotte (geräuchert)	105	249	0	4,96
Suppenhuhn (gegart)	98	293	0	6,67
Taube (gegart)	90	327	0	5,3
Thunfisch (gegart)	40	352	0	5,29
Thunfisch (Konserve in Öl – abgetropft)	841	339	0	2,94

Lebensmittel-gruppe	Natrium (mg) pro 100 g	Kalium (mg) pro 100 g	Ballast-stoffe (g) pro 100 g	gesättigte Fettsäu-ren (mg) pro 100 g
Tintenfisch (gegart)	369	255	0	0,36
Venusmuschel	205	311	0	0,25
Wildente (gegart)	55	246	0	4,15
Wildkaninchen (gegart)	52	394	0	0,9
Zander/Hecht-barsch (gegart)	47	326	0	0,13
Ziege (Fleisch gegart)	44	263	0	4,16
Fleischwaren				
Bauernbratwurst	984	233	0,05	9
Bierschinken/ Schinkenpastete	685	337	0,03	4,28
Bierwurst	788	222	0,06	8,08
Bockwurst	834	249	0,1	9,52
Bratwurst (grob)	693	174	0,05	9,9
Cervelatwurst	1274	358	0,06	11,76
Corned Beef	833	131	0	2,63
Curry-Bratwurst	752	204	0,05	9,01
Deutsche Salami	1251	363	0,06	11,57
Fleischkäse	872	252	0,05	9,94

Lebensmittel-gruppe	Natrium (mg) pro 100 g	Kalium (mg) pro 100 g	Ballast-stoffe (g) pro 100 g	gesättigte Fettsäu-ren (mg) pro 100 g
Frankfurter Rindswurst/Rote	958	305	0,06	8,28
Frühstücksfleisch	752	208	0,09	8,99
Gelbwurst	728	148	0,04	9,64
Hausmacher Leberwurst (Konserve)	962	187	0	9,97
Jagdwurst	738	287	0,06	6,03
Kalbsleberwurst	692	236	0,13	9,75
Kasseler	2470	231	0	4,07
Knackwurst	823	246	0,09	9,39
Landjäger	1158	176	0,02	16,39
Leberpastete	807	299	0,11	8,98
Leberwurst frisch	663	206	0,13	10,5
Lyoner Wurst	975	346	0,05	8,78
Mettwurst (grob)	860	309	0,05	9,86
Mettwurst (luftgetrocknet)	1248	311	0,06	10,26
Mortadella (Konserve)	946	301	0,2	10,38
Pfälzer Saumagen	809	468	1,1	2,42
Plockwurst	1632	443	0,06	13,53

Lebensmittel-gruppe	Natrium (mg) pro 100 g	Kalium (mg) pro 100 g	Ballast-stoffe (g) pro 100 g	gesättigte Fettsäuren (mg) pro 100 g
Rotwurst (Thüringer Rotwurst)	711	343	0,04	3,79
Salami, ungarische Art	1251	362	0,04	11,58
Schinkensalami	1263	380	0,04	10,73
Schinkenwurst	914	284	0,13	9,97
Schweinefleisch in Aspik	1911	253	< 0,01	3,14
Stuttgarter Leberkäse	710	184	0,09	9,86
Teewurst	832	196	0,07	12,51
Weißwurst (Münchner)	775	233	0,08	8,52
Wiener Würstchen (Konserve)	838	257	0,05	10,07
Zungenwurst	996	271	0,18	7,91
Milcherzeugnisse und Käse				
Appenzeller (Rahmstufe)	600	100	0	19,17
Bavaria Blu	700	200	0	18,99
Bergkäse (Vollfettstufe)	300	100	0	18,2
Blauschimmel (Rahmstufe)	1234	120	0	18,08

Anhang

Lebensmittelgruppe	Natrium (mg) pro 100 g	Kalium (mg) pro 100 g	Ballaststoffe (g) pro 100 g	gesättigte Fettsäuren (mg) pro 100 g
Brie Doppelrahmstufe	600	152	0	20,14
Butterkäse (Rahmstufe)	800	80	0	16,07
Buttermilch	60	150	0	0,3
Buttermilch mit Früchten	50	137	0,92	0,25
Camembert (Rahmstufe)	700	150	0	15,47
Camembert (Halbfettstufe)	1100	200	0	5,21
Cheddar (Rahmstufe)	620	100	0	20,64
Creme/Schmand (40 %)	20	80	0	24,26
Dickmilch, vollfett	50	150	0	2,12
Dickmilch mit Fruchtzubereitung	40	130	0,5	1,88
Edamer Vollfettstufe	600	100	0	17,17
Edelpilzkäse (Rahmstufe)	850	100	0	17,95
Emmentaler (Vollfettstufe)	300	100	0	18,2
Feta	1300	150	0	12,11

Lebensmittel-gruppe	Natrium (mg) pro 100 g	Kalium (mg) pro 100 g	Ballast-stoffe (g) pro 100 g	gesättigte Fettsäu-ren (mg) pro 100 g
Frischkäse (Doppelrahmstufe)	350	90	0	19,1
Gorgonzola	1400	260	0	18,92
Gouda (Fettstufe)	600	100	0	13,52
Greyerzer (Rahmstufe)	335	100	0	19,95
Hüttenkäse	380	80	0	2,6
Joghurt (10 % Fett)	50	140	0	6,06
Joghurt (3,5 % Fett = vollfett)	50	160	0	2,3
Joghurt (1,5 % Fett = fettarm)	50	160	0	0,9
Joghurt fettarm mit Fruchtzubereitung	42	145	0,92	0,76
Joghurt mit Sahne	45	143	0	4,57
Kaffeesahne (10 % Fett)	40	140	0	6,06
Kefir (teilentrahmt)	50	150	0	0,9
Kefir (vollfett)	50	150	0	2,12

Anhang

Lebensmittel-gruppe	Natrium (mg) pro 100 g	Kalium (mg) pro 100 g	Ballast-stoffe (g) pro 100 g	gesättigte Fettsäuren (mg) pro 100 g
Kochkäse (Magerstufe)	400	100	0	0,3
Kondensmilch (10 % Fett)	140	410	0	6,06
Kondensmilch (7,5 % Fett)	100	320	0	4,55
Kondensmilch (4 % Fett)	110	330	0	2,42
Kuhmilch (3,5 %)	50	150	0	2,12
Kuhmilch (1,5 %)	50	150	0	0,97
Kuhmilch (entrahmt)	50	150	0	0,06
Limburger (Vollfettstufe)	777	97	0	13,34
Limburger (Halbfettstufe)	800	100	0	5,46
Molkenkäse	40	100	0	5,76
Mozzarella	500	150	0	12,98
Münster (Rahmstufe)	800	100	0	15,77
Parmesan	1200	100	0	21,11
Quark (Fettstufe, 40 %)	40	120	0	6,25

Lebensmittel-gruppe	Natrium (mg) pro 100 g	Kalium (mg) pro 100 g	Ballast-stoffe (g) pro 100 g	gesättigte Fettsäuren (mg) pro 100 g
Quark (Halbfettstufe, 20 %)	40	120	0	2,67
Quark (Magerstufe 0 %)	40	140	0	0,12
Quark mit Früchten (40 %)	24	148	0,79	2,75
Quark mit Früchten (20 %)	24	148	0,79	1,37
Quark mit Kräutern (40 %)	31	336	1,99	2,76
Raclette (Rahmstufe)	600	100	0	16,98
Ricotta Vollfettstufe	84	105	0	7,87
Romadur (vollfett)	1000	150	0	13,95
Roquefort	1600	100	0	19,98
Sauermilchkäse (Magerstufe)	800	100	0	0,42
Saure Sahne (10 %)	40	140	0	6,06
Schafskäse	1300	150	0	12,11
Schafsmilch	50	180	0	3,54
Scheiblette	1200	150	0	11,95

Lebensmittel-gruppe	Natrium (mg) pro 100 g	Kalium (mg) pro 100 g	Ballast-stoffe (g) pro 100 g	gesättigte Fettsäu-ren (mg) pro 100 g
Schichtkäse (Fettstufe)	40	120	0	6,25
Schlagsahne (30 %)	30	100	0	18,2
Schlagsahne (40 %)	30	95	0	23,11
Schmelzkäse (Doppelrahm-stufe)	1100	130	0	18,44
Schmelzkäse (Halbfettstufe)	1100	200	0	7,28
Süßmolke	45	130	0	0,14
Tilsiter (Vollfettstufe)	773	100	0	16,8
Trinkmilch mit Kakao	73	173	0,73	2,15
Ziegenmilch	40	180	0	2,62
Fette, Öle, Butter, Schmalz				
Butter	5	16	0	50,47
Butter (halbfett)	80	160	0	24,14
Butterschmalz	2	3	0	60,36
Distelöl	0	1	0	8,94
Entenfett	3	1	0	30,05
Erdnussbutter	235	760	7,6	9,84

Lebensmittelgruppe	Natrium (mg) pro 100 g	Kalium (mg) pro 100 g	Ballaststoffe (g) pro 100 g	gesättigte Fettsäuren (mg) pro 100 g
Erdnussöl	1	1	0	18,15
Frittierfett (überwiegend pflanzlich)	0	0	0	44,44
Kakaobutter	0	1	0	59,16
Kokosfett	2	2	2	85,89
Kürbiskernöl	0	1	0	20,45
Leinöl	1	1	0	9,98
Maiskeimöl	1	1	0	14,71
Margarine (gehärtet)	101	7	0	20,34
Margarine (reich an unges. Fettsäuren)	39	38	0	19,04
Margarine (halbfett, < 30 %)	390	7	0	10,17
Mayonnaise	481	25	0	36,67
Olivenöl	1	0	0	14,66
Palmkernfett	0	1	0	78,1
Palmöl	1	1	0	45,85
Remoulade	265	49	0,5	28,89
Rapsöl	1	1	0	7,66
Salatmayonnaise (50 % Fett)	750	9	0	23,11

Lebensmittel-gruppe	Natrium (mg) pro 100 g	Kalium (mg) pro 100 g	Ballast-stoffe (g) pro 100 g	gesättigte Fettsäu-ren (mg) pro 100 g
Sojaöl	0	1	0	14,04
Sonnenblumenöl	1	1	0	11,64
Traubenkernöl	0	1	0	9,22
Walnussöl	0	1	0	10,74
Weizenkeimöl	1	1	0	16,17
Süßwaren, Zucker, Eis				
Blütenhonig	7	47	0	0
Eiscreme	14	41	0	0,53
Fruchteis	20	101	0,6	0,77
Fruchtzucker	0	2	0	0
Gummibärchen	60	360	0	0
Hartkaramellen	25	9	0	0,18
Kakaopulver	17	1920	32,73	14,42
Kaugummi	0	8	0	0
Lakritze	3	171	1,93	0,2
Marzipan	2	273	4,93	1,47
Milchschokolade	58	471	1,36	18,88
Milchspeiseeis	35	104	0	1,47
Müsliriegel	5	365	4,35	1,82
Nougat	2	341	4,97	2,45
Ovomaltine	36	396	5,07	2,23

Lebensmittel-gruppe	Natrium (mg) pro 100 g	Kalium (mg) pro 100 g	Ballast-stoffe (g) pro 100 g	gesättigte Fettsäuren (mg) pro 100 g
Pflaumenmus	13	137	2,46	0,03
Pralinen	58	182	2,22	3,64
Zucker, braun	2	90	0	0
Zucker, weiß	0	2	0	0
Vegetarier-Lebensmittel				
Bierhefe	80	1410	9,5	0,56
Hefeflocken	90	1600	6,4	0,7
Miso	2950	334	10,5	10,07
Nussmus	2	651	5,9	4,57
Sojapaste	391	626	7,75	0,05
Sojaschrot	4	1700	32,3	1,58
Sojawürstchen (Konserve)	456	158	0,99	9,5
Tofu	7	375	0,6	1,25
vegetarische Pasten	209	450	3,71	4

Register

Abnehmen 38, 78, 104, 125, 193, 258, 262, 263, 273, 292, 296, 297
ACE-Hemmer 107, 112, 113
Adrenalin 53, 108
Alkohol 43, 44, 45, 57, 63, 65, 77, 78, 80, 103, 117, 124, 248, 249, 250, 270, 308, 312
Alkoholabhängigkeit 43, 45
Alkoholkonsum 43, 45, 46, 65, 210, 249, 252, 308
Alkoholprotokoll 45, 250
Angina pectoris 69, 91, 113, 310
Angiotensin 107, 108, 112
Antibabypille 19, 31, 61, 103
Antidepressiva 66
Antidiabetika 308
Arteriosklerose 19, 33, 55, 73, 82, 309
AT1-Rezeptorblocker 107, 108, 113
Autogenes Training 139

Ballaststoffe 118, 129, 248, 279, 280, 302, 307, 311, 313
Bauchfett 39, 40, 41, 157
Begleiterkrankungen 37, 68, 76, 98, 99
Beschwerden 14, 16, 47, 51, 52, 61, 84, 91, 99, 111, 153, 261
Beta-Blocker 107, 108, 110
Biofeedback 48, 144, 145, 226, 227
Blei 59, 133
Blutdruck
  Definition 20
  diastolisch 20, 21, 22, 23, 24, 25, 28, 68, 99, 158, 174, 185, 230, 295, 297
  niedriger 81
  Normalisierung 17, 73, 77, 100, 101, 296
  Normalwerte 21, 22, 26
  optimaler 25
  systolisch 20, 21, 22, 24, 25, 33, 68, 91, 125, 158, 174, 185, 218, 295, 297
Blutdruckmessung 20, 24, 25, 26, 27, 72, 83, 84, 85, 87, 89, 90, 92, 93, 95, 105, 225, 226
  Langzeitmessung 28, 82, 85, 87, 89, 105
  Messgerät 90
  Selbstmessung 24, 72, 84, 86, 87, 89, 90, 92, 95, 105
Blutdruckpass 87
Blutdruckprofil 27
Blutdruckschwankungen 29, 89, 144, 145
Blutdrucksenkung 15, 17, 28, 48, 69, 81, 91, 99, 105, 106, 107, 108, 109, 111, 114, 116, 125, 131, 146, 147, 159, 161, 162, 165, 166, 231, 235
Blutdruckspitzen 28, 89, 91, 186, 221
Blutfettwerte 31
Bluthochdruck
  bei Frauen 18, 30, 61
  bei Kindern 36, 61, 270
  bei Männern 18, 30
  erbliche Faktoren 19, 35, 36, 51, 75
  Folgeschäden 16, 17, 70
  fortgeschrittenes Stadium 16
  in der Schwangerschaft 80, 236
  Lebenserwartung 15, 17, 81, 101
  Schmerzlosigkeit 16
  Ursachen 35, 41
  Vorbeugung 37, 131
Blutzucker 31, 49, 52, 54, 73, 307
Blutzuckerspiegel 122, 274, 285, 286, 287, 296, 298, 299, 301, 303, 304, 305, 306, 307, 308
Body-Mass-Index 38, 39

Register

Cholesterin 19, 49, 72, 78, 123, 295, 297, 309, 310, 311, 312
  HDL-Cholesterin 72, 78, 295, 297, 309, 310, 312
  LDL-Cholesterin 73, 78, 309
Cholesterinspiegel 282, 309, 310, 311
Cola 43, 46, 64, 103, 277, 286, 301, 304
Cora-Studie 57
Cortison 53, 61
Crash-Diäten 124, 259

DASH-Diät 125, 230
Diabetes mellitus 18, 19, 26, 31, 37, 38, 41, 70, 73, 76, 77, 99, 112, 154, 294, 295, 296, 297, 298, 299, 301, 306, 310
Diabetiker 26, 28, 73, 77, 302, 306, 308, 309
Diuretika 66, 78, 107, 109, 113, 115, 131, 133

Entspannung 48, 49, 89, 110, 135, 137, 139, 140, 141, 143, 144, 146, 184, 212, 213, 217, 220, 233, 274
Ernährungsumstellung 123, 230

Fett 117, 121, 124, 157, 161, 246, 255, 256, 259, 273, 280, 281, 282, 289, 290, 291, 296, 299, 309, 310, 313, 337
Fettstoffwechselstörung 19, 37, 72, 73, 75, 76, 77, 100, 113, 157, 294, 298, 308
Fettverteilung 39
Fisch 122, 123, 125, 129, 130, 237, 243, 255, 256, 283, 290, 302, 307
Fleisch 78, 125, 128, 129, 130, 133, 230, 241, 243, 251, 252, 255, 256, 257, 272, 282, 283, 284, 290, 302, 307

Gefäßschäden 14, 81
Gemüse 120, 122, 123, 125, 133, 230, 234, 236, 242, 243, 244, 245, 246, 247, 251, 255, 256, 257, 272, 278, 279, 282, 290, 302, 307, 311, 317
Gemüsesäfte 130, 252, 257, 311, 313
Geschlecht 18, 224
Getreide 133, 248, 300, 301
Gewichtszunahme 31, 44, 47, 80, 124, 148, 263, 264, 266, 296
Ginseng 115
Glykämischer Index 303
Glykogen 121

Harnsäure 78
Herzinfarkt 14, 17, 18, 19, 23, 46, 51, 52, 55, 70, 72, 73, 75, 76, 79, 294, 295, 309, 310, 312
Herzinfarktrisiko 39
Herz-Kreislauf-Erkrankungen 18
Herzmuskelschwäche 14, 17, 18, 23, 33, 69
Hitze 36, 59, 215, 238, 277
Hülsenfrüchte 119, 125, 252, 307
Hypertonie-Persönlichkeit 55

Immunsystem 54, 236, 282
Insulin 73, 122, 285, 289, 296

Jo-Jo-Effekt 124, 258, 259, 266, 307

Kadmium 59, 133
Kaffee 43, 252, 254, 255, 284
Kalium 113, 118, 131, 132, 237, 242, 244, 308
Kalorien 44, 117, 119, 124, 148, 157, 223, 226, 227, 242, 264, 265, 278
Kalzium 47, 107, 110, 114, 132, 237, 247
Kalziumantagonisten 110, 114

Kartoffeln 122, 132, 243, 244, 257, 272, 274, 283, 290, 300, 303, 304, 306, 307, 313
Klima 33, 34
Klimakterium 30, 41
Knoblauch 115, 116, 130
Kochsalz 37, 41, 42, 71, 103, 117, 125, 128, 129, 131, 132, 134, 239, 241, 337
Kochsalzzufuhr 234, 235, 242
Kohlenhydrate 121, 273, 280, 298, 299, 300, 301, 302, 303, 306, 312, 313
Kokosfett 123
Koronare Herzerkrankung 69
Kreislauf 14, 18, 20, 31, 44, 46, 51, 53, 54, 72, 73, 74, 75, 78, 104, 123, 153, 154, 167, 209, 210, 211, 215, 224, 294, 295, 296

Lakritze 66
Lärm 36, 59
Lebensalter 14, 15, 17, 20, 21, 24, 25, 28, 31, 32, 33, 38, 40, 61, 69, 72, 98, 103, 153, 166, 177, 198, 199, 205, 208, 224, 225, 277, 310
Lebensweise 36, 75, 267
Linolsäure 123

Medikamente 16, 17, 33, 35, 42, 61, 66, 81, 82, 97, 100, 105, 106, 107, 111, 112, 113, 146, 160, 162, 163, 178, 225, 235, 306
Medikamenteneinnahme 61, 295
Milch 132, 133, 243, 247, 252, 254, 255, 256, 281, 283, 284, 307
Milchprodukte 47, 125, 132, 230, 247, 251, 281, 307
Mineralstoffe 118, 129, 132, 232, 244, 246, 280, 302, 311, 313

Mineralwasser 130, 215, 241, 247, 252, 277, 311, 313
Mistel 115
Mittelmeerkost 103

Nasentropfen 67
Natriumgehalt von Lebensmitteln 41, 130, 241, 242, 247
Natriumsalze 129
Nebenwirkungen 106, 107, 111, 112, 113, 114, 153
Nierenerkrankungen 19, 35, 60, 70
Nierenversagen 14, 17, 18, 26, 70, 76
Nikotin 46, 47
Normalgewicht 38, 40, 73, 75, 306
Nüsse 116, 125, 241, 251, 257, 308, 311

Obst 120, 123, 125, 230, 234, 242, 243, 244, 245, 247, 251, 252, 253, 254, 255, 256, 257, 272, 273, 277, 278, 279, 282, 283, 289, 291, 301, 303, 306, 307, 308, 311
Osteoporose 61, 132

Persönlichkeitsmerkmale 55
Progressive Muskelrelaxation 139
Puls 28, 52, 225

Rauchen 14, 19, 46, 64, 65, 69, 74, 75, 146, 147, 148, 161, 162, 211
Reis 243, 248, 257, 273, 274, 290, 300, 303, 304, 305, 306, 313
Rheumamittel 66
Risikofaktoren 14, 18, 19, 37, 46, 53, 55, 57, 71, 72, 73, 75, 78, 123, 153, 161, 294, 295, 309, 310

Salat 242, 243, 244, 245, 251, 255, 256, 257, 272, 279, 290, 302, 307, 311

Salz 41, 42, 44, 103, 110, 134, 217, 235, 236, 238, 239, 241, 251, 286, 290
Sartane 107, 113
Sauna 147, 217, 218
Schilddrüsenüberfunktion 60
Schilddrüsenunterfunktion 60
Schlafapnoe 79
Schlaganfall 14, 17, 18, 19, 23, 26, 46, 67, 71, 72, 75, 79, 294, 295, 309, 310, 312
Schnarchen 79
Seefisch 133
Selen 133
Sexualfunktion 44, 81, 111, 113, 114
Sexualhormone 31
Spaziergänge 146, 160, 212
Sport 19, 65, 73, 74, 78, 103, 104, 135, 152, 153, 154, 155, 157, 158, 159, 160, 161, 162, 163, 164, 165, 166, 167, 168, 169, 170, 176, 177, 178, 179, 182, 183, 187, 188, 190, 212, 213, 222, 223, 267, 268, 276, 296
Spurenelemente 129, 132, 133
Stress 19, 36, 43, 48, 49, 51, 52, 53, 54, 56, 64, 65, 75, 104, 105, 109, 134, 135, 137, 146, 182, 212, 219, 274
Stressbewältigung 48, 49, 134
Stressfaktoren 19, 35, 37, 49, 50, 51, 54, 58, 64, 117, 134, 135, 138
Stresshormone 53, 108, 113, 209, 212
Stressoren 49, 50, 138
Stressreaktion 48, 49, 50, 51, 52, 53, 54, 57, 84, 134, 135, 136, 137, 138, 160, 219

Tai Chi 143
Taille 39, 41, 233, 258
Taille-Hüft-Quotient 40
Taillenumfang 40, 158, 233, 258, 260, 294, 295
Thallium 59, 133
Therapie, medikamentöse 73, 81, 99, 100, 101
Therapie, nicht medikamentöse 68, 71, 98, 99, 101
Todesfälle 14, 18
Traubenzucker 299, 303, 304
Triglyceridwerte 312

Überbehandlung 81
Übergewicht 19, 35, 36, 37, 38, 40, 73, 76, 77, 103, 117, 157, 179, 190, 194, 258, 264, 278, 294, 296, 298, 299, 301, 309, 310, 312
Umweltbelastungen 36, 59

Vitamin D 47, 123
Vitamine 47, 118, 129, 232, 244, 246, 280, 281, 302, 311, 313
Vitaminmangel 47
Vollbad 89, 147
Vollkornprodukte 132, 234, 248, 251, 280, 311

Yoga 135, 143

Zink 133, 280
Zucker 52, 74, 100, 113, 161, 204, 246, 248, 285, 286, 287, 300, 301, 304, 306
Einfachzucker 299

Anhang

Rezepte

Apfelgelee mit Vanillecreme 335
Bananen-Buttermilch 336
Chinakohl-Obst-Salat 333
Fischsalat 331
Florentiner Spinat mit
  Kabeljau 327
Folienkartoffeln mit Tzatziki 321
Gefüllte Zucchini in
  Tomatensoße 318
Gemüsebrühe 316
Gemüse-Cocktail 336
Hähnchen aus dem Tontopf 329
Käse-Dip 330
Kräuter-Dip 333
Kräuterforelle aus der Folie 328
Lauch-Möhren-Gemüse 317
Moccacreme 334
Möhren-Apfel-Rohkost 330
Möhren-Mandel-Milch 336
Ratatouille 320
Rote Linsen 322
Seelachs portugiesisch 326
Spaghetti mit Brokkoli 325
Spiralnudeln mit Tomaten-
  Champignon-Soße 324
Vitamin-Cocktail 336
Waldorfsalat mit Hühnerbrust 332
Weiße Bohnen mit Tomaten
  und Salbei 323

Bildnachweis

Bildredaktion: Anka Hartenstein

Fotos:
shutterstock: 12–13 (Amble Design), 96–97 (Amble Design), 150–151 (Monkey Business Images), 228–229 (Monkey Business Images), 314–315 (Westend61), 338–339 (gpointstudio)